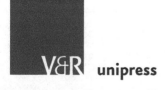

Pflegewissenschaft und Pflegebildung

Band 19

Herausgegeben von
Prof. Dr. Hartmut Remmers

Kathrin Schuster

Therapieroboter in der Betreuung demenzbetroffener Personen

Eine moralphilosophische Diskussion

Mit einem Vorwort von Prof. Dr. Hartmut Remmers

V&R unipress

Universitätsverlag Osnabrück

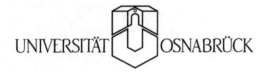

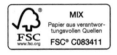

Bibliografische Information der Deutschen Nationalbibliothek
Die Deutsche Nationalbibliothek verzeichnet diese Publikation in der Deutschen
Nationalbibliografie; detaillierte bibliografische Daten sind im Internet über
https://dnb.de abrufbar.

**Veröffentlichungen des Universitätsverlags Osnabrück
erscheinen bei V&R unipress.**

Zgl. Dissertation, Institut für Philosophie der Universität Osnabrück, 2020.

Umschlagabbildung: doppelte Quadrate, © jock+scott / photocase.de (#701288)
Druck und Bindung: CPI books GmbH, Birkstraße 10, D-25917 Leck
Printed in the EU.

Vandenhoeck & Ruprecht Verlage | www.vandenhoeck-ruprecht-verlage.com

ISSN 2198-6193
ISBN 978-3-8471-1252-5

Für Irma

Inhalt

Vorwort

Die deutsche Bundesregierung hat in den letzten zwei Jahrzehnten große Fördersummen in die Entwicklung moderner Technologien investiert, die der Unterstützung pflegerischer Versorgungssysteme zugutekommen sollen. Eine systematische, insbesondere sozialwissenschaftliche Begleitforschung beispielsweise zur Überprüfung des realen Bedarfs, der Zielgerichtetheit und Angemessenheit sowie der zumindest mittelfristigen Effekte technischer Artefakte in der häuslichen oder stationären Pflege hatte bislang eher randständigen Charakter. Inzwischen wird die Bewilligung von Forschungs- und Entwicklungsprojekten auch davon abhängig gemacht, inwieweit neben möglichen sozialen und rechtlichen Folgeproblemen der zu entwickelnden Technologien auch ethisch bedeutsame Fragestellungen berücksichtigt und in einer Gesamtbewertung des Entwicklungsprozesses und daraus abzuleitender Anforderungen an die Technikgestaltung beantwortet werden. Diese Auflagen resultieren unter anderem aus der Erfahrung, dass technische Entwicklungsprodukte im Berufsfeld Pflege bis heute vielfach auf Skepsis oder auch Ablehnung stoßen. Größere Akzeptanz scheint dagegen dann zu bestehen, wenn neue Technologien vor allem die instrumentellen Anteile pflegerischer Arbeitsprozesse unterstützen, beispielsweise durch physische Arbeitsentlastung oder durch Optimierung und Erleichterung wichtiger Informationsflüsse (Dokumentation und Weitergabe von Daten) und logistischer Verfahren.

Anders verhält es sich, wenn Pflegefachpersonen durch den Einsatz moderner Technologien das originäre Zentrum ihrer Arbeit, die Beziehung zu und die Interaktion mit ihnen anbefohlenen hilfebedürftigen Menschen in Frage gestellt oder neutralisiert sehen. Intensive Interaktionen stellen einen beruflich identitätsstiftenden Kern dar, der in dem Maße, wie er technisch gleichsam mediatisiert wird, beharrliche Vorbehalte erzeugt – und zwar umso mehr, wie es sich um Interaktionen mit hoch vulnerablen Personen handelt; um Menschen, deren selbständige Handlungsfähigkeit durch signifikante gesundheits- oder altersbedingte Einschränkungen erheblich vermindert ist. Zu dieser Personengruppe gehören vor allem Menschen mit demenziellem Leiden. Ihre Anzahl wird in den nächsten Jahrzehnten alterungsbedingt dramatisch wachsen, auch weil wirksame Präventionsansätze kaum, echte Heilmethoden dagegen überhaupt noch nicht zur Verfügung stehen. Hinzu kommt, dass wir über die der Kognition ›vorgelagerte‹ emotionale oder Empfindungswelt dieser Personengruppe aufgrund ihrer krankheitsbedingten Einschränkungen, ihrer erheblich reduzierten Auskunftsfähigkeit nur wenig wissen. Was krankheitsbedingtes Leiden für diese Personen bedeutet, innerhalb welcher lebensweltlichen Strukturen es ihnen noch möglich ist, sich zu orientieren und ihren Bedürfnissen und Anliegen Ausdruck zu verleihen, lässt sich nur mehr am (in einem längeren Zeitraum durchaus möglichen) responsiven Verhalten dieser Personen mit größter Aufmerksamkeit und in einem behutsamen Umgang mit ihnen ablesen.

Hier nun setzt die vorliegende Untersuchung von Kathrin Schuster an mit der übergeordneten Fragestellung, unter welchen normativen Gesichtspunkten der Einsatz speziell für diese Personengruppe entwickelter Therapie- bzw. Emotionsroboter (beispielsweise der »Paro«-Robbe) gerechtfertigt werden kann. Immerhin sind Therapieroboter in anderen Ländern schon weit verbreitet und stoßen auf eine hohe Akzeptanz. In Deutschland dagegen ist ihr Einsatz eher umstritten und wird vielfach aufgrund ethischer Bedenken abgelehnt. Im Zentrum der Debatte stehen beispielsweise auf der einen Seite durch Therapieroboter hervorgerufene positive Wohlergehenseffekte (messbar bspw. als Steigerung der neuronalen Aktivität, Verminderung des Cortisolgehalts etc.) und damit verbundene Linderung von Einsamkeitsempfindungen schwer demenziell Erkrankter, während auf der anderen Seite grundsätzliche Einwände der Verletzung menschlicher Würde vorgebracht werden. Auch stellt sich die Frage, inwieweit es sich beim Einsatz von Therapie- oder Emotionsrobotern um eine moralisch unzulässige Täuschung demenzbetroffener Personen handelt.

In einer analytisch sehr präzisen Vorgehensweise überprüft Kathrin Schuster die Schlüssigkeit sehr verschiedener, in der ethischen Diskussion zumeist um die »Paro«-Robbe vorgetragener kritischer Argumente, deren Begründungszusammenhang uns bislang als selbstverständlich galt. Vor allem als Philosophin erblickt sie ihre Aufgabe darin, die scheinbare Plausibilität ethischer Urteile hinsichtlich der Überzeugungskraft der ihnen zugrundeliegenden Argumente zu überprüfen und auf diese Weise diskussionsoffen zu halten. Dies gelingt der Autorin vorbildlich, indem sie an einem konkreten Beispiel zeigt, wie hilfreich die Methoden der Philosophie bei der Bearbeitung und Bewältigung zentraler Probleme des menschlichen Lebens und Zusammenlebens sein können, aber auch auf welche Grenzen sie dabei stößt, wie meine Kollegin Susanne Boshammer hervorhebt.

Einen großen Vorzug ihrer Untersuchung darf man auch darin erblicken, dass Kathrin Schuster einen bedeutsamen Referenzrahmen für die ethische Beurteilung des Einsatzes von Therapierobotern zum einen auf phänomenaler Ebene

von Betreuungsbeziehungen mit demenzbetroffenen Personen differenziert
entfaltet, um auf dieser Grundlage zum anderen das Eigengewicht, das heißt: den
intrinsischen Wert solcher Beziehungen in Abgrenzung von eher utilitaristisch
bzw. hedonistisch gefärbten, man könnte auch sagen: individualethisch parti-
kularistischen Bewertungsmaßstäben als normativen Horizont der Beurteilung
des Einsatzes von Therapierobotern zur Geltung zu bringen. Damit rücken auch
die betreuenden Personen – seien es Angehörige, Zugehörige oder professionelle
Akteure – mit ins Zentrum einer ethischen Bewertung, welche den manipulativen
Charakter technischer Artefakte im Hinblick auf Prozesse der Aufmerksamkeits-
und Wahrnehmungssteuerung zu berücksichtigen hat. Von daher zeichnet sich
ein neues, ethisch hoch relevantes Panorama der Beurteilung von Therapie- bzw.
Emotionsrobotern ab: Was demenziell veränderten Menschen als persönliche
Zuwendung moralisch geschuldet ist, könnte abhängig gemacht werden von der
Qualität jener Beziehungen, die ihnen ein ›gutes Leben‹ ermöglichen. Es ist also
die intrinsische Werthaltigkeit gelingender Betreuungsbeziehungen, die durch
die Einschaltung von Therapierobotern vermindert oder gefährdet werden
können; ein Problemzusammenhang, der sich auch empirisch beschreiben ließe
als Einfluss technischer Apparate auf das, was wir im Kontext sozialpsycholo-
gischer Lebensweltforschung als eine ›moralische Ökonomie‹ persönlicher Auf-
merksamkeitssteuerung bezeichnen würden.

Träfe dieser Befund zu, so wäre das zugleich als eine Aufforderung zu verstehen, den evaluativen Horizont von Forschungen auf dem Gebiet einer angewandten Ethik zu erweitern. In den von Kathrin Schuster behandelten Szenarien
würde sich beispielsweise die Frage stellen, bis zu welcher Grenze beruflicher und
persönlicher Belastungen Aufgaben der Fürsorge erfüllt werden können und
inwieweit die beschränkte Einschaltung robotischer Systeme zu Zwecken der
Arbeitsentlastung dann legitim ist, wenn dadurch die Fürsorgebeziehung sub-
stanziell nicht beeinträchtigt ist. Oder kann einer Fürsorgebeziehung in bestimmter Art und in einem strikt bedürfnisorientierten Umfang ein so hoher
Wert beigemessen werden, dass sich daraus ein normativ begründetes Ver-
pflichtungsverhältnis ergibt, das durch Einschaltung emotionssteuernder Technologien nicht gemindert werden darf?

Die beeindruckende Produktivität der vorliegenden Untersuchung von Kathrin
Schuster liegt gerade darin, dass sie nicht nur zu überzeugenden Ergebnissen
kommt, sondern dass sie darüber hinaus zu weiteren Fragen im Horizont einer
angewandten Ethik anregt. Deswegen wünsche ich ihrem Buch eine interessierte,
diskussionsfreudige und in diesem Sinne starke Leserschaft weit über die
Grenzen der praktischen Philosophie hinaus.

Osnabrück, im November 2020   Hartmut Remmers

Danksagung

Die vorliegende Publikation ist die überarbeitete Version meiner Dissertation, die ich im November 2019 an der Universität Osnabrück eingereicht habe. An dieser Stelle möchte ich Personen und Institutionen danken, die mich auf dem Weg zur Promotion unterstützt und gefördert haben. Ohne die vielfältige Unterstützung wäre diese Arbeit nicht entstanden – und sie hätte nie die werden können, die sie jetzt ist.

Ein besonders herzlicher Dank gilt meiner Doktormutter, Prof. Susanne Boshammer, die die vorliegende Arbeit intensiv betreut hat und von der ich sehr viel lernen konnte. Die zahlreichen Gespräche mit ihr auf intellektueller und persönlicher Ebene, die konstruktiven Rückmeldungen und die vielen so wichtigen Hinweise waren nicht nur stets bereichernd – sie waren auch sehr motivierend und haben mich gestärkt. Unsere Dialoge haben neue Ideen angeregt und ermöglichten mir neue Zugänge zur Thematik der Arbeit. Für diese wichtige Unterstützung, für ihre Zeit, ihr Vertrauen, ihre Offenheit und ihre zugewandte Begleitung möchte ich mich ganz herzlich bedanken.

Mein herzlicher Dank gilt ebenfalls Prof. Hartmut Remmers für seine differenzierten und wichtigen Anmerkungen zu meiner Arbeit, die wissenschaftliche Betreuung als Zweitgutachter und für seinen Zuspruch sowie seinen wertschätzenden Austausch von Beginn an. Ich danke ihm als Herausgeber der Reihe ›Pflegewissenschaft und Pflegebildung‹ für die großartige Möglichkeit der Publikation meiner Dissertation in seiner Schriftenreihe und die Übernahme des Druckkostenzuschusses.

Den Mitgliedern des Institutskolloquiums von Prof. Susanne Boshammer und Prof. Nikola Kompa (Institut für Philosophie, Universität Osnabrück) danke ich für ihr offenes Feedback, die vielen wertvollen Diskussionen und die hilfreichen Denkanstöße, die diese Arbeit bereichert haben. Prof. Nikola Kompa danke ich daneben insbesondere dafür, dass sie nie Zweifel an meinen Fähigkeiten und meinem Durchhaltevermögen aufkommen ließ. Uwe Meyer danke ich für seine wunderbare Gesellschaft im Büro, seine vielen guten und oft spontanen Einfälle zu meiner Arbeit und für seine Bestärkung. Meinen Kollegen, Gregor Hörzer,

Charles Lowe und Christian Tepe, danke ich besonders dafür, dass sie mir in der Abgabephase meiner Arbeit jede Frage zuverlässig beantworteten, sodass sich so manche Unsicherheit verflüchtigte.

Für konstruktive Anregungen und wichtige Nachfragen danke ich ebenfalls der DFG-Kolleg-Forschergruppe ›Theoretische Grundfragen der Normenbegründung in Medizinethik und Biopolitik‹, insbesondere Prof. Kurt Bayertz, und der jour-fixe-Diskussionsrunde im Jahr 2015.

Mein besonderer Dank gilt auch der Konrad-Adenauer-Stiftung, die mich während des Erstellungsprozesses dieser Arbeit nicht nur finanziell, sondern auch ideell gefördert hat. Die komplexe Unterstützung und der positive Zuspruch durch die Stiftung haben wesentlich zum Gelingen dieser Arbeit beigetragen.

Zuletzt danke ich meinen Freunden und meiner Familie. Mein Dank gilt Claudia Oberholz, Florian Pfeifer und Mirka Pohl für ihre Hilfsbereitschaft und ihre Korrekturen sowie ihre kritischen Hinweise am Manuskript. Ihnen sowie Neele Balke, Laura González Gallego und Gesa Lehrmann danke ich für ihre freundschaftliche Unterstützung und ihre offenen Ohren. Mein Dank gebührt auch Margret und Wilhelm Hasken für ihre wichtige Unterstützung am Rande des Weges – sie haben diese Arbeit in allen Phasen mit jeder möglichen Unterstützung bedacht. Besonderer Dank gilt meinen Eltern, Christiane und Dietmar Schuster, die mir den Weg bis hierhin geebnet haben. Ich danke auch ihnen für ihre Korrekturarbeiten am Manuskript, besonders aber für ihre Ermutigungen und ihren verlässlichen Glauben an mich und mein Können. Ich danke meiner lieben Zwillingsschwester, Verena Schuster, für ihre hilfreichen Kommentare zu Teilen des Manuskripts. Vor allem aber danke ich ihr dafür, dass sie immer an meiner Seite ist – ohne ihren Rückhalt und ihre Nähe könnte ich nicht sein. Ein besonders inniger Dank gebührt meinem Mann Stefan Hasken – ich danke ihm für sein Verständnis und seine Geduld während der Anfertigung meiner Arbeit, für seine Bestärkung, für seinen kühlen Kopf und für seine Liebe. Und zu allerletzt danke ich meinen Söhnen Piet und Theo für die zeitweise nötige Ablenkung von dieser Arbeit, für die Leichtigkeit, die sie in mein Leben bringen und dafür, dass sie jeden Tag zu einem besonderen machen.

Burgsteinfurt, im November 2020   Kathrin Schuster

1   Einleitung

›Alles wirkliche Leben ist Begegnung.‹[1]

1.1   Zentrale Problemstellung und Methodik

Seit einigen Jahrzehnten ist in den Industrienationen ein kontinuierlicher Anstieg der Lebenserwartung zu beobachten: Immer mehr Menschen werden immer älter. Insofern ein höheres Lebensalter mit einem größeren Risiko altersbedingter Krankheiten einhergeht, wächst mit der Gruppe der hochbetagten Personen auch die Zahl derjenigen, die von entsprechenden Störungen, insbesondere von Demenzerkrankungen, betroffen sind.[2] Berechnungen zufolge gilt dies in Deutschland im Jahr 2020 für ca. 1.6 Millionen Menschen und es wird davon ausgegangen, dass diese Zahl in den nächsten Jahrzehnten rasant steigt.[3] Diese Situation stellt zuallererst für die Betroffenen selbst, aber auch für die sie Betreuenden eine hohe Belastung und große Herausforderung dar. Während die Betroffenen unter zunehmender Isolation und Einsamkeit leiden, fehlt es den oft hilflosen Betreuungspersonen an Verhaltensorientierung. In dem Bemühen, die Lebens- und Beziehungsqualität demenzerkrankter Personen zu verbessern und deren Erlebniswelt zu erschließen, kommen in den letzten Jahren auch in Deutschland im Zuge der Entwicklung neuer Pflegekonzepte zunehmend sogenannte ›Therapieroboter‹[4] zum Einsatz, die in Japan, Süd-Korea und Norwegen

---

1 Buber [1983] 1995, 12.
2 Dabei nimmt die Häufigkeit von Demenzerkrankungen mit dem Lebensalter zu: Sind in der Altersgruppe von 70 bis 74 Jahren noch unter 4 % betroffen, sind es bei den 80 bis 84-Jährigen bereits mehr als 12 %, bei den über 90-Jährigen mit fast 41 % sogar rund zwei Fünftel (vgl. Deutsche Alzheimer Gesellschaft e. V. Selbsthilfe Demenz 2020, 1).
3 Vgl. Deutsche Alzheimer Gesellschaft e. V. Selbsthilfe Demenz 2020, 7.
4 Eine Alzheimer-Demenzerkrankung ist dem aktuellen wissenschaftlichen Erkenntnisstand zufolge nicht heilbar. Wenn im Folgenden von ›Therapierobotern‹ die Rede ist, so ist der Begriff insofern missverständlich, als dass der Therapieerfolg *nicht* in einer Heilung der Alzheimer-Demenz besteht. Empirische Studien weisen aber darauf hin, dass der Einsatz von

in der Betreuung von demenzbetroffenen Personen bereits seit einigen Jahren eine große Rolle spielen. Dabei handelt es sich um Roboter, die in ihrer äußeren Gestalt einem Tier nachempfunden sind.[5] Zum einen sollen Therapieroboter Pflegepersonen dabei unterstützen, mit demenzbetroffenen Personen zu interagieren und Zugang zu ihrer Erlebniswelt[6] zu finden. Darüber hinaus besteht ihre Funktion darin, das Einsamkeitsempfinden schwerstdemenzbetroffener Menschen zu lindern.[7] Es geht mir im Folgenden explizit ausschließlich um sog. *Therapieroboter*, *Emotionsroboter* oder *Kuschelroboter* und nicht um andere Robotertypen, die bspw. entwickelt werden, um Versorgungstätigkeiten in der Betreuung von Menschen mit Demenz zu übernehmen.

Nehmen wir das folgende hypothetische Fallbeispiel, in dem ein Therapieroboter in der Demenzpflege zum Einsatz kommt:

Fallbeispiel
Die an Alzheimer-Demenz erkrankte Frau Schmitz ist in einer Seniorenpflegeeinrichtung untergebracht. An manchen Tagen äußert sich Frau Schmitz kaum; oft weint sie und zieht sich in ihr Bett zurück. An anderen Tagen ist sie aufgebracht, möchte die Pflegeeinrichtung verlassen und in ihr Zuhause zurückkehren – sie lässt sich von Betreuungspersonen nur schwer beruhigen und reagiert aggressiv, wenn diese ihr in einer solchen Situation mitteilen, dass sie nicht in ihr Zuhause zurückkehren kann. Eine Betreuerin des sozialtherapeutischen Dienstes der Seniorenpflegeeinrichtung besucht Frau Schmitz regelmäßig mit dem Therapieroboter Paro, einer Roboterrobbe. Während der Interaktion mit dem Roboter scheint sich Frau Schmitz zu entspannen, sie lacht und unterhält sich mit ihrer Betreuungsperson über Paro, den sie als Schaf bezeichnet.

Therapierobotern bei demenzbetroffenen Personen den Verlust kognitiver Fähigkeiten entschleunigen kann.

5 In einigen Seniorenpflegeeinrichtungen in Deutschland wird bereits bspw. der Therapieroboter ›Paro‹, der in seiner äußeren Gestalt einem Robbenbaby nachempfunden ist, eingesetzt. Dieser Roboter ist ca. 60 cm lang und wiegt 2.8 kg. Paro ist mit einem weißen Stofftierfell überzogen, in dem sich verschiedene Sensoren, die auf Berührung reagieren, befinden. Der Roboter reagiert mit Bewegungen der Flossen, des Kopfes und der Augen. Neben den Bewegungen äußert Paro verschiedene Geräusche. Die Bewegungen und Geräusche verändern sich mit der Art und Weise wie Paro berührt wird (z. B. streicheln, schlagen). Paro hat zudem einen integrierten Lernmodus (z. B. erkennt er das in seiner Gegenwart am meisten gesprochene Wort und reagiert darauf entsprechend). Über Mikrofone erkennt Paro aus welcher Richtung gesprochen wird und wendet sich dieser Richtung zu.

6 Es ist anzunehmen, dass Menschen mit Demenz bspw. bestimmte Situationen oder (Be-)Handlungen häufig vollständig anders als kognitiv nicht veränderte Personen erleben. Wird ein Therapieroboter in der Betreuung einer demenzbetroffenen Person eingesetzt, so äußern sich diese Person oftmals verbal dazu, was sie wahrnehmen oder wie sie sich fühlen – ein Therapieroboter kann insofern ein hilfreiches Instrument für Betreuungspersonen sein, das Erleben von Menschen mit Demenz besser zu ›verstehen‹.

7 Vgl. etwa Tamura et al. 2004, Wada & Shibata 2007.

Während Frau Schmitz Paro streichelt, sagt sie oftmals, dass sie sich auf den nächsten Spaziergang mit dem Schaf freut und es bei ihr bleiben soll, damit sie nicht allein ist.[8]

Die Befürworter des Robotereinsatzes verweisen auf dessen erhebliche positive Effekte, die man als Steigerung des Wohlergehens der Betroffenen beschreiben kann – auch in dem Fallbeispiel zeigen sich bei Frau Schmitz positive Wohlergehenseffekte während sie mit Paro in Kontakt ist. Dennoch wird die Verwendung von Therapierobotern in der Betreuung von demenzbetroffenen Personen medial breit diskutiert und ist dabei teils massiver ethischer Kritik ausgesetzt. Entsprechende Einwände bringen die Sorge zum Ausdruck, der Einsatz von ›Kuschelrobotern‹ sei mit dem Respekt vor der Würde Demenzbetroffener unvereinbar.[9]

Dabei erweist sich der Streit um den Einsatz von Robotik in der Betreuung demenzbetroffener Personen bei genauerer Betrachtung als gleichsam paradigmatisch für eine Reihe von Problemen, die das Phänomen der Demenz für die Moralphilosophie und angewandte Ethik generell aufwirft. Die in der Kontroverse einschlägigen Argumente legen im Ergebnis einen genuinen und grundsätzlichen Konflikt zwischen Wohlergehens- und Würde-Überlegungen frei, der über die konkrete Problematik der Therapierobotik hinausreicht und auch in anderen, insbesondere medizinethischen Bereichen thematisch ist: Während die Durchführung, respektive Unterlassung bestimmter Maßnahmen oder Therapien aus der Perspektive des Respekts vor den betreffenden Personen moralisch fragwürdig erscheint, spricht die davon jeweils erhoffte Linderung des Leides, das mit entsprechenden Erkrankungen einhergeht, zu deren Gunsten.[10] Dieser grundlegende Konflikt und die damit verbundene spezifischere Frage, an welchen ethischen Kriterien sich der Umgang mit schwer demenzbetroffenen Personen orientieren muss, sind in jüngerer Zeit auch Gegenstand einer zunehmenden Beschäftigung mit dem Phänomen der Demenz in der moralphiloso-

---

8 In dieser Arbeit finden sich zur Veranschaulichung und Plausibilisierung viele Fallbeispiele – die Fallbeispiele, die nicht explizit einer anderen Quelle entnommen sind, beruhen wesentlich auf eigenen Beobachtungen, die ich in verschiedenen Seniorenpflegeeinrichtungen machen konnte.

9 Vgl. etwa Die WELT 2011.

10 Zur ethischen Beurteilung von Robotertechnik in der Pflege von älteren Personen und von Personen mit schweren Beeinträchtigungen vgl. etwa Deutscher Ethikrat 2020: ›Gänzlich offen ist [...] die Frage, welcher Einsatz von Robotik Pflege als eine soziale *Sorgebeziehung* [...] fördert und welcher ihr nicht gerecht wird. Zu ihrer Beantwortung muss zunächst grundsätzlich geklärt werden, was unter »guter« Pflege zu verstehen ist.‹ (Deutscher Ethikrat 2020, 21 (Hervorhebungen abweichend vom Originaltext ergänzt)). Gemeint sind hier *sämtliche* Robotertypen – auch solche, die nicht bei *demenzbetroffenen* Personen zum Einsatz kommen. Zu Empfehlungen zum Thema Robotik bzw. autonome Systeme in der Pflege vgl. Deutscher Ethikrat 2020, 49–53, Hülsken-Giesler & Remmers 2020, 185–193.

phischen Literatur.[11] Dabei ist neben der Frage nach dem moralischen Status kognitiv schwer eingeschränkter Personen[12] sowie einer angesichts der mit Demenzerkrankungen einhergehenden Veränderungen angemessenen Konzeption des Personenbegriffs[13] auch strittig, welches Konzept von Wohlergehen und welche Idee von Autonomie unter diesen Bedingungen normativ einschlägig sind[14] und welche Bedeutung Wohlergehensüberlegungen in diesem Kontext zukommt[15].

In der vorliegenden Arbeit nehme ich die öffentlich-mediale Kontroverse um Therapieroboter zum Ausgangspunkt, um die Verwendung von Therapierobotern in der Betreuung demenzbetroffener Personen moralphilosophisch zu untersuchen. Zunächst werden die wesentlichen ethischen Einwände identifiziert und dargestellt: Kritiker von Therapierobotern äußern das Bedenken, dass der Einsatz von Therapierobotern grundlegende moralische Ansprüche von Personen verletzt und ihre Verwendung etwas Entwürdigendes hat. Dieser Entwürdigungseinwand lässt sich in unterschiedlichen Versionen philosophisch rekonstruieren: Manche meinen, dass der Robotereinsatz entwürdigend ist, insofern er eine Täuschung darstellt. Andere wiederum sind der Auffassung, dass er entwürdigend ist, insofern demenzbetroffene Personen infantilisiert werden oder menschliche Zuwendung durch den Robotereinsatz substituiert wird. Diese Positionen werden in drei Argumenten verdichtet und anschließend geprüft. Dabei wird deutlich werden, dass die betreffenden Argumente bzw. die moralphilosophischen Grundkonzepte das Phänomen der Demenz nicht angemessen erfassen können – sie setzen Fähigkeiten oder Eigenschaften von Personen voraus, die bei einer fortgeschrittenen Demenz entweder nicht mehr vorliegen oder nicht mehr vergleichbar ethisch relevant sind (Kapitel 2).

Die ›Standardargumente‹ gegen den Robotereinsatz fragen danach, welchen Umgang ich einer demenzbetroffenen Person als einem moralischen Subjekt schulde. Ich werde deutlich machen, dass diese Perspektive dazu verleitet, eine demenzbetroffene Person als ein Gegenüber zu betrachten, das von mir in gewisser Weise getrennt ist und dessen normativ relevante Eigenschaften und damit korrespondierenden Ansprüche das Handeln orientieren. Den drei Contra-Argumenten ist ihre *individualethische* Perspektive gemeinsam – ich verdeutliche, warum die individualethische Perspektive, wie ich sie hier entfalte,

---

11 Vgl. Hawkins 2014, Jaworska 2007a, 2007b, Jaworska & Tannenbaum 2014, Jennings 2009, Sailors 2001, Whitehouse 2000.
12 Vgl. DeGrazia 2003, 2014, Jaworska 2007a, 2007b, Jaworska & Tannenbaum [2013] 2018, 2014, McMahan 2002.
13 Vgl. Hughes 2001, Jaworska 1999, Kadlac 2010, Kittay 2005, Kitwood 1997a, Kumar 2008, Sabat & Harré 1992.
14 Vgl. Dworkin 1993, Hawkins 2014, McMahan 2002.
15 Vgl. Jaworska 1999, Jennings 2009.

scheitert: Sie erweist sich meines Erachtens als unzureichend, weil sie nicht berücksichtigt, dass das Person-Sein von Menschen mit Demenz ausschließlich in
Beziehungen möglich ist. Die Bedeutung von gelingenden Beziehungen für demenzbetroffene Personen kann aus individualethischer Perspektive nicht erfasst
werden. Ich werde daher einen Wechsel von der *subjektiven Anspruchsebene* auf
die *intersubjektive Beziehungsebene* vorschlagen. Dieser Vorschlag eines Ebe-
nenwechsels wird expliziert und plausibilisiert. Es wird nach alternativen Ori-
entierungskriterien für den Einsatz von Therapierobotern gesucht, die die besondere Situation der Demenz besser erfassen und den betroffenen Personen in
ihrer spezifischen Verfasstheit gerecht werden. Mein Vorschlag wird sein, die
Angemessenheit des Umgangs mit demenzbetroffenen Personen und den Robotereinsatz daran zu bemessen, ob bzw. wie es gelingen kann, *Betreuungsbeziehungen* entsprechend dieser normativen Zwecksetzung – i. e. der Bewahrung
und Ermöglichung des Person-Seins von Menschen mit Demenz – zu gestalten.
Dazu werde ich zunächst der (auch empirischen) Frage nach der Beziehungsfähigkeit demenzbetroffener Personen nachgehen und klären, was genau wertvoll
an einer gelingenden Betreuungsbeziehung ist (Kapitel 3).

Im letzten Kapitel soll verdeutlicht werden, dass der Einsatz von Therapierobotern in der Demenzpflege den (intrinsischen) Wert einer gelingenden Betreuungsbeziehung unter bestimmten Umständen bedroht. Die entwickelte beziehungsethische Perspektive weist inhaltlich in eine ähnliche Richtung wie die
individualethische Perspektive – das von mir entwickelte Contra-Argument ist
aber anders begründet. Meines Erachtens *kann* man mit einem individualethischen Zugang nicht begründen, was an dem Einsatz von Therapierobotern in der
Demenzpflege moralisch kritikwürdig ist. Ich werde dafür argumentieren, dass
der Robotereinsatz unter bestimmten Umständen eine Manipulation einer demenzbetroffenen Person darstellt, die moralisch problematisch ist, weil sie in
Spannung mit den intrinsischen Wertquellen einer gelingenden Betreuungsbeziehung steht (Kapitel 4).

Bevor die ›Standardargumente‹, die in der Diskussion um den Robotereinsatz
vorgebracht werden, moralphilosophisch geprüft werden, soll im Folgenden auf
die spezifische Verfasstheit demenzbetroffener Personen eingegangen werden –
dabei wird deutlich werden, weshalb das Phänomen der Demenz gewissermaßen
eine Herausforderung für die Moralphilosophie darstellt. Wie sehen ›typische‹
psychische, kognitive und emotionale Veränderungen einer an Demenz erkrankten Person aus? Wie verändern sich ethisch relevante Fähigkeiten oder
Eigenschaften von Personen unter den Bedingungen einer schweren Demenz?

1.2 Phänomen der Demenz und ethisch relevante Fähigkeiten demenzbetroffener Personen

> ›Da mein Vater nicht mehr über die Brücke in
> meine Welt gelangen kann, muss ich hinüber zu ihm.‹[16]

Der Begriff ›Demenz‹ (lat. ›dementia‹, ›ohne Verstand‹) bezeichnet eine Gruppe von Erkrankungen, bei denen wesentliche Funktionen des Gehirns über eine nicht klar bestimmte Zeitdauer unwiederbringlich verloren gehen.[17] Das Leitsymptom einer Demenzerkrankung ist eine Gedächtnisstörung, insbesondere eine Störung des Kurzzeitgedächtnisses, der Sprache, der Motorik und des Denkvermögens. Zu Beginn äußert sich die Erkrankung in einer Störung des Kurzzeitgedächtnisses und der Merkfähigkeit; im Verlauf der Erkrankung kommt es zu einem Verlust auch bereits eingeprägter Inhalte im Langzeitgedächtnis. Die intellektuellen Fähigkeiten nehmen ab, die Informationsverarbeitung (typischerweise die Aufnahme, das Speichern und die Wiedergabe neuer Informationen), ist beeinträchtigt und der Ideenfluss vermindert.[18]

Es wird zwischen primären und sekundären Formen der Demenz unterschieden. Bei einer *primären Demenz* beginnt die Erkrankung mit Veränderungen im Gehirn, die nach aktuellem wissenschaftlichem Kenntnisstand irreversibel sind. Die Alzheimer-Erkrankung bildet mit einem Anteil von ca. 60 % aller Fälle die größte Zahl der primären Demenzen. Unter einer *sekundären Demenzform* versteht man eine Demenzerkrankung, bei der die Demenz aus einer anderen Grunderkrankung resultiert.[19] In der vorliegenden Arbeit fokussiere ich auf das Phänomen einer Alzheimer-Demenzerkrankung. Mit zunehmendem Alter steigt die Wahrscheinlichkeit an einer Alzheimer-Demenz zu erkranken. Menschen, die mit einer Alzheimer-Demenz leben, weisen spezifische Charakteristika auf und unterscheiden sich – aufgrund der Veränderungen, die

---

16 Geiger 2011, 11.
17 Vgl. Berlin-Institut für Bevölkerung und Entwicklung 2011, 6.
18 Vgl. Dilling, Mombour & Schmidt 2011, ICD-10 Kapitel V (F): F0. Nach den Klassifikationskriterien des DSM-IV-TR muss neben einer Beeinträchtigung des Gedächtnisses *eine* der folgenden Störungen zusätzlich vorliegen: (1) eine Störung der Sprache (Aphasie), (2) eine beeinträchtigte Fähigkeit, motorische Aktivitäten auszuführen (Apraxie), die Unfähigkeit, Gegenstände zu identifizieren bzw. wieder zu erkennen (Agnosie) oder (4) eine Störung der Exekutivfunktionen, die z. B. Planen, Organisieren oder das Einhalten einer Reihenfolge betreffen (dysexekutives Syndrom) (vgl. Saß, Wittchen, Zaudig & Houben 2003, DSM-IV-TR).
19 Vgl. Landesverband der Alzheimer Gesellschaften NRW e. V. 2020. Dementielle Symptome können z. B. durch Stoffwechselerkrankungen, Vergiftungserscheinungen Medikamentenmissbrauch, Vitaminmangelzustände, Depressionen oder Hirntumore hervorgerufen werden. Die genannten Grunderkrankungen können behandelbar sein, sodass sich die dementiellen Symptome – anders als bei einer primären Demenz – zurückbilden können (vgl. Landesverband der Alzheimer Gesellschaften NRW e. V. 2020).

mit einer Demenzerkrankung einhergehen – wesentlich von paradigmatischen moralischen Subjekten:[20] Bei betroffenen Personen geht der kognitive Verfall oftmals mit Verhaltens- und Persönlichkeitsveränderungen einher – an Demenz Erkrankte leiden nicht nur unter kognitiven Veränderungen, sondern auch unter einer Verschlechterung der emotionalen Kontrolle, des Sozialverhaltens und der Motivation.[21] Wie die psychischen, kognitiven und vor allem emotionalen Veränderungen einer demenzbetroffenen Person zu einzelnen Zeitpunkten ihrer Erkrankung genau aussehen, kann *vor* Eintritt der Erkrankung kaum eingeschätzt werden.[22]

Bei der Alzheimer-Demenz sind die chemischen Signalübertragungsprozesse im Gehirn verändert: Nervenzellen in einem Kerngebiet im Stirnhirn sterben ab, sodass es zu einem Mangel eines bestimmten Informationsüberträgerstoffs kommt.[23] Die eingesetzten Medikamente können lediglich kurzzeitig zur Verbesserung der kognitiven Leistungsfähigkeit beitragen und dienen der Alltagsbewältigung und der Milderung von Verhaltensstörungen.[24] Neben *medika-*

---

20 Wenn im Folgenden von ›demenzbetroffenen‹ Personen die Rede ist, dann meine ich damit Personen, die an einer Alzheimer-Demenzerkrankung leiden.

21 Vgl. Dilling, Mombour & Schmidt 2011, ICD-10 Kapitel V (F): F0.

22 Insofern kann zwar von typischen Merkmalen einer Alzheimer-Demenzerkrankung gesprochen werden, das Krankheitsbild kann aber individuell sehr unterschiedlich ausfallen. Demenzbetroffene Menschen sind individuell so unterschiedlich wie Menschen im Allgemeinen.

23 Vgl. Deutsche Alzheimer Gesellschaft e. V. Selbsthilfe Demenz 2017. Daneben kommt es zu einer übermäßigen Ausschüttung von Glutamat durch den Zerfall von Nervenzellen in der Hirnrinde. Diesen Veränderungen kann z. T. durch Medikamente entgegengewirkt werden. Es werden etwa bestimmte Substanzen im Stadium einer leicht- und mittelgradigen Demenz eingesetzt, um den enzymatischen Abbau des Überträgerstoffs Acetylcholin zu verhindern (vgl. Deutsche Alzheimer Gesellschaft e. V. Selbsthilfe Demenz 2017). Bei einer schweren Demenzerkrankung können 40 % aller Neuronen in gewissen Teilen des Kortex verloren gehen (vgl. Kitwood [1997] 2013, 53).

24 Vgl. Deutsche Alzheimer Gesellschaft e. V. Selbsthilfe Demenz 2017. Bei einer Alzheimer-Demenzerkrankung kommt es neben dem Verfall von Neuronen zu einer globalen Atrophie des Gehirns. Daneben zeigen sich gewisse Anzeichen der Degeneration der Zellstruktur (vgl. Kitwood [1997] 2013, 53). Als wichtigste neuropathologischen Anzeichen der Demenzerkrankung gelten Amyloidplaques und neurofibrilläre Bündel, auch ›Tangles‹ genannt. Die Plaques sind verklumpte, abnorme Proteine, die sich im Gehirn außerhalb der Nervenzellen ablagern. Bei den Tangles handelt es sich um korkenzieherartig verdrehte Strukturen innerhalb der Nervenzellen (vgl. Heuser 2010, 49–53). Ob verklumpte Proteine tatsächlich ursächlich für den Neuronenabbau im Gehirn sind, ist teilweise strittig (vgl. Deutscher Ethikrat 2012, 17). Das Vorliegen einer Demenzerkrankung zu diagnostizieren, stellt Mediziner, Psychologen und Psychiater sowie Neurologen vor Schwierigkeiten: Durch einfache psychologische Tests kann das kognitive Leistungsvermögen zu einem bestimmten Zeitpunkt nur *grob* eingeschätzt werden, da die Tests keine Möglichkeit enthalten, das frühere kognitive Leistungsniveau einer Person zu berücksichtigen. Auch komplexere psychologische Tests unterliegen dieser Kritik. Diese Tests müssen sich, wenn sie eine Aussage über den langfristigen Abbau der kognitiven Leistungsfähigkeit einer Person treffen wollen, auf retro-

mentösen Behandlungsansätzen kommt *kognitiv-aktivierenden* und *sozio-emotionszentrierten* Verfahren eine besondere Bedeutung zu. Zu den kognitiv-aktivierenden Verfahren gehören Gedächtnis- und Orientierungstrainings; zu den
sozio-emotionszentrierten Verfahren zählen bspw. Validation[25] sowie Musik-
und Ergotherapien.[26] Der Einsatz von Therapierobotern stellt einen neuen Be-
handlungsansatz und zwar eine – neben diesen nicht medikamentösen Verfahren – *technische Alternative* dar.

Menschen mit Demenz verändern sich in vielfacher Hinsicht. Für die ethische
Debatte sind nicht alle Veränderungen, sondern vor allem die Veränderungen
der *kognitiven Fähigkeiten* relevant. Wie verändern sich nun ethisch relevante
Fähigkeiten unter den Bedingungen einer schweren Demenzerkrankung?

Es ist vor allem eine Fähigkeit, die sich bei einer an Demenz erkrankten Person
wesentlich verändert – die *Fähigkeit zur Selbstbestimmung.* Aufgrund der kognitiven Veränderungen, die mit einer Demenzerkrankung einhergehen, ist es
betroffenen Personen (zumindest ab einer bestimmten Schwere ihrer Erkrankung) nicht mehr möglich, sich vollständig selbst zu bestimmen.[27] Der Begriff der
Selbstbestimmung ist ein weites Feld – was ›Selbstbestimmung‹ ist, lässt sich
unterschiedlich interpretieren. Im Folgenden reicht für mich die folgende Ar-

---

spektive Berichte verwandter und angehöriger Personen verlassen. Das Stellen der Diagnose
Demenz ist daneben deshalb so schwierig, da Depressionen, die in ca. 5 %-10 % aller älteren
Menschen mittel bis schwer sein können, mit einer Beeinträchtigung der kognitiven Leistungsfähigkeit einhergehen (vgl. Kitwood [1997] 2013, 59 f., Verweis auf Hart & Semple 1990,
100–106). Durch verschiedene Formen des Gehirn-Scans können allgemeine strukturelle
Veränderungen deutlich werden. Die Genauigkeit dieser diagnostischen Verfahren scheint
dann am besten zu sein, wenn verschiedene Formen des Scannings kombiniert werden: zum
einen, die Scans, die Daten über die Struktur des Gehirns liefern, zum anderen, die Scans, die
Daten bezüglich des Hirnstoffwechsels liefern (vgl. Kitwood [1997] 2013, 60 f., Verweis auf
Jobst 1995, Alzheimer's Disease Society 1996). Gehirn-Scans sind jedoch sehr teuer (insbesondere im Vergleich zu den psychologischen Testverfahren), sodass sie eher in der Forschung als in der diagnostischen Praxis eingesetzt werden (vgl. Kitwood [1997] 2013, 60 f.).
25 Nach der Methode der Validation werden die Äußerungen von demenzbetroffenen Personen
nicht korrigiert, sondern für ›gültig‹ erklärt (vgl. Feil & de Klerk-Rubin 2013, 15).
26 Vgl. Deutscher Ethikrat 2012, 17.
27 Zu einzelnen Aspekten von Selbstbestimmung kann eine demenzbetroffene Person (und
zwar unabhängig von ihrem Demenzgrad) durchaus noch imstande sein. So mag eine demenzbetroffene Person durchaus in der Lage sein, zu entscheiden, ob sie spazieren gehen
möchte oder Zuhause bleiben will. Viele demenzbetroffene Personen verstehen – zumindest
bis zu einem stark fortgeschrittenen Stadium ihrer Erkrankung und unter der Voraussetzung
einer entsprechenden zugänglichen Kommunikation – dass sie zwischen verschiedenen
Aktivitäten wählen können. Auch wenn demenzbetroffene Personen möglicherweise keine
rationalen Gründe zugunsten oder zulasten einer Handlungsoption angeben können, so
können sie z. B. mimisch mitteilen, welcher Handlungsoption sie *zugeneigt* sind (bzw. welche
Handlungsoption sie ablehnen). Auch die Wahrnehmung der eigenen Urheberschaft kann
bis zu einem stark fortgeschrittenen Stadium der Erkrankung häufig noch erkannt werden. Es
kommt jeweils darauf an, um welchen Entscheidungs- und Einwilligungsbereich es geht (vgl.
Deutscher Ethikrat 2012, 56–60).

beitsdefinition: Eine Person gilt üblicherweise als selbstbestimmt, wenn ihr mehrere Handlungsmöglichkeiten zur Auswahl stehen und sie sich für eine dieser Handlungsmöglichkeiten aufgrund von Überlegungen entscheidet – sie hat also bestimmte Gründe für die Wahl einer bestimmten Handlung. Selbstbestimmung setzt zudem voraus, dass eine Person sich bewusst ist, dass ihr die gewählte Handlung zugerechnet werden kann.[28] Eine Person gilt nur dann als vollständig selbstbestimmt, wenn sie ›[...] die wesentlichen Aspekte, die ihre Entscheidungen leiten, ihrer Art und ihrer Tragweite nach versteht [und] sie [diese] darüber hinaus vor dem Hintergrund ihrer Lebenssituation und ihrer Einstellungen bewerten und ihr Handeln danach ausrichten kann [...]‹.[29] Ein gewisses Maß an Selbstbestimmung mag demenzbetroffenen Personen in bestimmten Bereichen des Lebens – etwa dann wenn es um Entscheidungen im Erlebnisnahbereich geht – erhalten bleiben.[30]

Eine bestimmte ethisch relevante Fähigkeit oder Eigenschaft verändert sich bei demenzbetroffenen Personen nicht oder nicht wesentlich: Auch Menschen mit Demenz können – und zwar unabhängig von der Schwere ihrer Erkrankung[31] – Gefühle erleben und diese (zumindest nonverbal) ausdrücken. Sie sind

---

28 Vgl. Deutscher Ethikrat 2012, 11.

29 Deutscher Ethikrat 2012, 11.

30 In einer frühen Phase der Demenzentwicklung wird davon ausgegangen, dass die betroffenen Personen imstande sind, Entscheidungen zu treffen, die ihrem Wertesystem entsprechen und die einer Abwägung von verschiedenen Aspekten entspringt. Bei einer mittelgradigen Demenzerkrankung ist die Möglichkeit zur Willensbildung beschränkt. Betroffene können sich in dieser Phase lediglich zu solchen Handlungen verhalten, die anschauungsgebunden sind und sich auf etwas beziehen, das ihren Erlebnisnahbereich betrifft. Die Willensbildung der betroffenen Personen richtet sich insbesondere auf Handlungen, die der unmittelbaren Bedürfnisbefriedigung dienen. Bei einer stark fortgeschrittenen Demenzerkrankung handeln die betroffenen Personen ausschließlich gemäß unmittelbarer Bedürfnisbefriedigung – sie können keine anschauungsgebundenen Entscheidungen, die *nicht* der Befriedigung ihrer unmittelbaren Bedürfnisse entsprechen, treffen. Die Entscheidungen, die demenzbetroffene Personen treffen, basieren zunehmend auf konkret anschaulichen oder erlebnisnahen Dingen (und weniger oder nicht mehr auf abstrakten Themen). Die Beurteilung von etwa Handlungen oder Äußerungen orientiert sich nicht (mehr) an kognitiv durchdrungenen Werten, sondern vielmehr an (auch spontan auftretenden) Präferenzen, die der Bedürfnisbefriedigung dienen. Auch die Entscheidungskonstanz verändert sich – während bei kognitiv nicht veränderten Personen die Entscheidungsrichtung konstant ist, handeln demenzbetroffene Personen oftmals spontan (mittels der Intuitionen, die sie in diesem Moment haben) (vgl. Deutscher Ethikrat 2012, 19–24, 49–53, Wunder 2008).

31 Der Grad einer Demenzerkrankung wird als ›leicht‹ beschrieben, wenn sich die betroffene Person im Alltag noch alleine zurechtfinden kann. Als ›mittel‹ wird der Demenzgrad dann bezeichnet, wenn die betroffene Person bei der gewöhnlichen Lebensführung Hilfe in Anspruch nehmen muss. Eine Demenzerkrankung gilt als ›schwer‹, wenn die betroffene Person dauerhaft auf die Unterstützung anderer Person angewiesen ist (vgl. Kitwood [1997] 2013, 51). Für eine detaillierte Beschreibung der Phasen einer Demenzerkrankung verweist Kitwood ([1997] 2013, 51) auf Reisberg, Ferris, de Leon & Crook (1982).

damit durchaus imstande, Entscheidungen zu treffen, die affektgeleitet sind und den Bereich des unmittelbar Erlebbaren betreffen.[32]

Auch in einem fortgeschrittenen Stadium einer Demenzerkrankung sind betroffene Personen zu individuellem Erleben und einer sozialen Wahrnehmung fähig. Demenzbetroffene Personen sind trotz ihrer kognitiven Veränderungen imstande, mit anderen Personen zu interagieren – sie sind hochsensibel für soziale Situationen und können auf ihr Gegenüber differenziert reagieren. Zudem haben auch demenzbetroffene Personen persönliche Wünsche. Menschen, die an einer Demenzerkrankung leiden, können noch als empfindsame Subjekte handeln und als solche von anderen Personen wahrgenommen werden – Menschen ist gemeinsam, dass sie nicht nur denkende, sondern auch empfindende, emotionale und soziale Wesen sind.[33]

Mit Blick auf die Veränderungen, die mit einer Demenzerkrankung einhergehen, lässt sich das Folgende festhalten: Wenn der Robotereinsatz aus individualethischer Perspektive betrachtet wird, dann fällt auf, dass die normativen Konzepte, die in den entsprechenden Argumenten vorausgesetzt werden, wesentlich auf einen Begriff des moralischen Subjekts fokussieren, der bestimmte kognitive Fähigkeiten oder Eigenschaften voraussetzt.[34] Bestimmte kognitive

---

32 Vgl. Becker, Kaspar & Kruse 2010, Deutscher Ethikrat 2012, 8 f. Die Abnahme der kognitiven Leistungsfähigkeit wird von demenzbetroffenen Menschen häufig vor allem zu Beginn ihrer Erkrankung als extrem belastend beschrieben – besonders belastend empfinden viele Menschen die Zeit, in der sie vermuten, an Demenz zu leiden, und der Diagnose, tatsächlich erkrankt zu sein. In Selbstzeugnissen wird als Reaktion auf die Diagnose von Erstarrung, Verzweiflung und Trauer berichtet. Demenzbetroffene Personen fühlen sich oftmals von ihrem bisherigen Leben entfremdet – sie ziehen sich aus dem öffentlichen Raum zurück und sind dadurch häufig isoliert. Erst, wenn demenzerkrankte Personen vergessen, dass sie vergessen, stellen sich Frustrationserlebnisse und das Gefühl einer Befremdlichkeit gegenüber der eigenen Personen ein. Es ist davon auszugehen, dass demenzbetroffene Personen (insbesondere mit zunehmender Schwere ihrer Erkrankung) vor allem unter dem Verlust von Geborgenheit und Vertrautheit leiden. Neben vielen Zuständen der Verzweiflung und Trauer erkennen – einigen Selbstzeugnissen zufolge – viele demenzbetroffene Personen dennoch auch neue Fähigkeiten oder Eigenschaften an sich selbst und gelangen zu neuen Einsichten: ›Ich genieße das Tun, und das freudige Gefühl dabei speist sich überwiegend aus der Tätigkeit an sich, nicht so sehr aus der Vollendung eines Projekts.‹ (Taylor 2008, 93). Zu weiteren Selbstzeugnissen vergleiche etwa Rohra (2011), Taylor (2008) und Zimmermann & Wißmann (2011).

33 Vgl. Deutscher Ethikrat 2012, 8 f. Vgl. dazu auch Becker, Kruse, Schröder & Seidl 2005, Kruse 2005. Demenzbetroffene Personen verfügen über ein (wenn auch verändertes) ›Selbst‹. ›[Man kann] das Selbst als dasjenige ansehen, was der Mensch in sich selbst als empfindendes, fühlendes, erkennendes und steuerndes Zentrum begreift. Es ist also nicht auf Kognitionen oder Denkvorgänge, wie rationales Erkennen, Einordnen, logisches Operieren und Schlussfolgern, beschränkt, sondern umfasst grundlegende emotionale und verhaltensbezogene Orientierungen und Grundstimmungen.‹ (Deutscher Ethikrat 2012, 48). Ich komme auf diese ›Reste des Selbst‹ (Kruse 2012a, 655) an anderer Stelle zurück.

34 Wenn in der vorliegenden Arbeit von ›kognitiven Fähigkeiten‹ die Rede ist, dann sind damit *höhere* kognitive Fähigkeiten (wie bspw. ein hohes Reflexionsvermögen oder eine ausge-

Fähigkeiten oder Eigenschaften liegen bei demenzbetroffenen Personen nicht mehr vor. Aufgrund dieser fehlenden Fähigkeiten oder Eigenschaften scheint eine moralphilosophische Analyse des Robotereinsatzes, die sich ausschließlich an normativen Standardkonzepten orientiert, weder passend noch zielführend. Es liegt nun der Gedanke nahe, dass – obwohl demenzbetroffene Personen nur unzureichend von einschlägigen normativen Konzepten erfasst werden können – dies *nicht* weiter problematisch ist, da es ein ›unabhängiges‹ und durchaus gewichtiges Argument zugunsten des Robotereinsatzes gibt: Durch den Einsatz von Therapierobotern kann das Leid von Menschen mit Demenz ggf. gelindert werden; der Robotereinsatz kann positive Wohlergehenseffekte haben. Um welche Effekte handelt es sich und wieso ist eine reine ›Wohlergehensperspektive‹ womöglich unzureichend, um den Robotereinsatz in der Betreuung von Menschen mit Demenz als moralisch unproblematisch zu beschreiben?

1.3 Potentielle Wohlergehenssteigerungen durch den Einsatz von Therapierobotern

Lebensqualitätsforschungen deuten darauf hin, dass die Lebensqualität demenzbetroffener Personen oftmals niedrig ist. Dies liegt, den Studien zufolge, vor allem an einer häufig nicht gelingenden Kontaktaufnahme mit den betroffenen Personen – die Lebenswelt demenzbetroffener Personen wird von Betreuungspersonen oftmals nicht ›verstanden‹.[35] Wie aber ist der Begriff der ›Lebensqualität‹ im Kontext demenzbetroffener Personen überhaupt zu verstehen?[36] Was ist gemeint, wenn die Rede davon ist, dass der Einsatz von Therapierobotern in der Betreuung demenzbetroffener Personen zur ›Realisierung‹ der bestmöglichen Lebensqualität dieser Personen beitragen kann?

Therapieroboter, die in der Literatur auch als ›*social commit robots*‹ oder ›*emotional robots*‹ bezeichnet werden, sollen bestimmte ›wohlige‹ Gefühle bei demenzbetroffenen Personen auslösen. Erste empirische Studien scheinen zu zeigen, dass der Einsatz von Therapierobotern positive Wohlergehenseffekte für demenzbetroffene Personen haben kann.[37] Dabei lassen sich zwei verschiedene Akzentuierungen des Wohlergehenskonzeptes unterscheiden.

---

prägte Fähigkeit zur Abstrahierung) gemeint. Das Verfügen über kognitive Fähigkeiten ist eine graduelle Angelegenheit – zumindest einige kognitive Fähigkeiten bleiben auch demenzbetroffenen Personen erhalten.

35 Vgl. Deutscher Ethikrat 2012, 8f.

36 Vgl. etwa Kruse 2010, 2012b.

37 Verschiedene Studien weisen darauf hin, dass sich solche positiven Wohlergehenseffekte einstellen *können* (vgl. etwa Baisch et al. 2018, Kanamori, Suzuki & Tanaka 2002, Klein 2011, Saito, Shibata, Wada & Tanie 2003, Tamura et al. 2004, Wada, Shibata, Saito & Tanie 2002,

Zunächst kann der Einsatz von Therapierobotern zum *subjektiven* Wohlbefinden demenzbetroffener Personen beitragen. Der Einsatz von Therapierobotern verspricht bestimmte psychologische Effekte wie bspw. Beruhigung, Entspannung und eine verminderte ›gefühlte‹ Einsamkeit.[38] Auch wenn aufgrund der Besonderheit dementieller Erkrankungen entsprechende Einschätzungen hauptsächlich extern vorgenommen werden müssen und sich die betroffenen Personen meist selbst nicht einschlägig äußern können, lassen sich in ersten Studien Verhaltensänderungen beobachten, die auf eine Steigerung des subjektiven Wohlbefindens der Betroffenen, respektive die Abnahme von Leidensdruck schließen lassen. Die Behauptung, dass Therapieroboter das Wohlbefinden demenzbetroffener Personen steigern, nimmt auf diese Beobachtungen Bezug: Menschen *fühlen sich besser* durch den Kontakt zu einem Therapieroboter.

Daneben lässt sich durch den Einsatz von Therapierobotern möglicherweise das *objektive* Wohlergehen demenzbetroffener Personen steigern oder zumindest aufrechterhalten: Neben dem Verweis auf subjektive Anzeichen gesteigerten Wohlbefindens lässt sich ein weiteres Argument zugunsten von Therapierobotern aus der studiengestützten Beobachtung entwickeln, dass durch deren Einsatz die neuronale Aktivität demenzbetroffener Personen, deren (non-verbale) Kommunikationsfähigkeit und das Sprachvermögen gesteigert wird.[39] Der Umgang mit der Technologie fördert – insofern die geschilderten Effekte tatsächlich eintreten – mit anderen Worten Fähigkeiten, die auch unabhängig von Anzeichen subjektiver Wohlbefindenssteigerung als für menschliches Wohlergehen und Gedeihen wesentlich angesehen werden: Demenzbetroffenen Menschen *geht es* insofern *besser* durch den Einsatz von Therapierobotern als damit zugleich die soziale Interaktion gefördert wird.[40] Therapieroboter tragen zum Gelingen so-

---

2003, 2004, Wada, Shibata, Musha & Kimura 2005, Wada & Shibata 2007). Es sollte jedoch auch darauf hingewiesen werden, dass es möglich ist, durch den Einsatz von Robotern demenzbetroffene Personen zu verunsichern oder zu verängstigen, z. B. weil sie sich für den Roboter verantwortlich fühlen. So ist es etwa möglich, dass diese Personen das Gefühl haben, für den Roboter Sorge tragen zu müssen und dafür sogar ihr eigenes Wohl zurückstellen. Baisch et al. (2018) kommen in ihrer Studie zu dem folgenden Ergebnis: ›Die berichteten psychosozialen Wirkungen sind weitgehend positiv, wenn auch kurzfristig. Die Fallbeispiele [...] zeigen, dass psychosozialen Bedürfnislagen die Roboterakzeptanz und -nutzung nicht nur fördern, sondern auch behindern können.‹ (Baisch et al. 2018, 18). Auch sollte an dieser Stelle angemerkt werden, dass viele der oben genannten Studien von Takanori Shibata, dem Entwickler von Paro, durchgeführt wurden. Es gibt bereits einige empirische Untersuchungen (etwa von Bemelmans, Gelderblom, Jonker & de Witte 2012 und Broekens, Heerink & Rosendal 2009), die an den Ergebnissen einiger Studien, die bestimmte Effekte von sozialen Robotern nachzuweisen versuchen, zweifeln.

38 Vgl. etwa Kanamori, Suzuki & Tanaka 2002, Wada & Shibata 2007.
39 Vgl. etwa Wada, Shibata, Musha & Kimura 2005.
40 Vgl. etwa Klein 2011, Saito, Shibata, Wada & Tanie 2003, Tamura et al. 2004, Wada, Shibata, Saito & Tanie 2002, 2003, 2004.

zialer Beziehungen im Allgemeinen und der Betreuungsbeziehung im Besonderen bei.[41]

Sollte sich auch in umfangreicheren Studien längerfristig empirisch bestätigen, dass das Leid der Erkrankten auf diese Weise gelindert werden kann, stiftet dies ohne Zweifel einen aus moralischer Perspektive gewichtigen Grund zugunsten von Therapierobotern. Gleichwohl ergeben sich mit Blick auf diese ›Wohlergehensperspektive‹ einige Schwierigkeiten:

Diese Schwierigkeiten sind interessanterweise denen ganz ähnlich, die oben bereits mit Blick auf die Einwände gegen Therapieroboter angedeutet wurden, und zwar erstens insofern philosophische Konzeptionen des Wohlergehens – so wie jene der Autonomie – häufig auf Eigenschaften oder Fähigkeiten Bezug nehmen, deren Vorliegen im Fall einer fortgeschrittenen Demenz zweifelhaft ist und deren moralische Relevanz unter den gegebenen Umständen fraglich sein kann. Dazu gehört etwa die Fähigkeit, Präferenzen auszubilden und zu reflektieren, oder sich zu seinen Wünschen und Bedürfnissen zu verhalten.[42]

So scheinen sowohl präferenz- als auch interessenbasierte Konzeptionen[43], die das Wohlergehen von Personen in der Befriedigung (bestimmter) ihrer subjektiven Präferenzen erkennen, aufgrund der besonderen Verfasstheit demenzerkrankter Personen entweder nicht anwendbar zu sein oder in konkreten Anwendungsfragen zu kontraintuitiven Schlüssen zu führen.[44] Zudem stellt sich die Frage, wie Präferenzen, die die Person vor Ausbruch der Demenzerkrankung

---

41 Die beschriebenen positiven Wohlergehenseffekte sind bereits von tiergestützten Therapien bekannt (vgl. etwa Klein & Cook 2009). Viele Personen fühlen sich bspw. wohler und leiden seltener an Einsamkeit oder unter Depressionen, wenn sie regelmäßig Kontakt zu Tieren haben. Studien zu tiergestützten Therapien wurden bereits vielfach durchgeführt und zeigen, dass der Umgang mit Tieren positive Effekte auf den Krankheitsverlauf bei Demenzkranken haben kann (vgl. etwa Banks & Banks 2002, Baun, Bergstrom, Langston & Thoma 1984, Coleman et al. 2002, Gammonley & Yates 1991, Hooker, Freeman & Stewart 2002, Kongable, Buckwalter & Stolley 1989). Tiergestützte Therapien sind jedoch vergleichsweise voraussetzungsreich bzw. im vorliegenden Kontext nur bedingt geeignet. Sie können bspw. nicht durchgeführt werden, wenn Risiken von allergischen Reaktionen, Verletzungen oder bakteriellen Infektionen bestehen (vgl. Brodie, Biley & Shewring 2002). Zudem werden zur Betreuung der Tiere zusätzliche, ausgebildete Fachkräfte benötigt, an denen es nicht zuletzt aufgrund des sog. Pflegenotstands jedoch mangelt. Dass diese Komplikationen bei Therapierobotern nicht gegeben sind und sich gleichwohl ähnliche Effekte hinsichtlich einer Steigerung des objektiven Wohlergehens von demenzbetroffenen Personen andeuten, stützt die Befürworter in ihrer positiven Einschätzung dieser Technologie.

42 Es ist bspw. auch fraglich, ob eine demenzbetroffene Person selbst bemerken oder sich bewusst sein muss, dass sie bspw. glücklich ist, um als ›glücklich‹ gelten zu können. ›[…] is the kind of happiness (or pleasure) that makes for a good quality of life a direct, unmediated sensation, or is it a psychic state that results from some act of self-interpretation?‹ (Jennings 2009, 432).

43 Vgl. Dworkins Unterscheidung zwischen ›critical interests‹ und ›experiential interests‹ (Dworkin 1993).

44 Vgl. Hawkins 2014.

hatte, bei der Einschätzung, inwiefern der Einsatz eines Therapieroboters ihr Wohlergehen befördert, zu gewichten wären.[45]

Ein anderes Problem stellt sich mit Blick auf Wohlergehenskonzepte, die im Sinne einer objektiven Liste die Befriedigung bestimmter Bedürfnisse als maßgeblich behandeln, von denen unterstellt wird, dass sie für jedes gelingende menschliche Leben charakteristisch sind.[46] Es ist fraglich, ob und inwieweit die Tatsache, dass der Einsatz von Therapierobotern den Demenzbetroffenen – etwa durch die Förderung der neuronalen Aktivität – länger bzw. in größerem Ausmaß ermöglicht, an den Ereignissen in ihrer Umgebung aktiv teilzunehmen, als ein Beitrag zu ihrem Wohlergehen verstanden werden kann. Nicht zuletzt insofern eine entsprechende Stimulation auch das Bewusstsein der eigenen Verfassung sowie damit verbundene Entfremdungsgefühle und Frustrationserfahrungen wachhalten und intensivieren kann, die für die Betroffenen oftmals eine spürbare Belastung darstellen, muss gefragt werden, ob die in den Argumenten vorausgesetzten Wohlergehenskonzepte die besondere Situation Demenzerkrankter angemessen berücksichtigen.

Wenn man den Robotereinsatz befürwortet, *weil er zum Wohlergehen von Menschen mit Demenz beiträgt*, dann bleiben verschiedene Fragen bestehen: Es ist erstens zu fragen, welches Verständnis von Wohlergehen hier vorausgesetzt wird. Zweitens ist fraglich, ob dieses Verständnis von Wohlergehen für die moralische Beurteilung des Robotereinsatzes maßgeblich sein sollte. Es stellt sich drittens die Frage, inwiefern Konzeptionen von Wohlergehen, die im Kontext anderer moralphilosophischer Fragen einschlägig diskutiert werden,[47] in der spezifischen Situation einer Demenzerkrankung fruchtbar sein können.[48] Um diese Fragen soll es in der vorliegenden Arbeit *nicht* gehen. Ich werde deutlich machen, dass bei dem Einsatz von Therapierobotern in der Demenzpflege ein ethisches Problem bestehen bleibt – und zwar auch dann, wenn sich alle genannten Fragen zu unserer Zufriedenheit lösen ließen.

Im zweiten Kapitel der vorliegenden Arbeit sollen nun die drei ›Standardargumente‹ gegen den Einsatz von Therapierobotern in der Demenzpflege näher betrachtet werden.

---

45 Vgl. McMahan 2002.
46 Vgl. Nussbaum & Sen 1993.
47 Vgl. Dworkin 1993, Nussbaum & Sen 1993, Scanlon 1993, 1998.
48 Vgl. Brock 1993, Hawkins 2014, Jennings 2000, 2009.

2 Prüfung der Contra-Argumente

Die Positionen, die in der öffentlich-medialen und fachwissenschaftlichen Kontroverse um Therapieroboter vorgebracht werden, sollen im Folgenden in überprüfbare Argumente übersetzt und anschließend moralphilosophisch analysiert werden. Ich beginne mit einem Argument, das im Folgenden als *Täuschungs-Argument* bezeichnet wird.

2.1 Täuschungs-Argument[49]

Das *Täuschungs-Argument* lautet folgendermaßen:

(P1): Der Einsatz von Therapierobotern bei demenzbetroffenen Personen ist eine Täuschung.
(P2): Die Täuschung demenzbetroffener Personen ist moralisch unzulässig.
(K): Der Einsatz von Therapierobotern bei demenzbetroffenen Personen ist moralisch unzulässig.

Interessanterweise ist mit Blick auf dieses Argument die erste Prämisse, also die Behauptung, dass es sich bei dem Einsatz von Therapierobotern um eine Form von Täuschung handelt, zwischen Gegnern und Befürwortern dieser Technik nicht umstritten. Sie streiten lediglich darüber, ob diese Täuschung moralisch gerechtfertigt werden kann. Befürworter des Robotereinsatzes bestreiten nicht, dass demenzbetroffe Personen bewusst über die Beschaffenheit von Therapierobotern getäuscht werden. Sie sind jedoch davon überzeugt, dass demenzbetroffene Menschen zugunsten von *Wohlergehenseffekten* getäuscht werden dürfen.

Im Folgenden soll zunächst nicht die zweite, normative Prämisse des *Täuschungs-Arguments*, sondern die erste Prämisse geprüft werden. Schließlich

---

49 Die folgenden Ausführungen zum *Täuschungs-Argument* sind in weiten Teilen identisch mit einem eigenen Textentwurf, der in einer pre-print-Reihe der DFG-Kollegforschergruppe ›Normenbegründung in Medizinethik und Biopolitik‹ erschienen ist (vgl. Schuster 2016).

scheint alles andere als klar, ob bzw. inwiefern Therapieroboter tatsächlich eine Form von Täuschung darstellen. Das soll im Folgenden verdeutlicht werden, indem erstens der Begriff der Täuschung näher betrachtet, und zweitens untersucht wird, was die Kritiker, die das *Täuschungs-Argument* formulieren, unter einer ›Täuschung‹ verstehen. Dabei soll gezeigt werden, dass – definiert man den Täuschungsbegriff so, dass der Einsatz von Therapierobotern darunterfällt – der Täuschungsbegriff wenig plausibel ist und ausschließlich in dem spezifischen Kontext des Einsatzes von Therapierobotern auf diese Weise verwendet wird. Eine wesentliche Schwierigkeit der Anwendung des üblicherweise verwendeten Täuschungsbegriffs auf den Kontext des Einsatzes von Therapierobotern besteht darin, dass das herkömmliche Verständnis des Täuschungsbegriffs stark kognitivistisch ist. Der üblicherweise verwendete Täuschungsbegriff fokussiert wesentlich auf Fähigkeiten oder Eigenschaften von Personen, die unter den Umständen einer stark fortgeschrittenen Demenz entweder nicht mehr vorliegen oder nicht mehr vergleichbar ethisch relevant scheinen. Insofern muss der Täuschungsbegriff, den die Kritiker von Therapierobotern in dem *Täuschungs-Argument* verwenden, ein anderer sein. Bevor ich darauf eingehe, welches Verständnis des Täuschungsbegriffs dem *Täuschungs-Argument* zugrunde liegt und warum ein solches Verständnis des Täuschungsbegriffs wenig plausibel und ad hoc sein könnte, soll im Folgenden zunächst näher auf das *Täuschungs-Argument* eingegangen werden.

2.1.1   Ist der Einsatz von Therapierobotern eine Form von Täuschung?

Dem *Täuschungs-Argument* zufolge ist der Einsatz von Therapierobotern bei demenzbetroffenen Personen eine Form von Täuschung (P1) und diese Täuschung moralisch unzulässig (P2).

> ›[…] such deception is a bad thing because our preferences are unlikely to be met, our interests advanced, or our well-being served, by illusions.‹[50]

---

50 Sparrow & Sparrow 2006, 155. Sparrow und Sparrow (2006) beschreiben hier das Aufrechterhalten und Hinauszögern einer Täuschung als ›bad thing‹ und zwar deshalb, weil es unwahrscheinlich ist, dass die Täuschung den Präferenzen der getäuschten Person entspricht, in ihrem Interesse liegt oder ihrem Wohlergehen dient. Weit verbreitet ist die Auffassung, dass erfreuliche oder angenehme Erfahrungen, wie sie etwa der Einsatz von Therapierobotern verspricht, zum Wohlergehen einer Person beitragen. Strittig ist jedoch, ob erfreuliche oder angenehme Erfahrungen auch dann zum Wohlergehen einer Person beitragen, wenn sie auf einer Täuschung beruhen. Selbst wenn man sich bspw. einig wäre, dass die Erfüllung der Präferenzen einer Person zu ihrem Wohlergehen beiträgt, bleibt unklar, ob diese Erfüllung ein tatsächliches, ›wahres‹ Ereignis in der Welt sein muss (vgl. Schermer 2007).

Therapieroboter werden – etwa in Bezug auf Aussehen, Bewegungen und Interaktionsmöglichkeiten – so gestaltet, dass Menschen mit Demenz dazu neigen, den Robotern menschliche Eigenschaften und mentale Zustände zuzuschreiben – sie fördern diese Tendenz, indem sie so entwickelt werden, dass sie Demenzbetroffenen möglichst ›echt‹ erscheinen. Der Einsatz von Therapierobotern in der Betreuung demenzbetroffener Personen beinhaltet insofern eine bewusste Täuschung dieser Personen bzw. eine intendierte Unterstützung und Verstärkung ihrer krankheitsbedingten Selbsttäuschung. Der therapeutische Effekt ist nämlich davon abhängig, dass den Demenzbetroffenen gerade nicht klar ist, dass sie mit einem Roboter interagieren. Die positiven Effekte, die bei Menschen mit Demenz beobachtet werden können, wenn sie mit Robotern interagieren, resultieren daraus, dass die Personen über das getäuscht werden, was Roboter imstande sind, zu leisten.[51] Wenn Betreuungspersonen eine demenzbetroffene Person darin bestätigen, dass sie mit einem echten Tier, mit einem empfindungsfähigen Wesen, interagiert, geben diese Personen ihr Gründe, um das Wohlergehen des ›Tieres‹ besorgt zu sein, dessen Reaktionen ›persönlich‹ zu nehmen und im weitesten Sinne eine Beziehung zu ihm aufzubauen. Demenzbetroffenen Personen werden durch den Einsatz der Therapieroboter Handlungsgründe vorgegaukelt, die es in Wahrheit nicht gibt. Diese Personen halten die Roboter für etwas, was sie nicht sind. Unabhängig davon, wie ähnlich das Verhalten von Roboter-Tieren dem Verhalten von echten Tieren ist, bleibt ihr Verhalten eine Fälschung. Roboter können nichts fühlen oder erfahren, sodass eine Zuschreibung von Persönlichkeit bei Roboter-Tieren falsch bzw. irrtümlich ist.[52]

Soweit stimmen Gegner und Befürworter des Einsatzes von Therapierobotern überein. Dem *Täuschungs-Argument* der Kritiker von Therapierobotern zufolge ist ein solches Vorgehen moralisch unzulässig, da es mit dem Respekt vor der Autonomie von Personen unvereinbar ist.[53] Die Möglichkeit zur Selbstbestimmung wird nicht nur verletzt, sondern gleichsam untergraben, insofern dem Betroffenen im gegebenen Kontext jede Möglichkeit genommen ist, die Täuschung aufzudecken und sich dazu zu verhalten.[54]

Befürworter des Einsatzes von Therapierobotern bestreiten nicht, dass Menschen mit Demenz bewusst über die Beschaffenheit der Therapieroboter und die spezifische Betreuungssituation getäuscht werden. Sie sind jedoch davon über-

---

51 Vgl. Sparrow & Sparrow 2006.
52 Vgl. Sharkey & Sharkey 2010, 2011, 2012a, 2012b, 2012c.
53 Vgl. zur Unvereinbarkeit von Täuschungen und der Ausübung von Autonomie (der getäuschten Person) etwa Bakhurst 1992, Christman [2003] 2020, Korsgaard 1996, Schaber 2007.
54 Vgl. etwa, Sharkey & Sharkey 2010, 2011, 2012a, 2012b, 2012c, Sparrow 2002, Sparrow & Sparrow 2006.

zeugt, dass demenzbetroffene Personen zugunsten von Wohlergehenseffekten getäuscht werden dürfen.

Um die erste Prämisse des *Täuschungs-Arguments* prüfen zu können, bedarf es zunächst einer Analyse des Begriffs der Täuschung. Welche Bedingungen müssen gegeben sein, um von einer ›Täuschung‹ sprechen zu können? Gibt es eine Kernbedeutung des Begriffs der Täuschung? Täuschende Praktiken können sich stark voneinander unterscheiden. Was ist verschiedenen Fällen von Täuschung gemeinsam und worin unterscheiden sie sich?

Der Täuschungsbegriff hat drei feste Prädikatstellen: eine Subjektstelle (Person A), eine Objektstelle (Person S) und eine bestimmte Bezugsstelle (Inhalt der Täuschung).[55] Zusätzlich gelten die folgenden Kriterien in der philosophischen Debatte als notwendige Bedingungen für das Vorliegen einer Täuschung:

(i) Die Täuschung muss einen bestimmten Täuschungseffekt haben, nämlich das Hervorrufen einer *falschen Überzeugung* in der getäuschten Person.
(ii) Der Täuschende muss eine *Täuschungsabsicht* haben.[56]
(iii) Der Täuschende muss sein Verhalten *als Täuschung* beabsichtigen.

Täuschungen können nicht als solche beschrieben werden, wenn sie nicht einen bestimmten Effekt – nämlich die aus der Täuschung resultierende falsche Überzeugung der getäuschten Person – haben. Zudem wird in der Debatte meistens davon ausgegangen, dass es nicht möglich ist, eine andere Person ›versehentlich‹ zu täuschen.[57] Eine Person A (Subjektstelle) *täuscht* eine andere Person S (Objektstelle), wenn Person A Person S bewusst dazu bringt, eine falsche Überzeugung über etwas (Bezugsstelle) zu haben. Person A glaubt, dass diese Überzeugung falsch ist.[58] Ich nenne die hier vorgestellte Definition im Folgenden die ›traditionelle‹ Definition des Täuschungsbegriffs.

Es gibt, der traditionellen Definition zufolge, nicht nur sprachlich verfasste Formen von Täuschung.[59] Auch durch eine Geste, etwa durch ein stummes

---

55 Ich beschränke mich bei den Fallbeispielen auf solche Täuschungen, die *zwischen* verschiedenen Personen stattfinden. Mögliche selbsttäuschende Praktiken sollen hier nicht betrachtet werden.
56 Unter einer Absicht verstehe ich hier das Folgende: Wenn ich etwas absichtlich tue, dann habe ich mich für meine Handlung bewusst, d. h. aus bestimmten Gründen, entschieden. Eine Täuschung ist absichtlich, wenn ich einer anderen Person z. B. etwas Falsches sage und zwar deshalb, weil ich in ihr eine falsche Überzeugung hervorrufen möchte.
57 Vgl. etwa Faulkner 2013, Saul 2012a, 2012b.
58 Vgl. Mahon [2008] 2015.
59 Nach Baumann (2015) sind sowohl Lügen als auch Irreführungen ›[…]‹ sprachlich verfasste Formen der Täuschung […]‹ (Baumann 2015, 10), die sich lediglich mit Blick auf die ›[…]‹ Art und Weise, mit der die Täuschungsabsicht verfolgt wird […]‹ (Baumann 2015, 10) unterscheiden: Während bei einer Lüge Person A gegenüber Person S etwas äußert, das sie für falsch hält, denkt Person A, wenn sie Person S in die Irre führt, dass ihre Äußerungen wahrheitsgemäß sind (vgl. Baumann 2015, 10).

Kopfnicken, kann eine Person getäuscht werden. So kann Person A Person S bewusst dazu bringen, an ihren Fehleinschätzungen festzuhalten, wenn Person A diese durch ein Nicken bestätigt bzw. nicht korrigiert. Person S kann nach dieser Definition des Täuschungsbegriffs von Person A getäuscht werden, ohne dass Person A ihr gegenüber etwas äußert.

Im Folgenden sollen die Kriterien, die nach der traditionellen Definition des Täuschungsbegriffs notwendig für das Vorliegen einer Täuschung sind, anhand verschiedener Fallbeispiele erläutert bzw. auf ihre Plausibilität hin geprüft werden. Dazu werden verschiedene Fälle von täuschenden Praktiken betrachtet, deren Darstellung dazu genutzt werden kann, zusätzliche notwendige und gemeinsam hinreichende Bedingungen zu entwickeln, die den Kernbegriff von Täuschung ergänzen.

Nach der traditionellen Definition des Täuschungsbegriffs ist es für das Vorliegen einer Täuschung notwendig, dass die Täuschung den Effekt hat, dass in der getäuschten Person eine falsche Überzeugung hervorgerufen wird. Doch gehört es notwendig zum Begriff der Täuschung, dass die getäuschte Person zu einer falschen Überzeugung gelangt? Betrachten wir dazu das folgende Fallbeispiel:

Fallbeispiel 1
Ich bedanke mich bei meinem Vorgesetzten für das Geschenk, das er mir zu meinem Geburtstag geschenkt hat, und sage, dass ich mich darüber freue. Tatsächlich gefällt mir das Geschenk nicht und ich freue mich keineswegs darüber. Sowohl mir als auch meinem Vorgesetzten ist klar, dass ich mich aus Höflichkeit bedanke.

In *Fallbeispiel 1* könnte eine Täuschung vorliegen, insofern ich meinem Vorgesetzten sage, dass ich mich über sein Geschenk freue, obwohl ich dies nicht tue. Ich sage also etwas Falsches, von dem ich zugleich glaube, dass es falsch ist. Aus konventionellen Gründen scheint jedoch offensichtlich, dass mein Vorgesetzter nicht darauf vertraut, dass ich ihn diesbezüglich nicht täusche. Mein Vorgesetzter gelangt durch meine Aussage vermutlich nicht zu einer falschen Überzeugung und insofern täusche ich ihn (der traditionellen Täuschungsdefinition zufolge) durch meine Aussage nicht. Wenn Täuschungen nur dann vorliegen, wenn der Getäuschte zu einer falschen Überzeugung kommt, dann ist ein bloßer Täuschungs*versuch*, der nicht eine solche Überzeugung in dem Getäuschten hervorruft, keine Täuschung. Der traditionellen Interpretation des Täuschungsbegriffs zufolge fallen lediglich erfolgreiche Täuschungen, also solche Täuschungen, die in dem Getäuschten eine falsche Überzeugung hervorrufen, unter den Täuschungsbegriff.

Nach *Kriterium (ii)* der traditionellen Definition des Täuschungsbegriffs, ist es für das Vorliegen einer Täuschung notwendig, dass der Täuschende eine Täuschungsabsicht hat. In *Fallbeispiel 1* ist fraglich, ob ich überhaupt *beab-*

sichtige, meinen Vorgesetzten zu täuschen. Es sollen an dieser Stelle weitere Fallbeispiele betrachtet werden, um *Kriterium (ii)* des Täuschungsbegriffs näher zu prüfen.

Fallbeispiel 2
Ich trage unter meinen Kleidern körperformende Unterwäsche, sog. Shapewear, die mich schlanker aussehen lässt.

Fallbeispiel 3
Ich sehe die Telefonnummer meiner Großmutter auf dem Display. Ein Telefonat mit ihr dauert mindestens eine Stunde und ich muss dringend einen Text fertigstellen. Ich nehme das Telefon nicht ab. Meine Großmutter wird denken, ich sei nicht zu Hause.

Fallbeispiel 4
Ich muss meinen Hund aus Zeitgründen abgeben und verschweige den neuen Besitzern meines Hundes bewusst, dass er nicht alleine bleiben kann.

Auch in *Fallbeispiel 2* gebe ich etwas vor, das nicht der Fall ist. Die Täuschung, die hier stattfindet, könnte aber nicht auf andere Personen gerichtet sein. Zumindest sind Kontexte denkbar, in denen ich die Shapewear nicht trage, *um* andere Personen zu täuschen – etwa dann, wenn ich sie beim Joggen trage. In einem solchen Fall ermutige ich durch mein äußeres Erscheinungsbild andere Personen nicht dazu, darauf zu vertrauen, dass das auch mein tatsächliches äußeres Erscheinungsbild ist. Wenn andere Personen durch die Shapewear, die ich trage, zu falschen Überzeugungen bzgl. meines äußeren Erscheinungsbildes kommen, dann können mir diese falschen Überzeugungen bzw. ihr Zustandekommen nicht zugeschrieben werden. Anders könnte es sich dann verhalten, wenn ich die Shapewear bspw. zu einem Date trage. In einem solchen Kontext könnte ich durchaus die Absicht haben, dass mein Gegenüber bestimmte falsche Überzeugungen bildet. Folgt man der traditionellen Interpretation des Täuschungsbegriffs, dann ist das Vorliegen einer Täuschungs*absicht* eine notwendige Bedingung dafür, um eine Handlung als Täuschung qualifizieren zu können. In *Fallbeispiel 3* habe ich die Absicht, dass meine Großmutter zu einer falschen Überzeugung kommt – wenn auch nicht mittels einer von mir für falsch gehaltenen Aussage. In *Fallbeispiel 4* beabsichtige ich, dass die neuen Besitzer meines Hundes zu einer falschen Überzeugung gelangen, indem ich ihnen eine wesentliche, für sie relevante Eigenschaft meines Hundes verschweige.

Für das Vorliegen einer Täuschung ist es – neben dem Hervorrufen einer falschen Überzeugung in der getäuschten Person und dem Vorhandensein einer Täuschungsabsicht des Täuschenden – nach der traditionellen Definition des Täuschungsbegriffs außerdem notwendig, dass der Täuschende sein Verhalten *als Täuschung* beabsichtigt (vgl. *Kriterium (iii)*). Angenommen in *Fallbeispiel 4* verschweige ich zwar den neuen Besitzern meines Hundes, dass er nicht alleine bleiben kann, aber – anders als im Ausgangsfall – habe ich bei der Übergabe des

Hundes lediglich vergessen, darauf hinzuweisen – das Zurückhalten der Information ist von mir nicht als Täuschung beabsichtigt. Nach der traditionellen Täuschungsdefinition liegt in diesem Fall keine Täuschung (im Sinne einer Handlung des Subjekts) vor, da *Kriterium (iii)* nicht erfüllt ist.

Nach der traditionellen Definition einer Täuschung scheinen zumindest in *Fallbeispiel 3* und *Fallbeispiel 4* Täuschungen vorzuliegen: In *Fallbeispiel 3* täusche ich meine Großmutter, indem ich sie bewusst dazu bringe, zu glauben, dass ich nicht zu Hause bin, obwohl ich es bin.[60] Auch *Fallbeispiel 4* stellt eine Form von Täuschung dar: Ich beabsichtige, in den neuen Besitzern meines Hundes die Überzeugung hervorzurufen, dass sie alle Informationen, die für den Kauf des Hundes erforderlich sind, erhalten haben. Sie werden also (fälschlicherweise) zu der Überzeugung gelangen, dass mein Hund keine Verhaltensauffälligkeiten hat. In *Fallbeispiel 1* habe ich gar nicht die Absicht, meinen Vorgesetzten zu täuschen; zudem wird mein Vorgesetzter aus meinem Gesagten keine falsche Überzeugung formen. Ebenso kann in *Fallbeispiel 2* nur dann von einer Täuschung gesprochen werden, wenn ich die Absicht habe, dass eine andere Person durch das Tragen der Shapewear eine falsche Überzeugung bzgl. meines äußeren Erscheinungsbildes formt.

Die hier genannten Bedingungen einer Täuschung sind in der Literatur sowohl inhaltlich als auch mit Blick auf ihren Status als notwendige oder hinreichende Bedingungen umstritten. Mit Blick auf *Kriterium (i)* ist bspw. strittig, ob die Person, die getäuscht wird, notwendigerweise zu einer *neuen* falschen Überzeugung kommen muss. In der Debatte findet sich auch die Auffassung, dass eine Person auch dann getäuscht wird, wenn sie in einer falschen Überzeugung, die sie bereits hat, bestätigt wird. So kann von einer Täuschung auch dann gesprochen werden, wenn eine Person eine falsche Überzeugung ohne die Täuschung vermutlich aufgegeben hätte. Daneben wird die Auffassung vertreten, dass es für eine Täuschung weder notwendig ist, eine neue falsche Überzeugung in der anderen Person zu erzeugen, noch eine falsche Überzeugung der anderen Person zu bestätigen (sog. *positive Täuschungen*). Vielmehr kann eine Person auch dadurch getäuscht werden, (a) dass man sie davon abhält, zu einer wahren Überzeugung zu gelangen oder (b) dass man sie dazu bringt, eine wahre Überzeugung aufzugeben (sog. *negative Täuschungen*).[61]

Welches Verständnis des Täuschungsbegriffs liegt nun dem *Täuschungs-Argument* zugrunde? Die erste Prämisse des Arguments – die Annahme, dass der Einsatz von Therapierobotern eine Form von Täuschung darstellt – ist, wie sich zeigen wird, nicht unter jeder der genannten Interpretationen des Täuschungs-

---

60 Ich nehme in dem Fallbeispiel an, dass sich eindeutig vorhersehen lässt, dass meine Großmutter zu dieser Überzeugung gelangt.
61 Vgl. Mahon [2008] 2015.

begriffs wahr, sondern setzt ein bestimmtes Verständnis des Begriffs voraus. Damit das Argument überzeugen kann, muss dieses Verständnis des Begriffs angemessen sein. D. h.: Das Verständnis des Täuschungsbegriffs muss zum einen andere paradigmatische Täuschungsfälle abdecken. Zum anderen darf es nicht solche Fälle, die nach der traditionellen Definition *keine* Form von Täuschung darstellen, als solche qualifizieren. Andernfalls besteht die Vermutung, dass es sich bei dem *Täuschungs-Argument* um ein ad hoc-Argument handelt. Im Folgenden wird geprüft, welches Verständnis des Täuschungsbegriffs die Verteidiger des *Täuschungs-Arguments* voraussetzen.

Erfüllt der Einsatz von Therapierobotern die Bedingungen der traditionellen Definition, die für das Vorliegen einer Täuschungshandlung notwendig sind? Wie oben beschrieben, täuscht (nach der traditionellen Definition) Person A eine andere Person S, wenn sie Person S bewusst dazu bringt, eine falsche Überzeugung zu haben, von der Person A glaubt, dass sie falsch ist.[62] Kritiker des Einsatzes von Therapierobotern meinen, dass Menschen mit Demenz bewusst dazu gebracht werden, eine falsche Überzeugung bzgl. der Beschaffenheit der Roboter und der Betreuungssituation zu haben. Abhängig davon, wie *Kriterium (i)* der traditionellen Definition des Täuschungsbegriffs verstanden wird, kann auch dann von einer Täuschung gesprochen werden, wenn eine demenzbetroffene Person eine falsche Überzeugung, die sie bereits hat, aufgrund des Einsatzes eines Therapieroboters nicht aufgibt. Selbst wenn etwa Betreuungspersonen eine demenzbetroffene Person nicht in ihrer falschen Überzeugung bestätigen, so kann – je nach Verständnis von *Kriterium (i)* – diese Person auch dadurch getäuscht werden, dass man verhindert, dass sie zu einer wahren Überzeugung bzgl. der Beschaffenheit der Roboter und der Betreuungssituation gelangt. Eine demenzbetroffene Person kann bei einem solchen Verständnis von *Kriterium (i)* auch getäuscht werden, indem sie durch den Einsatz der Therapieroboter dazu gebracht wird, eine wahre Überzeugung – etwa, dass es sich bei den Robotern um keine Lebewesen handelt – aufzugeben. Unabhängig davon, ob man es als notwendig erachtet, dass die demenzbetroffene Person eine *neue* falsche Überzeugung formt oder, dass sie in einer falschen Überzeugung bestätigt wird, setzt die traditionelle Definition des Täuschungsbegriffs voraus, dass der Getäuschte imstande ist, Überzeugungen zu formen und zu ›halten‹, d. h. sie nicht sofort wieder zu vergessen. Der traditionellen Täuschungsdefinition zufolge können demenzbetroffene Personen nicht getäuscht werden, wenn sie nicht mehr imstande sind, Überzeugungen zu bilden – wenn sie *gar keine* Überzeugungen mehr bilden können, dann können sie auch keine *falschen* Überzeugungen bilden. Denn nach der traditionellen Definition des Täuschungsbegriffs gilt etwas nur

---

62 Vgl. Mahon [2008] 2015.

dann als Täuschung, wenn es den Effekt hat, dass falsche Überzeugungen in der getäuschten Person hervorgerufen werden.

Die Verteidiger des *Täuschungs-Arguments* müssen – angesichts der empirischen Fakten über die kognitiven Veränderungen von Menschen, die eine Demenzdiagnose haben – der Auffassung sein, dass eine demenzbetroffene Person (zumindest ab einer bestimmten Demenzstufe) nur noch bedingt imstande ist, Überzeugungen zu bilden. Dass sich die ›Überzeugungen‹ von Menschen mit Demenz von denen kognitiv nicht veränderter Personen unterscheiden, ist unstrittig. Es liegt somit zunächst die folgende Vermutung nahe: Wenn Kritiker des Einsatzes von Therapierobotern davon sprechen wollen, dass demenzbetroffene Personen durch den Einsatz der Roboter getäuscht werden, dann bedarf es eines stark erweiterten Überzeugungsbegriffs oder sogar eines Täuschungsbegriffs, der gar nicht auf falsche Überzeugungen abstellt.

Der Täuschungsbegriff, der dem *Täuschungs-Argument* zugrunde liegt, muss daher erstens auf die Bedingung verzichten, dass eine Täuschung *nur dann* vorliegt, wenn eine Person eine falsche Überzeugung bildet. Wenn auf *Kriterium (i)* der traditionellen Definition des Täuschungsbegriffs verzichtet wird, dann könnten Täuschungen bereits darin bestehen, dass bei einer anderen Person ein *falscher momentaner Eindruck* erweckt wird. Einen solchen falschen Eindruck können Therapieroboter bei demenzbetroffenen Personen durchaus erwecken. Wenn ein solcher erweiterter Überzeugungsbegriff – oder ein Täuschungsbegriff, in dem Überzeugungen nicht als Definitionskriterium vorliegen – *nicht* angenommen wird, scheint es schwierig zu sein, davon zu sprechen, dass demenzbetroffene Personen falsche Überzeugungen *aufgrund* des Einsatzes der Therapieroboter bilden und einer Täuschung unterliegen bzw. durch diese Roboter getäuscht werden.

Zweitens müssen die Verteidiger des *Täuschungs-Arguments* der Auffassung sein, dass bei dem Einsatz von Therapierobotern tatsächlich eine Täuschungsabsicht vorliegt, oder dass Täuschungen auch dann vorliegen können, wenn der Täuschende (a) gar nicht die Absicht hat, eine andere Person zu täuschen oder (b) lediglich in Kauf nimmt, dass er bei dem Getäuschten einen falschen (momentanen) Eindruck erweckt. Denn es ist fraglich, ob bzw. inwiefern der falsche Eindruck, den Menschen mit Demenz durch den Einsatz von Therapierobotern bekommen können, von Betreuungspersonen tatsächlich beabsichtigt ist. Therapieroboter werden nicht eingesetzt, *damit* bei demenzbetroffenen Personen ein solcher (falscher) Eindruck entsteht. Außerdem stellt sich die Frage, wodurch die demenzbetroffenen Personen überhaupt getäuscht werden: Schließlich müssen Betreuungspersonen von Demenzbetroffenen oftmals *gar nichts* äußern (weder verbal noch nonverbal), damit sich diese über die Beschaffenheit der Roboter und die Betreuungssituation täuschen.

Der Einsatz von Therapierobotern in der Demenzpflege kann nur dann als eine Form von Täuschung beschrieben werden, wenn man der Auffassung ist, dass (a) das Ergebnis einer Täuschung nicht darin bestehen muss, dass der Getäuschte falsche Überzeugungen bildet und (b) der Prozess einer Täuschung nicht mit einer Täuschungsabsicht einhergehen muss. Wenn der Einsatz von Therapierobotern als eine Form von Täuschung beschrieben werden soll, dann muss es für das Vorliegen einer Täuschung lediglich notwendig sein, dass eine Person in einer anderen Person einen falschen momentanen Eindruck erweckt und zwar ohne dies zu beabsichtigen.

Das in dem *Täuschungs-Argument* zugrunde gelegte Verständnis des Täuschungsbegriffs ist in einer bestimmten Hinsicht angemessen: Paradigmatische Täuschungsfälle, also solche Fälle, die von der traditionellen Definition erfasst werden, werden auch von dem im *Täuschungs-Argument* zugrunde gelegten Verständnis des Täuschungsbegriffs abgedeckt. Die notwendigen Bedingungen der traditionellen Täuschungsdefinition werden nicht ersetzt, sondern ergänzt. Insofern scheinen alle Fälle, die nach der traditionellen Definition *Täuschungs*fälle darstellen, auch nach dem Verständnis des Täuschungsbegriffs, das im *Täuschungs-Argument* vorausgesetzt wird, als Täuschungsfälle erfasst werden zu können.

Im Folgenden soll geprüft werden, ob das Verständnis des Täuschungsbegriffs, das dem *Täuschungs-Argument* zugrunde liegt, auch in einer anderen Hinsicht ein angemessenes Verständnis des Begriffs ist. Dazu werden Fallbeispiele betrachtet, die nach der traditionellen Definition des Täuschungsbegriffs *nicht* als Täuschungsfälle beschrieben werden können. Es wird geprüft, ob die Verteidiger des *Täuschungs-Arguments*, die ein anderes Verständnis des Täuschungsbegriffs voraussetzen, diese Fallbeispiele als Täuschungsfälle qualifizieren.

Ist das Kriterium, dass eine Täuschung bereits dann vorliegt, wenn eine Person in einer anderen Person einen falschen momentanen Eindruck erweckt, hinreichend, um eine Handlung als Täuschung zu qualifizieren? Ist das Verständnis des Täuschungsbegriffs angemessen, wenn *Kriterium (i)* der traditionellen Täuschungsdefinition auf diese Weise erweitert wird?

Die Verteidiger des *Täuschungs-Arguments* müssen den Überzeugungsbegriff angesichts der kognitiven Veränderungen, die mit einer Demenzerkrankung einhergehen, ausdünnen. Bei einer dementiellen Erkrankung geht die Fähigkeit, wahrheitsgemäße, längerfristige Überzeugungen zu bilden, im Krankheitsverlauf verloren. Je nach Demenzgrad ist es möglich, dass eine (etwa von einer Betreuungsperson getätigte) Aussage nach wenigen Sekunden von einer demenzbetroffenen Person vergessen wird. Oft erinnern sich demenzbetroffene Personen lediglich an den *emotionalen* Inhalt der Aussage, ohne dass sie dabei eine *kognitive* Überzeugung formen.[63]

Eine Überzeugung muss nicht notwendigerweise aus einem Reflexionsprozess über die Gründe, die für die Überzeugung sprechen, hervorgehen. Von X überzeugt zu sein, bedarf dann nicht der aktiven Reflexion über X. Wenn eine Person von X überzeugt ist, dann nimmt sie eine bestimmte Haltung gegenüber X ein: Sie meint, dass X wahr ist und sie macht sich X in einem gewissen Sinne zu eigen. Eine Überzeugung wird in der philosophischen Debatte häufig als eine propositionale Haltung beschrieben.[64] Die meisten Überzeugungen entwickeln sich in ihrer Stärke oder Festigkeit über einen längeren Zeitraum.[65] Die Überzeugungen, die demenzbetroffene Personen haben, sind häufig deutlich instabiler als die Überzeugungen einer kognitiv nicht veränderten Person.[66] Die Überzeugungen einer demenzbetroffenen Person werden von ihr oftmals innerhalb kürzester Zeit vergessen – insofern gibt es nicht die Möglichkeit, dass sich ihre Überzeugungen in ihrer Stärke oder Festigkeit entwickeln.[67]

Will man den Einsatz von Therapierobotern als eine Form von Täuschung verstehen, dann müssen Überzeugungen als etwas verstanden werden, das man – auch wenn eine solche Instabilität der Überzeugungen auftritt – immer noch haben kann. D.h.: Wenn der Einsatz von Therapierobotern als Täuschung beschrieben werden soll und man davon ausgeht, dass es eine notwendige Bedingung für Täuschungen ist, dass sie im Getäuschten falsche Überzeugungen hervorrufen, dann muss man der Auffassung sein, dass Überzeugungen keine Reflexion über die Gründe (zugunsten) der Überzeugung voraussetzen und etwas auch dann als Überzeugung gilt, wenn es nur wenige Momente andauert – ein falscher momentaner Eindruck genügt.

---

63 Vgl. Schermer 2007, 16.
64 Eine propositionale Haltung ist ein mentaler Zustand, in dem eine Person eine bestimmte Einstellung bezüglich der Proposition hat (vgl. Schwitzgebel [2006] 2015). ›A *propositional attitude*, […] is the mental state of having some attitude, stance, take, or opinion about a proposition or about the potential state of affairs in which that proposition is true […]‹ (Schwitzgebel [2006] 2015).
65 Vgl. etwa Chignell [2010] 2018.
66 An dieser Stelle ist darauf hinzuweisen, dass demenzbetroffene Personen oftmals auch Überzeugungen haben, die immer wieder – unabhängig von Gründen, die für eine Revision dieser Überzeugungen sprechen – auftauchen. Diese Art von Überzeugungen sind zwar in gewisser Weise besonders ›hartnäckig‹, sie haben aber dennoch einen instabilen Charakter. D.h.: Dieselben Überzeugungen können zwar immer wieder auftauchen, sie können sich aber ebenfalls wieder unmittelbar verflüchtigen.
67 Da sich demenzbetroffene Personen häufig selbst nicht mehr einschlägig äußern können, müssen Einschätzungen bzgl. der Überzeugungen, Wünsche oder Bedürfnisse demenzbetroffener Personen hauptsächlich extern vorgenommen werden. Oftmals kann nur darüber gemutmaßt werden, ob bzw. inwiefern demenzbetroffene Personen bestimmte Dinge aus bestimmten Gründen tun und inwiefern aus diesen Gründen Überzeugungen erwachsen.

In *Fallbeispiel 1,* in dem ich meinem Vorgesetzten sage, dass ich mich über sein Geschenk freue, obwohl dies nicht der Fall ist, rufe ich in meinem Vorgesetzten – wie oben beschrieben – vermutlich keine falsche Überzeugung hervor. Es ist aber durchaus möglich, dass mein Vorgesetzter einen falschen *Eindruck* von mir bekommt. Bspw. könnte er den Eindruck haben, dass ich eine höfliche Person bin. Dabei könnte es sein, dass ich mich in *Fallbeispiel 1* nicht (oder zumindest nicht nur) deshalb bedanke, weil ich eine höfliche Person bin, sondern, weil ich denke, dass es in diesem Kontext angebracht oder klug ist, sich zu bedanken. Nach dem Verständnis des Täuschungsbegriffs, das die Verteidiger des *Täuschungs-Arguments* voraussetzen, müsste dann in *Fallbeispiel 1* davon gesprochen werden, dass ich meinen Vorgesetzten täusche.

Das oben beschriebene Verständnis des Täuschungsbegriffs schließt Fälle ein, in denen es nicht plausibel scheint, diese als *Täuschungs*fälle zu beschreiben. Es gibt Fälle, in denen eine Person in einer anderen Person einen falschen momentanen Eindruck erweckt, *ohne* die andere Person zu täuschen oder gar täuschen zu wollen. Wenn mir meine Freundin von ihren beruflichen Problemen erzählt und ich zunächst ratlos schweige, dann könnte ich bei ihr durch mein Schweigen den falschen momentanen Eindruck erwecken, dass ich kein Interesse an ihren Problemen habe. Zwar erwecke ich in meiner Freundin einen falschen momentanen Eindruck, man würde aber nicht davon sprechen wollen, dass ich sie täusche.

Auch wenn die Kritiker des Einsatzes von Therapierobotern den Robotereinsatz bspw. als eine Form negativer Täuschung beschreiben würden, bliebe die Schwierigkeit bestehen, dass Fälle als Täuschungsfälle beschrieben werden müssten, die üblicherweise *keine* Täuschungsfälle darstellen. Wenn man Täuschungen als negative Täuschungen beschreibt, dann kann eine andere Person auch dadurch getäuscht werden, dass man sie davon abhält, zu einer wahren Überzeugung zu gelangen, oder dass man sie dazu bringt, eine wahre Überzeugung aufzugeben. Im Verlauf einer dementiellen Erkrankung verlieren die betroffenen Personen die Fähigkeit, *wahre* Überzeugungen zu formen. Wann die Fähigkeit, wahrheitsgetreue Überzeugungen zu formen, bei einem Menschen mit Demenz verloren geht, ist eine komplexe empirische und theoretische Frage – klar ist lediglich, *dass* diese Fähigkeit irgendwann verloren ist.[68] Wenn Betreuungspersonen demenzbetroffene Personen bspw. über die Beschaffenheit der Roboter aufklären würden, so wären die Demenzbetroffenen (ab einem bestimmten Demenzgrad) nicht mehr imstande, auf der Grundlage dieser Informationen, wahre Überzeugungen über die Roboter zu bilden. Selbst wenn Menschen, die mit Demenz leben, über alle relevanten Gründe (z. B. für eine mögliche Handlung) informiert werden, erwachsen aus diesen Gründen (ab

---

68 Vgl. Schermer 2007, 16.

einem bestimmten Demenzgrad) keine *kognitiven* Überzeugungen mehr – obgleich man möglicherweise von ›emotionalen *Überzeugungen*‹ sprechen könnte.[69] Im Verlauf ihrer Erkrankung erreichen demenzbetroffene Personen möglicherweise einen Zustand, in dem die Wahrheit und Falschheit einer Aussage für sie keine Bedeutung mehr haben. Wenn ein solcher Zustand erreicht ist, dann scheint es nicht mehr möglich, diese Menschen noch über Tatsachen in der Welt zu täuschen.[70]

Die Informationen, die etwa eine Betreuungsperson einer demenzbetroffenen Person – bspw. bezüglich der Beschaffenheit der Therapieroboter – gibt oder vorenthält, haben dann keinen Einfluss mehr auf ihre Haltung bezüglich der Roboter. Dennoch können demenzbetroffene Personen bis zu einem weit fortgeschrittenen Stadium ihrer Erkrankung Überzeugungen in einem anderen Sinne bilden. Menschen mit Demenz sind reich an (emotionalen) Erfahrungen – ohne dass sie diese im Einzelnen hervorrufen können – und haben häufig eine besonders hohe emotionale Sensibilität gegenüber ihren Mitmenschen. Unabhängig davon, was der *Inhalt* einer Aussage ist, können demenzbetroffene Personen emotionale Überzeugungen – etwa die Überzeugung, in Gefahr zu sein – bilden. Emotionale Überzeugungen demenzbetroffener Personen gründen sich nicht auf Informationen, die etwa Betreuungspersonen den Demenzbetroffenen geben, sondern sie entstehen durch Beobachtungen und Einschätzungen der demenzbetroffenen Personen selbst. Insofern sind emotionale Überzeugungen keine Überzeugungen im herkömmlichen Sinn, sondern können womöglich treffender als eine (momentane) emotionale Haltung z. B. gegenüber einer bestimmten Person beschrieben werden.

Festzuhalten ist, dass es eines solchen extrem weiten Überzeugungsbegriffs bedarf, wenn man den Einsatz von Therapierobotern bei Menschen mit Demenz als eine Form von Täuschung beschreiben will. Abschließend soll auf eine weitere

---

69 Die Handlungen einer demenzbetroffenen Person erscheinen kognitiv nicht veränderten Personen oftmals sinnlos, obgleich sie für die demenzbetroffene Person selbst nicht sinnlos sein müssen (vgl. Post 1995, 10). Demenzbetroffene Personen *haben* oftmals Gründe – aus diesen resultieren häufig Überzeugungen in einem schwächeren Sinne (s. o.). Zur Diskussion darüber, welche Qualität Gründe aufweisen müssen, um als solche zu gelten, siehe etwa Levin (1988). Sie diskutiert die Frage, unter welchen Bedingungen einer Person gerechtfertigt Wünsche und andere intentionale Zustände zugeschrieben werden können. Die zentrale in der Debatte vertretende Position geht davon aus, dass sie intentionalen Zustände einer Person nur dann gerechtfertigt zugeschrieben werden können, wenn sie das Verhalten der Person *rational* machen. Eine solche Rationalitätsthese findet sich etwa bei Davidson 1973, 1974, 1975, Dennett 1971, 1973, 1981a, 1981b (starke Varianten der Rationalitätsthese) und Bennett 1976, Cherniak 1981 (schwache Varianten der Rationalitätsthese).

70 ›Once patients reach a state in which concepts such as true and false, reality and illusion, or fact and fantasy do not mean anything to them anymore it becomes logically impossible to deceive them or to lie to them. Lying to someone requires a capacity of the one lied to to form and hold beliefs about what is true and what is not.‹ (Schermer 2007, 16).

Schwierigkeit eingegangen werden, die sich aus dem im *Täuschungs-Argument* implizierten Verständnis des Täuschungsbegriffs für die Anwendung auf solche Fälle ergibt, die nach der traditionellen Täuschungsdefinition keine Täuschungsfälle darstellen: Kritiker des Einsatzes von Therapierobotern meinen, dass die Roboter eine *bewusste* Täuschung sind. Wie aber verhält es sich mit der Täuschungs*absicht* derjenigen, die die Roboter einsetzen?

Betreuungspersonen schwerstdementiell veränderter Personen setzen Therapieroboter als Instrument ein – bspw. um die Kontaktaufnahme zu diesen Personen zu erleichtern. Handelt es sich bei Therapierobotern um eine Täuschung, wenn nicht – oder zumindest nicht vordergründig – beabsichtigt wird, demenzbetroffene Personen über die Betreuungssituation zu täuschen? Schließlich entsteht die Täuschung, welcher demenzbetroffene Personen aufgrund des Einsatzes von Therapierobotern möglicherweise unterliegen, insbesondere durch die mit ihrer Erkrankung einhergehende Verwirrtheit. Eine solche Form von Täuschung tritt auch in anderen Kontexten auf. Auch in anderen Kontexten können Personen zu falschen Überzeugungen gelangen, obwohl die Person, die die falsche Überzeugung verursacht hat, keine Täuschungsabsicht hatte.

Ein Fall, in dem *keine direkte* Täuschungsabsicht vorzuliegen scheint, ist etwa der Folgende: Angenommen ich trage ein Haartoupet aus Unzufriedenheit über meine Oberkopfglatze. Zwar trage ich das Toupet vermutlich auch mit der Absicht, bei anderen Personen einen falschen Eindruck zu erwecken, jedoch ist der falsche Eindruck, der bei anderen Personen dadurch entsteht, dass ich ein Toupet trage, lediglich ein ›Nebenprodukt‹ meiner Handlung. Ich nehme zwar durch das Tragen des Toupets möglicherweise *in Kauf*, dass eine andere Person einen falschen Eindruck von meinem äußeren Erscheinungsbild bekommt, aber ich habe keine direkte Täuschungsabsicht. Eine Person, die ein Haartoupet trägt, wird daher auch keinen Anlass sehen, andere Personen über die Täuschung, der sie möglicherweise unterliegen, aufzuklären. Das Tragen des Toupets und die damit einhergehende ›Verschleierung‹ der tatsächlichen Umstände ist (zumindest in den meisten Fällen) nicht auf andere Personen gerichtet.

Der Einsatz von Therapierobotern bei demenzbetroffenen Personen ist dem Tragen eines Toupets oder dem Tragen von Shapewear (vgl. *Fallbeispiel 2*) in gewisser Hinsicht ähnlich: In beiden Fällen entsteht bei anderen Personen möglicherweise ein falscher Eindruck. Im Fall eines Toupets oder im Fall von Shapewear könnten andere Personen einen falschen Eindruck bzgl. körperlicher Eigenschaften bilden. Auch im Fall von Therapierobotern kommen andere (demenzbetroffene) Personen möglicherweise zu einem falschen Eindruck bzgl. der Eigenschaften der Roboter oder der gesamten Betreuungssituation. Die falschen Eindrücke der anderen Personen sind jedoch nicht *der Grund dafür*, dass das Toupet oder die Shapewear getragen oder die Roboter eingesetzt werden.

Im Kontext der Therapieroboter haben Betreuungspersonen, die die Roboter bei Menschen mit Demenz einsetzen, (wenn überhaupt) eine *indirekte Täuschungsabsicht*. Nach dem Verständnis des Täuschungsbegriffs, das die Verteidiger des *Täuschungs-Arguments* voraussetzen, müsste Person A Person S täuschen können, *ohne* dass sie dabei eine *direkte Täuschungsabsicht* hat. D. h.: Auch wenn Person A nur eine indirekte Täuschungsabsicht hat, könnte man dann davon sprechen, dass sie Person S täuscht. Außerdem müssten auch solche Fälle als Täuschungsfälle beschrieben werden, in denen eine Handlung einer Person *gar nicht* an andere Personen adressiert ist. Angenommen ich sitze Zuhause an meinem Schreibtisch und trage mein Haartoupet. Ein Nachbar sieht mich durch das Fenster und gelangt zu einem falschen Eindruck von meinem Oberkopf. Nach dem im *Täuschungs-Argument* implizierten Verständnis des Täuschungsbegriffs müsste dieser Fall als ein Täuschungsfall beschrieben werden.

Der Täuschungsbegriff, auf den das *Täuschungs-Argument* zurückgreifen muss, um überzeugen zu können, scheint außerhalb des spezifischen Kontextes des Einsatzes von Therapierobotern wenig plausibel – viele Handlungen, die dem herkömmlichen Verständnis des Täuschungsbegriffs zufolge keine Täuschungen darstellen, wären dann als Täuschungen zu qualifizieren.

Die Prüfung der ersten Prämisse des *Täuschungs-Arguments* zeigt, dass es verschiedene Gründe dafür gibt, an der Plausibilität der Prämisse zu zweifeln. Wenn der Einsatz von Therapierobotern als Täuschung beschrieben werden soll, dann bedarf es zum einen eines nicht kognitiv aufgeladenen Überzeugungsbegriffs. Zum anderen müsste eine indirekte Täuschungsabsicht derjenigen, die die Therapieroboter einsetzen, als Intention zu täuschen gelten bzw. gar keine Täuschungsabsicht für das Vorliegen einer Täuschung notwendig sein. Das Verständnis des Täuschungsbegriffs, das im *Täuschungs-Argument* zugrunde gelegt wird, kann zwar paradigmatische Täuschungsfälle erfassen, es schließt aber auch solche Fälle ein, die nach der traditionellen Täuschungsdefinition *keine* Täuschungsfälle darstellen. Kritiker des Einsatzes von Therapierobotern meinen, dass der Robotereinsatz eine Form von Täuschung darstellt und dass er *deshalb* moralisch unzulässig ist.

Es könnte sein, dass einige das *Täuschungs-Argument* – trotz der begrifflichen Schwierigkeiten – dennoch für überzeugend halten und zwar aus folgendem Grund: Möglicherweise ist nämlich zu wenig über die kognitiven Fähigkeiten (und die kognitiven Veränderungen) demenzbetroffener Personen bekannt, um an der Plausibilität der ersten Prämisse des *Täuschungs-Arguments* zweifeln zu können. Welche kognitiven Fähigkeiten Personen, die an Demenz erkranken, verbleiben, wie sich diese Fähigkeiten zu welchen Zeitpunkten der Erkrankung verändern und welche Auswirkungen die kognitiven Veränderungen auf andere Funktionen des Gehirns haben, ist bisher in der (medizinisch-psychiatrischen) Forschung weitestgehend unklar. Im Folgenden möchte ich daher – trotz der dargestellten Zweifel an der Plausibilität der ersten Prämisse des *Täuschungs-Arguments* – annehmen, dass der Einsatz von Therapierobotern in der Betreuung von Menschen mit Demenz tatsächlich als eine ›klassische‹ Täuschung beschrieben werden kann. Ich lege im Folgenden den engen Täuschungsbegriff zugrunde und frage, was aus moralischer Perspektive gegen die Täuschung demenzbetroffener Personen spricht.

2.1.2   Ist eine Täuschung demenzbetroffener Personen moralisch unzulässig?

Können die Argumente, die üblicherweise gegen klassische Täuschungen vorgebracht werden, überzeugen, wenn es um demenzbetroffene Personen geht? Das *Täuschungs-Argument* scheitert, wenn Täuschungen nicht per se moralisch unzulässig sind. Im Folgenden möchte ich mögliche Gründe für die moralische Unzulässigkeit von klassischen Täuschungen darstellen und anschließend fragen, wie plausibel diese Gründe sind, wenn eine demenzbetroffene Person ›Opfer‹ der Täuschung ist.

Autonomie-Einwand gegen die Täuschung von Personen

Es liegt auf der Hand, dass einige der klassischen Einwände gegen die Täuschung von Personen im Fall von Demenzbetroffenen nicht einschlägig sind. Dazu gehört etwa der Autonomieeinwand, demzufolge Täuschungen (zumindest) moralisch problematisch sind, insofern eine Person, die eine andere Person bewusst täuscht, diese Person nicht angemessen achtet.[71] Der autonomiebasierte Einwand gegen Täuschungen nimmt Bezug auf eine bestimmte Fähigkeit von Personen und zwar (vereinfacht formuliert) der Fähigkeit, sich selbst zu bestimmen.[72] Die

---

71 Die moralische Achtung vor Personen wird in der Moralphilosophie (seit Kant) als Achtung vor der *Autonomie* einer Person verstanden (vgl. etwa O'Neill 1996). Das ethische Konzept von Autonomie gilt als Referenzgröße, an der sich die moralische Bewertung von Handlungen bemisst.

72 Eine Verletzung oder Einschränkung des moralischen Anspruchs auf Achtung der Autonomie einer anderen Person ist in den meisten Kontexten zumindest moralisch problematisch, wenn nicht unzulässig. Wenn ich einer anderen Person bspw. bestimmte Informationen vorenthalte oder ihr bestimmte falsche Informationen gebe, dann achte ich (zumindest auch) ihr Recht auf Autonomie nicht (angemessen). Vernünftige Wesen sind in der Lage, nach Gründen – und zwar nicht nur nach moralischen, sondern nach irgendwelchen für sie ersichtlichen Gründen – zu handeln. Wird moralische Achtung als Achtung vor der Autonomie einer Person verstanden, heißt das, dass man diese Person nach *ihren* Gründen handeln lässt (vgl. etwa Herman 1993, Schaber 2007, Schaber 2010a). Eine Person, die sich nach Gründen bestimmen kann, zu achten, heißt, sie über für sie relevante Tatsachen zu informieren, sodass sie die ›[...] Möglichkeit des Mitbestimmens, der Kontrolle ihres eigenen Schicksals [...]‹ (Schaber 2007, 430) hat. Eine Person, die bewusst eine andere Person täuscht (bspw. indem sie

moralische Achtung vor Personen fordert von mir, dass ich nicht in das Recht dieser Person, sich selbst zu bestimmen, eingreife. Was die Achtung vor der Autonomie einer Person genau verlangt bzw. was mit dem Recht auf Selbstbestimmung genau gemeint ist, ist in der philosophischen Debatte umstritten. Mir soll hier die folgende Beschreibung genügen: Wenn moralische Achtung als Achtung vor der Autonomie einer Person verstanden wird, ›[...] dann hieße, andere zu achten, sie nach Gründen handeln zu lassen und zwar durchgängig nach ihren Gründen [...]‹[73]. Wenn ich eine Person täusche, dann verhindere ich dies. Moralische Achtung – verstanden als die Achtung vor der Autonomie einer Person – meint die Achtung vor der Fähigkeit dieser Person ›[...] mitbestimmen zu können, was mit ihr geschieht [...]‹[74]. Unsere Autonomie zeigt sich in der Fähigkeit, in Beziehung zu der realen Welt zu stehen und sich zu dieser verhalten zu können. Indem wir dies tun, drücken wir uns selbst aus – wir gestalten uns und die Gegebenheiten (z. B. unsere Umgebung) um uns.[75] Wenn eine Person eine andere Person bewusst täuscht, dann bringt sie damit mangelnden Respekt vor dem Selbstbestimmungsrecht der anderen Person zum Ausdruck.[76]

Menschen mit Demenz können sich ab einer bestimmten Schwere ihrer Erkrankung nicht mehr in der hier explizierten Weise *selbst*bestimmen (indem sie bspw. ihre eigenen Ziele verfolgen). Wenn die Fähigkeit selbstbestimmt zu sein als etwas verstanden wird, das an bestimmte *kognitive* Fähigkeiten von Personen geknüpft ist (wie etwa der Fähigkeit, Überzeugungen zu bilden und sich zu diesen zu verhalten), dann können demenzbetroffene Personen nicht als (vollständig) selbstbestimmt bezeichnet werden – eine tatsächliche Verletzung des Rechts auf Selbstbestimmung erscheint nicht möglich.[77] Der *Autonomie-Einwand* kann

---

der anderen Person entsprechende Informationen vorenthält), nimmt diese Person in bestimmter Hinsicht als autonome Person nicht ernst. Sie nimmt der anderen Person die Möglichkeit, *selbst* zu handeln und Ziele zu verfolgen, die *ihre* Ziele sind (vgl. dazu auch Oshana 2003).

73 Schaber 2007, 429, Verweis auf Herman 1993, 228.

74 Schaber 2007, 430.

75 ›One of the problems with deception is that it makes it impossible for people to relate to reality and to react to it, while it is in doing so that people can both express and construct themselves – which is a form of autonomy.‹ (Schermer 2007, 16).

76 Unter dem Begriff der Autonomie möchte ich nicht nur die Fähigkeit verstehen, *Kontrolle* (z. B. über eine bestimmte Sache) auszuüben. Wenn eine Person dann autonom ist, wenn sie Kontrolle ausüben kann, dann kann durch den Robotereinsatz autonomes Handeln demenzbetroffener Personen möglicherweise gefördert werden. Durch den Robotereinsatz versetzt man diese Personen in eine Situation, in der sie Kontrolle über die Roboter ausüben können (vgl. Misselhorn, Pompe & Stapleton 2013, 128).

77 Menschen verbindet grundsätzlich, dass sie Träger inhärenter Würde sind. Sie haben daher gegenüber anderen Menschen einen moralischen Anspruch, von diesen in einer bestimmten Weise behandelt zu werden (vgl. Schaber 2004). Insofern könnte man vorschlagen, dass Menschen mit Demenz so zu achten sind, *als ob* sie bestimmte Fähigkeiten oder Eigenschaften besäßen. Dieser Vorschlag stößt meines Erachtens an Grenzen – insbesondere ist

– insofern er auf Fähigkeiten oder Eigenschaften fokussiert, die Menschen mit Demenz im Krankheitsverlauf verlieren – keine Orientierung geben, wenn es um die Frage nach der moralischen Bewertung von Täuschungen bei demenzbetroffenen Personen geht.[78]

Mit anderen Worten: Wenn das enge Verständnis des Täuschungsbegriffs vorausgesetzt wird, können Täuschungen bei (schwerst-)demenzbetroffenen Personen nicht *deshalb* moralisch problematisch sein, weil ihr Recht auf Selbstbestimmung verletzt oder eingeschränkt wird.

Täuschungen bei demenzbetroffenen Personen sind aber möglicherweise aus anderen Gründen moralisch problematisch – zwei weitere Gründe sollen im Folgenden näher betrachtet werden. Ich beginne mit dem *Instrumentalisierungs-Einwand*.

Instrumentalisierungs-Einwand gegen die Täuschung von Personen

Wenn ich eine andere Person bewusst täusche, um sie z. B. zu einer bestimmten Handlung, die von mir gewünscht ist, zu bringen, so instrumentalisiere ich sie möglicherweise in moralisch unzulässiger Weise.[79] Ist eine Täuschung demenzbetroffener Personen moralisch unzulässig, insofern sie eine Instrumentalisierung darstellt? Was kann an einer Täuschung instrumentalisierend sein und inwiefern ist sie deswegen möglicherweise unzulässig?

Ich instrumentalisiere eine (demenzbetroffene) Person, wenn ich z. B. nur dann etwas für sie tue, sofern dies meinen eigenen Interessen förderlich ist. Wenn die Interessen der demenzbetroffenen Person und meine Interessen zusammenfallen, kann dagegen womöglich nicht davon gesprochen werden, dass ich sie instrumentalisiere.[80] Nicht in allen Kontexten, in denen sich mein Umgang mit einer anderen Person an meinem Eigeninteresse bemisst, muss mein Handeln

---

unklar, wie weit er reicht. Meines Erachtens muss der moralische Achtungsanspruch bei demenzbetroffenen Menschen anders als bei kognitiv nicht veränderten Personen ausbuchstabiert werden. Es wird noch zu klären sein, wie der Geist eines solchen Achtungsanspruchs bei schwerstdemenzbetroffenen Menschen eingefangen werden kann – wenn er doch etwas sein soll, das Menschen gemeinsam ist.

78 Der Autonomiebegriff müsste anders gefasst werden, wenn auch demenzbetroffene Personen als autonom gelten sollen. Wenn diejenigen, die das *Täuschungs-Argument* verteidigen, den *Autonomie-Einwand* im Kontext des Robotereinsatzes bei demenzbetroffenen Personen fruchtbar machen wollen, so müssen sie versuchen, den Autonomiebegriff (wie er oben beschrieben wurde) auszudehnen. Ich möchte an dieser Stelle zunächst bei dem hier beschriebenen klassischen Verständnis des Autonomiebegriffs bleiben. Ein zentrales Problem, das sich ergibt – wenn man den Autonomiebegriff so auszudehnen versucht, dass er auch demenzbetroffene Personen erfasst – besteht darin, dass der Begriff dann z. B. auch Tiere erfasst, die man üblicherweise *nicht* als autonom bezeichnen würde.

79 Vgl. Korsgaard 1986.

80 Vgl. Schaber 2010a.

moralisch unzulässig sein. Mein Umgang mit einer anderen Person ist, dem Nicht-Instrumentalisierungsgebot zufolge, dann moralisch problematisch (und in den meisten Kontexten moralisch unzulässig[81]), wenn ich sie *ausschließlich* als Mittel zu meinen Zwecken betrachte. D. h.: Eine Person zu instrumentalisieren, gilt nur dann als moralisch unzulässig, wenn ich eine andere Person *bloß als Mittel* zu meinen eigenen Zwecken ›verwende‹. Wenn ich eine andere Person nach dem Weg frage, dann kann es zwar sein, dass ich sie als Mittel zu meinen Zwecken benutze, allerdings scheint daran noch nichts moralisch unzulässig zu sein. Bei einer Täuschung verberge ich die tatsächlichen Absichten meiner Handlung – eine Täuschung ist also moralisch unzulässig, insofern durch sie eine andere Person bloß als Mittel betrachtet wird. Moralisch problematisch sind Instrumentalisierungen deshalb, weil ich – wenn ich eine andere Person bloß als Mittel betrachte – eine bestimmte Haltung, die ich anderen Personen schulde, *nicht* zum Ausdruck bringe.

Der Robotereinsatz könnte – bei einem solchen Verständnis des Instrumentalisierungsbegriffs – (zumindest) moralisch problematisch sein, insofern er dazu genutzt würde, bei demenzbetroffenen Personen Verhaltensweisen oder Gefühle[82] hervorzurufen, die nicht (auch) den demenzbetroffenen Personen selbst dienen, sondern ausschließlich einem fremden, von ihnen unabhängigem Ziel förderlich ist. Mit dem Einsatz von Therapierobotern wird primär das Ziel verfolgt, die genannten positiven (Wohlergehens-)Effekte bei Menschen, die mit Demenz leben, zu erzielen. Insofern kann nicht davon gesprochen werden, dass der Robotereinsatz *ausschließlich* einem Ziel dient, das von den betroffenen Personen ›unabhängig‹ ist – demenzbetroffene Personen werden durch den Robotereinsatz nicht bloß als Mittel betrachtet.

Ich habe bisher ein spezielles Verständnis dessen, was es heißt, eine andere Person ›bloß als Mittel zu gebrauchen‹, vorausgesetzt. Dieses Verständnis ist allerdings umstritten. Eine andere Person bloß als Mittel zu gebrauchen, könnte auch bedeuten, dass die andere Person meinem Umgang mit ihr *nicht zugestimmt* hat. Mein Umgang mit ihr gilt dann (zumindest) als moralisch problematisch, wenn (a) die Person, die von mir instrumentalisiert wird, meinem Umgang mit ihr *nicht* (frei und informiert) *zustimmt* oder (b) wenn sie meinem Umgang mit ihr *nicht* (rational) *zustimmen kann.* D. h.: Bei der Frage, ob eine Person bloß als Mittel gebraucht (und in unzulässiger Weise instrumentalisiert

---

81 Es könnte moralisch erlaubt sein, andere *ausschließlich* als Mittel zu gebrauchen, wenn dies z. B. ›[…] das einzige Mittel wäre, eine menschliche Katastrophe abzuwenden […]‹ (Schaber 2010a, 21).

82 Ich benutze den Begriff ›Gefühl‹ als Oberbegriff für verschiedene Gefühlsausdrücke. Ich folge damit Hastedt (2005), der unter dem Begriff ›Gefühl‹ acht Untergruppen fasst und zwar Leidenschaften, Emotionen, Stimmungen, Empfindungen, sinnliche Wahrnehmungen, Wünsche, erkennende Gefühle und Gefühlstugenden (vgl. Hastedt 2005, 11–25).

wird) ist nicht nur die tatsächliche Zustimmung einer Person zu der Behandlung durch die instrumentalisierende Person relevant, sondern auch ihre ›rationale‹ Zustimmung. Eine Person kann einer bestimmten Behandlung dann nicht ›rational‹ zustimmen, wenn die betroffene Person keine Gründe hat, meinem Umgang mit ihr zuzustimmen.[83]

Wenn es um die tatsächliche Zustimmung von Menschen mit Demenz geht, scheint klar, dass diese (zumindest ab einer bestimmten Schwere einer Demenz-Erkrankung) nicht mehr von den betroffenen Personen selbst erteilt werden kann. Schwerstdemenzbetroffene Personen sind zustimmungsunfähig – sie können dem Robotereinsatz nicht frei und informiert zustimmen. Das bedeutet jedoch nicht notwendigerweise, dass demenzbetroffene Personen durch den Robotereinsatz instrumentalisiert werden (weil sie dem Einsatz nicht tatsächlich zustimmen) und der Robotereinsatz deshalb moralisch unzulässig ist. Es ist – angesichts der positiven Effekte, die der Robotereinsatz bei Menschen, die mit Demenz leben, haben kann – durchaus denkbar, dass demenzbetroffene Personen Gründe *hätten* – sofern sie diese bilden und sich zu ihnen verhalten *könnten* – dem Robotereinsatz zuzustimmen.

Zumindest bei den hier vorgestellten Interpretationen des Instrumentalisierungsbegriffs werden durch den Robotereinsatz demenzbetroffene Personen nicht in unzulässiger Weise instrumentalisiert. Wenn das enge Verständnis des Täuschungsbegriffs zugrunde gelegt wird, dann kann eine Täuschung demenzbetroffener Personen also nicht *deshalb* moralisch unzulässig sein, weil diese Personen instrumentalisiert werden. Im Folgenden möchte ich einen weiteren Grund dafür, warum Täuschungen per se moralisch unzulässig sein könnten, betrachten und prüfen, inwiefern er bei Menschen mit Demenz überzeugen kann.

Aufrichtigkeits-Einwand gegen die Täuschung von Personen

Mit Blick auf die allgemeine Debatte um bewusste Täuschungen ist auffällig, dass sich Personen, die sich empören, nachdem sie eine Täuschung aufgedeckt haben, deren ›Opfer‹ sie waren, häufig *nicht* primär darüber empören, dass sie in ihrem Recht auf Achtung ihrer Autonomie verletzt bzw. eingeschränkt oder in unzulässiger Weise instrumentalisiert wurden. Vielmehr empören sie sich oftmals darüber, dass ihr *Vertrauen* missbraucht wurde. Ich nenne diesen Einwand im Folgenden den *Aufrichtigkeits-Einwand*. Wenn eine Person gegenüber einer

---

83 Vgl. Schaber 2010a, 26–34. Solche Gründe kann sie etwa dann nicht haben, wenn sie einem Umgang (durch eine andere Person) zustimmt, der Ansprüche, die aus der Würde des Menschen resultieren, verletzt. So könnte eine Person bspw. nicht (rational) zustimmen, von einer anderen Person gefoltert zu werden (vgl. Schaber 2010a).

anderen Person etwas äußert, so geht damit der Anspruch auf Wahrhaftigkeit ihrer Äußerung einher. Die Person, die die Äußerung trifft, lädt die andere Person dazu ein, ihren Aussagen zu vertrauen – ohne dieses Vertrauen wäre es nicht möglich, Aussagen anderer Personen überhaupt zu verstehen. Diesem vertrauensbasierten Einwand gegen Täuschungen zufolge spielt es bei der moralischen Bewertung einer Täuschung keine Rolle, ob sie entdeckt wird (d. h. ob sie von der Person, die getäuscht werden soll, als Täuschung*versuch* erkannt wird). Täuschungen sind, dem *Aufrichtigkeits-Einwand* zufolge, deshalb moralisch unzulässig, weil durch sie das Vertrauen in die Aufrichtigkeit des Gegenübers missbraucht wird – der infolge der Aufdeckung der Täuschung möglicherweise eintretende Beziehungsschaden spielt dabei zunächst keine Rolle.

Während der *Autonomie-Einwand* voraussetzt, dass die getäuschte Person eine autonome Person ist, und der *Instrumentalisierungs-Einwand* voraussetzt, dass die getäuschte Person als bloßes Mittel zu fremden, von ihr unabhängigen Zwecken gebraucht wird, setzt dieser Einwand gegen bewusste Täuschungen voraus, dass die getäuschte Person der täuschenden Person vertraut. Ein Merkmal einer Demenzerkrankung ist es allerdings gerade, dass betroffene Personen häufig ein ausgeprägtes *Misstrauen* gegenüber anderen (auch ihnen nahestehenden) Personen zeigen.[84] Genauso haben demenzbetroffene Personen nicht (mehr) die Erwartung, dass die Aussagen ihres Gegenübers wahrheitsgemäß sind. Wenn eine demenzbetroffene Person nicht darauf vertraut, dass meine Aussagen wahrheitsgemäß sind, dann kann ich ihr Vertrauen in meine Aussagen auch nicht durch nicht wahrheitsgemäße Aussagen missbrauchen. Eine Täuschung demenzbetroffener Personen kann also nicht deshalb moralisch unzulässig sein, weil das Vertrauen dieser Personen in ihr Gegenüber missbraucht wird.

Es ist festzuhalten, dass die drei Standardeinwände, die gegen klassische Täuschungen vorgebracht werden, nicht überzeugen können, wenn es um Täuschungen bei demenzbetroffenen Personen geht. Selbst wenn die erste Prämisse des *Täuschungs-Arguments* manche überzeugen mag, so scheitert die zweite Prämisse des Arguments – Täuschungen sind nicht per se moralisch unzulässig. Die Gründe, die uns üblicherweise davon überzeugt sein lassen, dass Täuschungen (zumindest) moralisch problematisch sind, verlieren ihre Überzeugungskraft, wenn der Adressat der Täuschung eine demenzbetroffene Person ist.

Wie plausibel ist nun die zweite Prämisse des *Täuschungs-Arguments*, wenn man die Zweifel an der Plausibilität der ersten Prämisse des Arguments für überzeugend hält (und man das weite Verständnis des Täuschungsbegriffs zu-

---

84 Menschen mit Demenz können ihre Gefühle gewissermaßen nicht mehr selbst ›kontrollieren‹. Gefühle wie bspw. Misstrauen können vor anderen Personen nicht zurückgehalten oder verborgen werden – sie zeigen sich unmittelbar.

grunde legt)? Ist eine Täuschung demenzbetroffener Personen moralisch unzulässig, wenn man Täuschungen als etwas versteht, für das es weder notwendig
ist, (a) dass in einer anderen Person eine falsche Überzeugung hervorgerufen
wird noch (b) dass der Täuschende eine Täuschungsabsicht hat?

Wenn der Täuschungsbegriff auf diese Weise abgeschwächt wird, dann
scheint es anderer Gründe zu bedürfen, um Täuschungen als moralisch unzulässig zu beschreiben. Wenn ich meine Shapewear beim Joggen trage, dann ist es
zwar möglich, dass ich durch die Shapewear etwas von meinem Körper verberge,
nur scheint es so, als ob an dieser Form von Täuschung nichts moralisch unzulässig ist. Andere Personen könnten – dadurch, dass ich die Shapewear trage –
zu einem falschen Eindruck bzgl. meines äußeren Erscheinungsbildes kommen.
Dieser falsche Eindruck kann mir allerdings – obwohl ich ihn erwecke – gewissermaßen nicht ›zugeschrieben‹ werden – ich beabsichtige nicht, dass Personen,
die mich beim Joggen sehen, zu diesem Eindruck kommen. Genauso habe ich
nicht moralisch unzulässig gehandelt, wenn ich ein Haartoupet trage und mein
Nachbar zu einem falschen Eindruck bzgl. meines Oberkopfes gelangt. Wenn das
weite Verständnis des Täuschungsbegriffs zugrunde gelegt wird, dann beabsichtige ich nicht, einen falschen Eindruck bzgl. meines Oberkopfes oder meiner
Statur in einer anderen Person hervorzurufen – solche ›Täuschungen‹ sind
moralisch unproblematisch. Das *Täuschungs-Argument* kann nicht überzeugen,
insofern der Robotereinsatz eine *solche* Täuschung darstellt und insofern er
deshalb für moralisch unzulässig gehalten wird.

Es bleibt zu prüfen, ob es andere Gründe dafür gibt, den Einsatz von Therapierobotern als moralisch unzulässig zu bewerten. Im Folgenden möchte ich
zunächst ein weiteres Argument, das in der öffentlichen und fachwissenschaftlichen Diskussion gegen den Einsatz von Therapierobotern vorgebracht wird,
näher betrachten.

2.2   Entwürdigungs-Argument

>*Ja, so ist's brav. Gut machst du das.*‹[85]

Dem *Täuschungs-Argument* liegt ein Verständnis von Würde zugrunde, wonach
Würde als Respekt vor der Autonomie von Personen aufgefasst wird. Der Ge-
danke an die Würde von Personen spielt in der Diskussion um den Einsatz von
Therapierobotern in der Demenzpflege aber auch an anderer Stelle eine Rolle.
Kritiker des Robotereinsatzes bringen diesbezüglich ein gesondertes Argument
gegen den Einsatz von Therapierobotern vor, das ich als *Entwürdigungs-Argu-*

---

85 Trescher 2013, 139 (Hervorhebungen Trescher).

ment bezeichne.[86] Nach diesem Argument ist der Einsatz von Therapierobotern bei demenzbetroffenen Personen *entwürdigend*, weil diese dadurch infantilisiert oder ›degradiert‹ werden, d.h. in einer Weise behandelt, die ihren Fähigkeiten bzw. ihrem (moralischen) Status nicht entspricht und sie als Person nicht ›angemessen‹ wahrnimmt, sondern auf bestimmte Weise herabsetzt.[87]

Das *Entwürdigungs-Argument* lässt sich (vereinfacht) wie folgt darstellen:

(P1): Der Einsatz von Therapierobotern bei demenzbetroffenen Personen stellt eine Entwürdigung dieser Personen dar, weil sie infantilisiert werden.

(P2): Eine Entwürdigung demenzbetroffener Personen ist moralisch unzulässig.

(K): Der Einsatz von Therapierobotern bei demenzbetroffenen Personen ist moralisch unzulässig.

Im Folgenden möchte ich mich auf eine Prüfung der ersten Prämisse des *Entwürdigungs-Arguments* konzentrieren. Ich beschränke mich auf eine Prüfung der ersten Prämisse, da das *Entwürdigungs-Argument* zum einen in der obigen Form (formal) gültig ist und zum anderen die zweite Prämisse des Arguments – die Annahme, dass eine Entwürdigung demenzbetroffener Personen moralisch unzulässig ist – nicht bestritten werden kann (wenngleich die Bedeutung und Reichweite des Begriffs der Würde nicht nur in der philosophischen Debatte unklar ist). Es ist also im Folgenden zu fragen, ob der Robotereinsatz bei Menschen mit Demenz entwürdigend ist, weil er eine Infantilisierung dieser Personen darstellt. Inwiefern ist eine Infantilisierung einer anderen (demenzbetroffenen) Person entwürdigend und welche Eigenschaft verschiedener Ausdrucksformen von Infantilisierungen macht diese moralisch unzulässig (insofern es eine solche Eigenschaft gibt)?

Wenn eine Person mit einer anderen Person in einer Weise umgeht, die diese Person entwürdigt, dann macht dies nicht nur etwas mit der *Person, die entwürdigt wird*, sondern auch mit der *Person, die entwürdigt*. Personen, die durch eine bestimmte (Be-)Handlung einer anderen Person *entwürdigt werden*, befinden sich in einer Situation, in der sie sich selbst nicht achten können. Im Folgenden möchte ich die Idee der Selbstachtung, auf die der Vorwurf der Infantilisierung durch Therapieroboter verweist, freilegen und fragen, inwiefern sie im gegebenen Kontext einschlägig ist und ethisch maßgeblich sein kann. Bisher ist zu wenig über die Selbsterfahrung von (schwerst-)demenzbetroffenen Personen bekannt, um eine Einschätzung vornehmen zu können, inwiefern diese

---

86 ›Related to deception is the concern that encouraging elderly people to interact with robot toys has the effect of infantilising them. Similar points have been made in the context of doll therapy for dementia patients.‹ (Sharkey & Sharkey 2012b, 35). Vgl. etwa Sharkey & Sharkey 2011, 2012a, Wu, Fassert & Rigaud 2012.

87 Vgl. von Stösser 2011: ›[…]: ein alter Mensch, der sich mit einem Hund beschäftigt, gibt ein normaleres (würdigeres) Bild ab als alte Menschen, die mit Stofftieren spielen.‹ (von Stösser 2011, 104).

eine Haltung der Achtung oder Missachtung gegenüber der *eigenen* Person einnehmen, sich schämen oder peinlich berührt sein können. Es deutet einiges darauf hin, dass (zumindest in einem stark fortgeschrittenen Stadium der Erkrankung) entsprechende Formen des evaluativen Selbstbezugs durch die Erkrankung stark beeinträchtigt sind. Menschen, die mit Demenz leben, scheinen aber dennoch hochsensibel für zwischenmenschliche Beziehungen und den Umgang anderer mit ihnen zu sein. Dies lässt (zumindest) vermuten, dass demenzbetroffene Personen bestimmte Verhaltensweisen durchaus als eine Form von Missachtung durch *andere* erleben können. Es ist dieses Problem, auf das das *Entwürdigungs-Argument* Bezug nimmt. Eine Person, die eine andere Person *entwürdigt*, bringt mit ihrem Umgang (gegenüber der anderen Person) eine bestimmte, moralisch fragwürdige Haltung zum Ausdruck. Auch wenn eine demenzbetroffene Person einen bestimmten (entwürdigenden) Umgang nicht als solchen wahrnehmen sollte, so scheint dieser Umgang moralisch falsch. Selbst wenn die Fähigkeit zu einem evaluativen Selbstbezug unter den Bedingungen einer Demenzerkrankung stark beeinträchtigt ist, setzt dieser Umstand das Argument gleichwohl nicht außer Kraft, insofern es erstens kontrafaktisch gewendet werden kann – ›könnte die Person sich entsprechend wahrnehmen, würde sie sich schämen‹ – und zudem auf die Perspektive Dritter verweist. Ein bestimmter (entwürdigender) Umgang mit einer demenzbetroffenen Person ist moralisch falsch und zwar unabhängig davon, was dieser Umgang mit der Person macht. Auch in anderen Kontexten sind nicht ausschließlich die ›Effekte‹, die ein bestimmter Umgang mit einer anderen Person *auf diese Person* hat, moralisch relevant. So ist es möglich, dass mein Umgang mit einer anderen Person gar keine Effekte auf *diese* Person hat. Dies ist bspw. dann der Fall, wenn ich in Abwesenheit von meinem Partner herablassend über ihn spreche – dennoch scheint mein Verhalten zumindest moralisch problematisch. Das herablassende Sprechen über meinen Partner kann Effekte auf Dritte haben, die auch moralische Relevanz haben. Wenn es um den Einsatz von Therapierobotern bei Menschen mit Demenz geht, so kann in der Pflegepraxis allgemein beobachtet werden, dass etwa Ehepartner von Demenzerkrankten sich stellvertretend schämen, wenn sie ihren Angehörigen mit Puppen oder einem Therapieroboter ›spielen‹ sehen. Es ist zu fragen, ob bzw. inwiefern solche *stellvertretenden Reaktionen* ggf. moralisch relevant sind.

Ich prüfe die erste Prämisse des *Entwürdigungs-Arguments* wie folgt: Zunächst kläre ich, welches Verständnis von Infantilisierung der Prämisse zugrunde liegt – ich betrachte verschiedene Vorschläge dazu, was es heißen könnte, eine andere Person zu infantilisieren und prüfe anschließend, ob das jeweilige Verständnis auch bei *demenzbetroffenen* Personen einschlägig sein kann. Nur wenn das vorgeschlagene Verständnis von Infantilisierung (auch) bei demenzbetroffenen Personen plausibel ist, stellt der Robotereinsatz möglicherweise eine

Entwürdigung dieser Personen dar. Es ist also zu prüfen, welches Verständnis von Infantilisierung der Prämisse zugrunde liegen muss, damit diese überzeugen kann.

Im Folgenden wird zunächst darauf eingegangen, welche Personen(-gruppen) überhaupt infantilisiert werden *können*. Dabei soll verdeutlicht werden, dass – zumindest unserem Alltagsverständnis zufolge – Menschen mit Demenz (anders als (Kleinst-)Kinder) durchaus ›Opfer‹ von Infantilisierungen sein können. Der Robotereinsatz könnte prinzipiell mit einer Infantilisierung demenzbetroffener Personen einhergehen.

Ob ein bestimmter Umgang mit demenzbetroffenen Personen eine (entwürdigende) Infantilisierung dieser Personen darstellt, hängt von bestimmten Bedingungen ab, auf die noch einzugehen sein wird. Diese haben, wie sich zeigen wird, damit zu tun, ob die infantilisierende Person ihren eigenen *normativen Status* anders bewertet als den der demenzbetroffenen Person und ob die Infantilisierung in einem *öffentlichen Raum* stattfindet, sodass Dritte Zeugen der Infantilisierung sind.

Was kann es heißen, eine andere (demenzbetroffene) Person zu infantilisieren und welcher Infantilisierungsbegriff muss dem *Entwürdigungs-Argument* zugrunde liegen, damit es überzeugen kann?

Nach unserem Alltagsverständnis bezeichnen wir einen bestimmten Umgang mit einer anderen Person als Infantilisierung. Eine andere Person wird infantilisiert, wenn sie ›*wie ein Kind*‹ behandelt wird, obwohl sie kein Kind ist. Inwiefern könnte der Einsatz von Therapierobotern in der Demenzpflege eine Ausdrucksweise von Infantilisierung darstellen? Ich möchte dazu das folgende *Fallbeispiel* betrachten und fragen, welche Aspekte der Situation, die im *Fallbeispiel* geschildert wird, etwas mit Infantilisierung zu tun haben.

Fallbeispiel 5
Ich besuche meine schwerstdemenzbetroffene Tante im Pflegeheim. Sie sitzt im Aufenthaltsraum des Heims und spielt mit einem Therapieroboter. Neben mir sind weitere Angehörige (von anderen Bewohnern) im Aufenthaltsraum. Ich möchte, dass meine Tante den Roboter weglegt und will damit verhindern, dass andere Personen sie in dieser Situation sehen.

Inwiefern könnte meine schwerstdementiell veränderte Tante in *Fallbeispiel 5* wie ein Kind behandelt werden? Das Spielen mit einem Therapieroboter erinnert an das Spielen mit einem Kuscheltier – typischerweise spielen Kinder mit Kuscheltieren. Bei Therapierobotern handelt es sich um Computertiere, die eingesetzt werden, um bei demenzbetroffenen Personen bestimmte Gefühle hervorzurufen. Therapieroboter ähneln damit nicht nur in ihrer äußeren Gestalt einem Kuscheltier, sondern sie haben auch eine ähnliche ›Funktion‹. Ähnlich wie Kuscheltiere Kinder trösten, beruhigen, erfreuen usw., sollen Therapieroboter diese

Funktion bei Menschen mit Demenz übernehmen. Mit dem Einsatz von Therapierobotern in der Demenzpflege kann eine bestimmte Haltung der Betreuungspersonen einhergehen, die der Haltung, mit der man üblicherweise Kindern begegnet, ähnelt.

Demenzbetroffene Personen werden also durch den Robotereinsatz in eine Situation versetzt, die mit der Situation, in der ein Kind mit einem Kuscheltier spielt, in gewisser Hinsicht vergleichbar ist.[88] Man könnte durchaus den Eindruck haben, dass eine demenzbetroffene Person durch den Robotereinsatz wie ein Kind behandelt wird. Dieser Umstand ist aber nicht spezifisch für den Robotereinsatz. Auch bei anderen Pflege- bzw. Betreuungsleistungen (bspw. zur Körperpflege) kann bei anderen beobachtenden Personen der Eindruck entstehen, dass eine demenzbetroffene Person durch einen bestimmten Umgang mit ihr wie ein Kind behandelt wird. Menschen mit Demenz werden in verschiedenen Betreuungskontexten in eine Situation versetzt, in der andere beobachtende Personen den Eindruck haben können, dass die demenzbetroffenen Personen wie Kinder behandelt werden. Inwiefern unterscheiden sich solche ›klassischen‹ Betreuungskontexte von dem Robotereinsatz? Zwar könnte in beiden Fällen der Eindruck entstehen, dass demenzbetroffene Personen wie Kinder behandelt werden, möglicherweise verleitet der Robotereinsatz aber in besonderer Weise andere Personen dazu, anzunehmen, dass diese Personen auch wie Kinder zu behandeln sind. D.h.: Dritte, die Zeugen des Robotereinsatzes bei einer demenzbetroffenen Person werden, könnten zu dem Eindruck verleitet werden, dass mit einer demenzbetroffenen Person *wie mit einem Kind umzugehen ist* – sie beobachten, dass eine erwachsene Person mit einer Art Kuscheltier spielt und dass Betreuungspersonen beabsichtigen, mit einem Computertier Einfluss auf ihre Gefühle zu nehmen. Der Eindruck, dass meine Tante in *Fallbeispiel 5* infantilisiert wird, liegt in gewisser Weise nahe – wenngleich unklar ist, was Infantilisierungen genau sind und warum (wenn überhaupt) sie entwürdigend sein sollen.[89]

Nach unserem Alltagsverständnis scheint zunächst klar, dass es (zumindest) eine bestimmte Personengruppe gibt, nämlich die Gruppe der (Klein-)Kinder,

---

88 Meines Erachtens ist der Robotereinsatz der Situation, in der ein Kind mit einem Stofftier spielt, *in gewisser Hinsicht* ähnlich. Damit ist nicht gemeint, dass es keine Unterschiede zwischen dem Einsatz eines Therapieroboters bei demenzbetroffenen Personen und dem Gebrauch eines Stofftieres bei Kindern gibt. So werden Stofftiere bei Kindern bspw. deshalb eingesetzt, um deren Kreativität anzuregen – bei Menschen mit Demenz ist das sicherlich anders.

89 In unserer Alltagssprache verwenden wir den Infantilisierungsbegriff, um ein moralisch fragwürdiges Verhalten zu beschreiben – der Begriff ist bereits normativ aufgeladen. Ich komme an anderer Stelle darauf zurück, ob (tatsächlich) *alle* Ausdrucksweisen von Infantilisierungen moralisch problematisch sind bzw. unter welchen Bedingungen sie moralisch problematisch sein können.

die *nicht* infantilisiert werden kann – sie werden wie Kinder behandelt, *weil sie Kinder sind*. Wenn ich einem (Klein-)Kind gegenüber z. B. eine stark vereinfachte Sprache verwende, so würden wir nicht davon sprechen, dass ich es infantilisiere. Genauso könnte ich mein (Klein-)Kind für bestimmte Handlungsweisen loben, die wir üblicherweise nicht loben würden – wenn das (Klein-)Kind z. B. sein Getränk trinkt und ich dies mit ›Gut machst du das [...]‹[90] kommentiere, würde mein Verhalten ebenfalls nicht als Infantilisierung gelten.[91] Andere, die meinen Umgang mit dem (Klein-)Kind beobachten, würden womöglich davon sprechen, dass ich es in bestimmter Hinsicht ›angemessen‹ behandle. Dagegen wäre bspw. mein (erwachsener) kognitiv nicht veränderter Sohn zu Recht (zumindest) irritiert, wenn ich eine solche stark vereinfachte Sprache mit ihm spreche oder ihn für bestimmte Verhaltensweisen lobe, die selbstverständlich oder in bestimmter Hinsicht nicht relevant (für eine bestimmte Person oder Sache) sind.

In *Fallbeispiel 5* möchte ich meine demenzbetroffene Tante in gewisser Weise vor den Blicken anderer Personen schützen. Ich könnte befürchten, dass Dritte ihr nicht angemessen begegnen. Es wird noch zu klären sein, was es genau bedeuten könnte, einer demenzbetroffenen Person ›angemessen‹ zu begegnen. Bevor ich auf diese Frage zurückkomme, möchte ich im Folgenden verschiedene Vorschläge dazu, was man unter einer Infantilisierung verstehen könnte, betrachten und fragen, ob das jeweilige Verständnis auch bei *demenzbetroffenen* Personen einschlägig sein kann. Es ist zu klären, was es heißt, eine andere (demenzbetroffene) Person ›wie ein Kind‹ zu behandeln und welches Verständnis von Infantilisierung dem *Entwürdigungs-Argument* zugrunde liegen muss, damit es überzeugen kann.

Im Folgenden möchte ich zwei unterschiedliche Vorschläge dazu betrachten, was es heißen könnte, eine andere (demenzbetroffene) Person zu infantilisieren. Zu jedem der Vorschläge (für ein angemessenes Verständnis des Infantilisierungsbegriffs) nehme ich Bezug auf ein Fallbeispiel. Nach *Vorschlag (1)* wird eine Person durch einen bestimmten Umgang mit ihr infantilisiert, wenn ihre Fähigkeiten oder Eigenschaften unterschätzt oder missachtet werden. *Vorschlag (2)* zufolge wird eine Person durch eine andere Person infantilisiert, wenn diese ihre moralischen Rechte missachtet. Wie sich zeigen wird, kann das *Entwürdigungs-Argument* bei beiden Vorschlägen (für einen unangemessenen Umgang mit einer demenzbetroffenen Person) nicht überzeugen. Menschen mit Demenz verlieren

---

90 Trescher 2013, 139.
91 Diese Art mit meinem (Klein-)Kind zu sprechen, wird als ›baby talk‹ bezeichnet. Der Begriff ›baby talk‹ ist ein etablierter Begriff in der Kindersprachenforschung – er bezeichnet eine bestimmte Verwendung der Sprache (die bspw. durch syntaktische Einfachheit gekennzeichnet ist) gegenüber Kleinkindern und Säuglingen. Wenn es um ›baby talk‹ bei bspw. betagten Personen geht, dann spricht man von ›secondary baby talk‹ (vgl. etwa Caporael, Lukaszewski & Culbertson 1983, Sachweh 1998, Thimm 2000).

bestimmte Fähigkeiten oder Eigenschaften im Verlauf ihrer Erkrankung, sodass ein bestimmter Umgang, durch den sie wie ein Kind behandelt werden, durchaus angemessen sein *kann*. Bestimmte andere – insbesondere emotionale – Fähigkeiten bleiben demenzbetroffenen Personen hingegen bis zu einem stark fortgeschrittenen Stadium ihrer Erkrankung erhalten. *Vorschlag (1)* kann nicht überzeugen, weil der Robotereinsatz – wenngleich er diesem Vorschlag zufolge eine Infantilisierung demenzbetroffener Personen darstellen mag – nicht (notwendig) eine Entwürdigung dieser Personen bedeutet. Anders als bei *Vorschlag (1)* kann der Robotereinsatz nach *Vorschlag (2)* eine Entwürdigung demenzbetroffener Personen darstellen: Wenn Menschen mit Demenz so behandelt werden, als hätten sie nicht den gleichen normativen Status, dann werden diese Personen – durch die Missachtung ihrer moralischen Rechte – entwürdigt. *Vorschlag (2)* kann aber dennoch nicht überzeugen: Der Robotereinsatz stellt nach diesem Vorschlag nicht zwangsläufig eine Infantilisierung demenzbetroffener Personen dar. D.h.: Der Einsatz von Therapierobotern ist nicht entwürdigend, *weil* demenzbetroffene Personen durch ihn infantilisiert werden. *Vorschlag (1)* und *Vorschlag (2)* werden im Folgenden getrennt voneinander betrachtet.

2.2.1 Infantilisierung als Missachtung von Fähigkeiten

Möglicherweise wird eine Person durch eine andere Person in unzulässiger Weise infantilisiert, wenn ihre Fähigkeiten oder Eigenschaften auf bestimmte Weise von der anderen Person unterschätzt oder missachtet werden. Ist *Vorschlag (1)* für das Vorliegen einer Infantilisierung überzeugend und sind Infantilisierungen entwürdigend, weil bestimmte Fähigkeiten oder Eigenschaften einer anderen Person unterschätzt oder missachtet werden? Können (Klein-)Kinder (dem Begriff nach) *nicht* infantilisiert werden, weil ihre Fähigkeiten oder Eigenschaften durch einen bestimmten Umgang mit ihnen nicht unterschätzt oder missachtet werden (können)?

Bestimmte Verhaltensweisen gegenüber (Klein-)Kindern stellen nach diesem Vorschlag keine Infantilisierungen dar, da durch diese Verhaltensweisen nicht ihre Fähigkeiten oder Eigenschaften unterschätzt oder missachtet werden. Vielmehr können bestimmte Verhaltensweisen (wie bspw. die Verwendung einer stark vereinfachten Sprache) als ein angemessener Umgang mit den Fähigkeiten oder Eigenschaften von (Klein-)Kindern beschrieben werden. Wenn man ein solches Verständnis von Infantilisierung annimmt, stellt sich die Frage, ob *demenzbetroffene* Personen überhaupt infantilisiert werden können – sie können nur dann infantilisiert werden, wenn sich ihre Fähigkeiten oder Eigenschaften von den Fähigkeiten oder Eigenschaften von Kindern in relevanter Hinsicht unterscheiden. Inwiefern (wenn überhaupt) unterscheiden sich ihre Fähigkeiten oder Eigenschaften und welche Fähigkeiten oder Eigenschaften sind die *relevanten?*

Dass sich die Fähigkeiten oder Eigenschaften von Kindern und Menschen mit Demenz auf bestimmte Weise unterscheiden, scheinen auch diejenigen, die das *Entwürdigungs-Argument* vorbringen, nicht zu bestreiten.[92] Demenzbetroffene Personen haben Fähigkeiten oder Eigenschaften, die denen von bspw. (Klein-) Kindern nicht so ähnlich sind, dass sie (genau wie (Klein-)Kinder) nicht infantilisiert werden *können* – zumindest könnten sie Fähigkeiten oder Eigenschaften haben, die durch einen bestimmten Umgang unterschätzt oder missachtet werden. Im Folgenden möchte ich beispielhaft auf einige Fähigkeiten eingehen, die sich bei (Kleinst-)Kindern und demenzbetroffenen Personen unterscheiden.

Wie bereits beschrieben, zeigt sich bei Menschen, die mit Demenz leben, im Verlauf ihrer Erkrankung eine Veränderung der kognitiven, emotionalen und sozialen Fähigkeiten. Während jedoch gedächtnisbezogene und kognitive Leistungen demenzbetroffener Personen abnehmen, haben diese Personen oftmals einen besonders geschärften ›Sinn‹ für ihr Gegenüber – sie sind hochsensibel für zwischenmenschliche Beziehungen und können bestimmte Verhaltensweisen (bis zu einem stark fortgeschrittenen Stadium ihrer Erkrankung) als Missachtung durch andere erleben.[93] Anders als demenzbetroffene Personen haben (Klein-)Kinder nicht einen solchen ›Sinn‹ z. B. für einen unangemessenen Umgang ihnen gegenüber – sie erleben Verhaltensweisen, die klarerweise als Missachtung einzuordnen sind, (zumindest oftmals) nicht als solche.[94]

Menschen mit Demenz haben also durchaus Fähigkeiten oder Eigenschaften, die sich von denen der (Kleinst-)Kinder unterscheiden – möglicherweise liegt der entscheidende Unterschied nicht in den kognitiven, sondern vielmehr in den emotionalen Fähigkeiten und der Wahrnehmung zwischenmenschlicher Beziehungen. Trotz der kognitiven Veränderungen, die mit einer Demenzerkrankung

---

92 In der entsprechenden Debatte um das Phänomen der Demenz wird oftmals darauf hingewiesen, dass demenzbetroffene Personen keine zweite Kindheit durchleben und sich der Umgang mit demenzbetroffenen Personen nicht an unserem Umgang mit Kindern orientieren darf: ›[...] critics such as Cayton (2006) suggest that doll therapy is predicated on the idea that those with dementia are going through a second childhood, and that this notion is dispiriting and encourages a rigid authoritarian, deficit-based approach to care. Kitwood (1997) describes a malignant way of caring for those with dementia that leads to disempowerment, disparagement and infantilisation. The same could be said of the use of robot toys – which in some cases [...] are dolls with the addition of sensors and movement capabilities.‹ (Sharkey & Sharkey, 2012b, 35, Verweis auf Cayton 2006 und Kitwood 1997a).
93 Vgl. Deutscher Ethikrat 2012, 23 f., Kitwood [1997] 2013.
94 Demenzbetroffene Personen haben eine Lebensgeschichte, die durch Erfahrungen mit anderen Menschen geprägt ist. Dass (Klein-)Kindern dieses besondere Gespür für ihr Gegenüber fehlt, könnte etwas mit der noch nicht vorhandenen Lebensgeschichte und den fehlenden Erfahrungen mit anderen Menschen zu tun haben.

einhergehen, scheinen demenzbetroffene Personen auch in einem fortgeschrittenen Stadium ihrer Erkrankung – wie bereits erwähnt – fähig, soziale Situationen wahrzunehmen und differenziert auf diese zu reagieren.[95] Demenzbetroffene Personen haben bspw. die Erfahrung gemacht, dass (Klein-)Kinder Lob für bestimmte Handlungsweisen, die üblicherweise nicht gelobt werden, erhalten. Das Gespür dafür, wie soziale Interaktionen funktionieren und welche Verhaltensweisen in bestimmter Weise als ›angemessen‹ gelten, bleibt auch (schwerst-)demenzbetroffenen Personen meistenteils erhalten.

Zur weiteren Diskussion von *Vorschlag (1)* für das Vorliegen einer Infantilisierung möchte ich das folgende Fallbeispiel betrachten:

Fallbeispiel 6
Eine Betreuerin besucht eine demenzbetroffene Frau. Sie sagt zu ihr: ›Du musst mehr essen, du hast doch Hunger.‹

In *Fallbeispiel 6* fordert die Betreuungsperson einer demenzbetroffenen Person diese zu einem bestimmten Verhalten auf – sie nimmt eine bestimmte Haltung ihr gegenüber ein, die vergleichbar ist mit der Haltung, die man in bestimmten Situationen gegenüber (Klein-)Kindern einnimmt – (Klein-)Kinder könnten auf ähnliche Weise zu einer bestimmten Handlung aufgefordert werden. In *Fallbeispiel 6* liegt der Eindruck nahe, dass eine demenzbetroffene Person wie ein Kind behandelt wird. Ein solcher Umgang ist nach *Vorschlag (1)* aber nur dann *entwürdigend*, wenn Fähigkeiten oder Eigenschaften einer demenzbetroffenen Person durch diesen Umgang unterschätzt oder missachtet werden. Die demenzbetroffene Person aus *Fallbeispiel 6* wird durch den Umgang der Betreuerin mit ihr zwar in gewisser Weise wie ein Kind behandelt, sie wird aber nicht notwendigerweise entwürdigt. Möglicherweise ist die Person aus dem Fallbeispiel *schwerst*demenzbetroffen, sodass sie zu bestimmten Fähigkeiten nicht mehr imstande ist. Wenn dies der Fall ist, dann kann der Umgang der Betreuerin mit ihr durchaus angemessen sein. Wenn ich meine demenzbetroffene Tante mit einem Roboter besuche und ihr ihn zum ›spielen‹ mitbringe, dann kann dies durchaus als eine Infantilisierung meiner Tante gelten – ich behandle sie wie ein Kind. Damit geht aber nicht notwendig eine Entwürdigung meiner Tante einher – möglicherweise ist meine Tante schwerstdementiell verändert, sodass ich ihre Fähigkeiten nicht unterschätze oder missachte, wenn ich sie mit einem Therapieroboter besuche.

Die erste Prämisse des *Entwürdigungs-Arguments* kann nicht überzeugen, wenn *Vorschlag (1)* für einen unangemessenen Umgang zugrunde gelegt wird. Im Folgenden möchte ich daher auf *Vorschlag (2)* für einen unangemessenen Umgang zurückkommen. Nach *Vorschlag (2)* behandelt eine Person eine andere

---

95 Vgl. Deutscher Ethikrat 2012, 8.

Person unangemessen, wenn sie dieser nicht die gleichen moralischen Rechte zugesteht.

2.2.2 Infantilisierung als Missachtung von moralischen Rechten

Eine Person könnte eine andere Person in moralisch unzulässiger Weise infantilisieren, wenn sie die moralischen Rechte dieser Person missachtet. Zur Diskussion von *Vorschlag (2)* für eine Infantilisierung einer anderen Person möchte ich das folgende Fallbeispiel betrachten:

Fallbeispiel 7
Eine Betreuerin besucht eine demenzbetroffene Frau. Sie sagt zu ihr: ›Antonia, brabbel’ mal! Willst du mich nicht mal ansehen? Du hast doch jetzt Besuch – und um den musst du dich jetzt kümmern!‹

Der Umgang der Betreuungsperson mit der demenzbetroffenen Person könnte in bestimmter Hinsicht als *übergriffig* beschrieben werden – und zwar deshalb, weil die Betreuerin möglicherweise in bestimmte moralische Rechte dieser Person eingreift. Zumindest würde man den Umgang der Betreuungsperson als in gewisser Weise übergriffig beschreiben, wenn es sich in *Fallbeispiel 7* nicht um eine demenzbetroffene Person handeln würde. Inwiefern könnte das Verhalten der Betreuungsperson übergriffig sein?

Wenn ich eine andere Person wie ein Kind behandle, dann ist mein Umgang mit ihr möglicherweise übergriffig, weil ich in den Raum der *Selbstbestimmung* der anderen Person eingreife. Nach diesem Vorschlag für ein angemessenes Verständnis des Infantilisierungsbegriffs gehen Infantilisierungen mit einer Verletzung bzw. Einschränkung des Rechts auf Selbstbestimmung der infantilisierten Person einher. Wie plausibel ist ein solches Verständnis von Infantilisierung?

Bei einer (erwachsenen) kognitiv nicht veränderten Person kann es zutreffen, dass ich sie infantilisiere, indem ich sie daran hindere bzw. es ihr nicht ermögliche, sich selbst zu bestimmen. Wenn ich durch eine bestimmte (Be-)Handlung einer anderen (erwachsenen) kognitiv nicht veränderten Person deren Recht zur Selbstbestimmung unterschätze oder missachte, dann ist es zudem möglich, dass ich durch meine (Be-)Handlung die andere Person entwürdige. Bei einer *demenzbetroffenen* Person kann es *nicht* das *Recht auf Selbstbestimmung* sein, das durch einen bestimmten Umgang einer anderen Person mit dieser Person missachtet wird. Ich habe bereits deutlich gemacht, dass Menschen mit Demenz (zumindest ab einer bestimmten Schwere der Erkrankung) nicht mehr (vollständig) selbstbestimmt sind. Die demenzbetroffene Person aus *Fallbeispiel 7* bspw. kann sich zu den Aufforderungen der Betreuungsperson nicht mehr verhalten – sie kann nicht mehr über sich selbst bestimmen, indem sie bspw. Präferenzen bildet und diese zum Ausdruck bringt.[96]

Die erste Prämisse des *Entwürdigungs-Arguments* – die Annahme, dass der Robotereinsatz entwürdigend ist, weil er eine Infantilisierung demenzbetroffener Personen bedeutet – ist, wenn der Infantilisierungsbegriff mit dem Recht auf Selbstbestimmung verknüpft wird, nicht plausibel. Insofern muss das Argument auf ein anderes Recht, das durch einen bestimmten Umgang einer Person mit einer demenzbetroffenen Person missachtet wird, Bezug nehmen, wenn es als *Entwürdigungs-Argument* überzeugen will.

Wenn eine Person eine demenzbetroffene Person unangemessen behandelt, dann könnte sie ein anderes Recht als das Recht auf Selbstbestimmung missachten: Möglicherweise infantilisiere ich eine andere (demenzbetroffene) Person, wenn ich ihr *Recht auf Freiheit von Fremdbestimmung* missachte.[97] Im Folgenden möchte ich das Recht auf Freiheit von Fremdbestimmung demenzbetroffener Personen näher betrachten und zwei unterschiedliche ›Ausprägungen‹ dieses Rechts – das Recht auf Handlungsfreiheit und das Recht auf körperliche Distanz – diskutieren.

Ausprägung (1) des Rechts auf Freiheit von Fremdbestimmung: Recht auf Handlungsfreiheit

Möglicherweise wird das Recht auf Freiheit von Fremdbestimmung einer demenzbetroffenen Person missachtet, wenn auf bestimmte Weise in ihre Handlungsfreiheit eingegriffen wird. Wenn eine Person von einer anderen Person infantilisiert wird, dann wird sie – nach diesem Vorschlag – möglicherweise von dieser Person auf bestimmte Weise *bevormundet*. Eine Person, die eine andere Person bevormundet, trifft (Handlungs-)Entscheidungen ohne die (tatsächliche) Zustimmung[98] der Person, die sie bevormundet. Ihre (Handlungs-)Entschei-

---

96 Die Fähigkeiten oder Eigenschaften demenzbetroffener Personen verändern sich so wesentlich, dass sie sich nicht mehr im ›klassischen Sinne‹ selbstbestimmen können. Es wurde bereits darauf hingewiesen, dass ich damit allerdings nicht ausschließen möchte, dass demenzbetroffenen Personen eine ›basale Form der Selbstbestimmung‹ (Kruse 2012a, 655) erhalten bleibt: ›[…] mit Blick auf die »Selbstbestimmung« des demenzkranken Menschen kann die These aufgestellt werden, dass diese zwar nicht mehr in ihrer früheren prägnanten Gestalt erkennbar ist, dass aber bis in die späten Stadien der Erkrankung demenzkranke Menschen durchaus spüren, ob sie es sind, die eine Handlung ausführen, oder das Gegenüber.‹ (Kruse 2012a, 655).

97 An dieser Stelle möchte ich herzlich Frau Prof. Dr. Susanne Boshammer für den Hinweis auf die Notwendigkeit dieser Unterscheidung danken.

98 Ob eine Bevormundung auch dann vorliegen kann, wenn eine Person einer bestimmten (Be-)Handlung nicht *tatsächlich*, sondern ihr nur *mutmaßlich* nicht zustimmt, lasse ich an dieser Stelle offen. Der Begriff der Bevormundung scheint allerdings sehr weit gefasst zu werden,

dungen können dem Willen der bevormundeten Person entsprechen – sie können ihm aber auch entgegenstehen.

Das Verhalten der infantilisierenden Person kann als übergriffig bezeichnet werden, wenn das Recht auf Handlungsfreiheit der infantilisierten Person auf bestimmte Weise durch die infantilisierende Person missachtet wird – die infantilisierende Person schränkt die infantilisierte Person in ihrer Freiheit ein, indem sie (Handlungs-)Entscheidungen, für die sie in gewisser Hinsicht nicht zuständig ist, für die infantilisierte Person trifft.

Wie plausibel ist ein solches Verständnis des Infantilisierungsbegriffs bei einem Menschen mit Demenz? Ich möchte diesbezüglich *Fallbeispiel 8* betrachten:

Fallbeispiel 8
Eine Betreuerin betritt das Zimmer einer demenzbetroffenen Person und schaltet den Fernseher ab. ›Für heute hast du genug geschaut. Am besten du gehst jetzt ins Bett.‹, sagt sie zu der demenzbetroffenen Person.

In *Fallbeispiel 8* trifft die Betreuerin der demenzbetroffenen Person (Handlungs-)Entscheidungen, denen die demenzbetroffene Person nicht (zumindest nicht tatsächlich) zugestimmt hat.[99] Dieser Umstand ist jedoch nicht spezifisch für *Fallbeispiel 8* – auch in vielen anderen Pflege- bzw. Betreuungskontexten stimmen Menschen mit Demenz einer bestimmen (Be-)Handlung nicht (tatsächlich) zu. *Fallbeispiel 8* lässt dabei offen, ob die Betreuungsperson die demenzbetroffene Person um deren Zustimmung bittet. Ich gehe in *Fallbeispiel 8* davon aus, dass es sich um eine *schwerst*demenzbetroffene Person handelt. Die Tatsache, dass die Betreuungsperson die schwerstdemenzbetroffene Person nach deren Zustimmung fragt bzw. nicht fragt, scheint dann zunächst keinen Unterschied zu machen[100] – die demenzbetroffene Person wird einer bestimmten (Be-)Handlung nicht zustimmen können.[101]

---

wenn jeder Umgang mit einer anderen Person schon dann als Bevormundung gilt, wenn diese dem Umgang mutmaßlich nicht zustimmen würde.

99 Ich lasse an dieser Stelle ebenfalls offen, ob die (Handlungs-)Entscheidungen der Betreuungsperson zum Wohlergehen der demenzbetroffenen Person beitragen. Infantilisierungen scheinen nicht nur mit unterschiedlichen Intentionen der infantilisierenden Person, sondern auch mit unterschiedlichen Folgen einhergehen zu können.

100 Das Bitten um Zustimmung als eine Form des ›in-Kontakt-Sein‹ mit dem Gegenüber kann meines Erachtens durchaus einen moralisch relevanten Unterschied machen. Ich komme an anderer Stelle darauf zurück.

101 Ab einem bestimmten Demenzgrad haben betroffene Personen keine entsprechende Entscheidungs- (und Zustimmungs-)Fähigkeit mehr. Gemeint ist immer die *freie* und *informierte* Zustimmung einer Person. So können demenzbetroffene Personen (und auch (Klein-)Kinder) einer bestimmten (Be-)Handlung mit ihnen bspw. deshalb nicht tatsächlich zustimmen, weil sie nicht ausreichend z. B. über bestimmte Konsequenzen einer Handlung informiert sind.

Für die moralische Bewertung des Umgangs der Betreuungsperson mit der demenzbetroffenen Person aus *Fallbeispiel 8* ist womöglich nicht entscheidend, dass diese Person dem Umgang mit ihr nicht tatsächlich zustimmt. Vielmehr hat man den Eindruck, dass die Betreuerin (Handlungs-)Entscheidungen trifft, von denen man annimmt, dass die demenzbetroffene Person diesbezüglich ein moralisches Recht hat, nicht fremdbestimmt zu werden. Zwar stimmen demenzbetroffene Personen in vielen anderen Pflege- bzw. Betreuungskontexten bestimmten (Be-)Handlungsweisen durch andere Personen ebenfalls nicht tatsächlich zu, aber bestimmte andere Pflege- bzw. Betreuungskontexte könnten sich in moralisch relevanter Hinsicht von *Fallbeispiel 8* unterscheiden. In bestimmten anderen Pflege- bzw. Betreuungskontexten kann angenommen werden, dass eine demenzbetroffene Person einem bestimmten Umgang mit ihr (zumindest) zustimmen würde, wenn sie sich ihrer Situation bewusst wäre – ihre *mutmaßliche* Zustimmung kann in solchen Fällen angenommen werden. Dies ist etwa dann der Fall, wenn Betreuungspersonen demenzbetroffenen Personen Essen anreichen oder für sie Leistungen, die die Körperpflege betreffen, erbringen. Solche (Be-)Handlungen durch Betreuungspersonen haben einen klaren Zweck, bei dem die demenzbetroffenen Personen Gründe hätten, ihnen zuzustimmen. In solchen Fällen kann nicht davon gesprochen werden, dass Betreuungspersonen – etwa dadurch, dass sie einer demenzbetroffenen Person Essen anreichen – das Recht auf Freiheit von Fremdbestimmung einer demenzbetroffenen Person verletzen.[102]

In *Fallbeispiel 8* hat die demenzbetroffene Person aber nicht unbedingt Gründe, der (Be-)Handlung durch die Betreuungsperson zuzustimmen. Wenn anzunehmen ist, dass eine demenzbetroffene Person einer bestimmten (Be-)Handlung durch eine andere Person zustimmen würde, dann verletzt diese Person nicht das Recht auf Freiheit von Fremdbestimmung der demenzbetroffenen Person – die (Be-)Handlung durch die andere Person ist dann nicht entwürdigend. Als entwürdigend kann ein bestimmter Umgang nur dann beschrieben werden, wenn eine Person eine andere Person so behandelt, als hätte sie nicht die gleichen moralischen Rechte bzw. den gleichen normativen Status. Menschen mit Demenz haben – anders als (Klein-)Kinder – den gleichen moralischen Status wie (erwachsene) kognitiv nicht veränderte Personen. In ihre Handlungsfreiheit darf ich nicht eingreifen, insofern ich nicht zumindest ihre

---

102 Gemeint sind hier solche Fälle, in denen anzunehmen ist, dass demenzbetroffene Personen einer bestimmten (Be-)Handlung zustimmen würden. Es sind klarerweise auch viele Fallbeispiele denkbar, in denen möglicherweise das Recht auf Freiheit von Fremdbestimmung einer demenzbetroffenen Person verletzt wird. Dies könnte dann der Fall sein, wenn eine demenzbetroffene Person Essen verweigert und dennoch mit Essen versorgt wird. Ihre Essensverweigerung mag bspw. ein Ausdruck von ›Lebenssattheit‹ sein, der dieser nicht ›abgesprochen‹ werden sollte.

mutmaßliche Zustimmung einhole – ich infantilisiere eine demenzbetroffene Person in unzulässiger Weise, wenn ich dies nicht tue.

Betreuungspersonen, die Therapieroboter bei Menschen mit Demenz einsetzen, gehen davon aus, dass der Einsatz positive (Wohlergehens-)Effekte für diese Personen hat – es ist anzunehmen, dass demenzbetroffene Personen (zumindest meistenteils) dem Einsatz zustimmen würden (wären sie sich ihrer Situation bewusst). Dies könnte ein moralisch relevanter Unterschied zu bestimmten Verhaltensweisen gegenüber (Klein-)Kindern sein – ihre (mutmaßliche) Zustimmung wird nicht eingeholt. Es ist daher fraglich, ob der Robotereinsatz bei demenzbetroffenen Personen – nach diesem Vorschlag für einen unangemessenen Umgang mit einer (demenzbetroffenen) Person – überhaupt eine Infantilisierung darstellt.

Die erste Prämisse des *Entwürdigungs-Arguments* ist dann (wie bei *Vorschlag (1)*) nicht plausibel. Der Einsatz von Therapierobotern bei demenzbetroffenen Personen stellt nicht (zwangsläufig) eine Infantilisierung dieser Personen dar (insofern zumindest ihre mutmaßliche Zustimmung vorliegt) – der Robotereinsatz *wäre* entwürdigend, wenn eine Betreuungsperson durch eine bestimmte (Be-)Handlung in das Recht auf Handlungsfreiheit dieser Personen eingreifen würden und keine (mutmaßliche) Zustimmung der betroffenen Personen anzunehmen wäre.

Diejenigen, die das *Entwürdigungs-Argument* vorbringen, müssen etwas anderes mit dem Infantilisierungsbegriff meinen, wenn die erste Prämisse des Arguments überzeugen soll. Eine Person, die eine andere Person infantilisiert, ist möglicherweise noch in anderer Hinsicht übergriffig – es könnte sein, dass die infantilisierende Person nicht nur in das moralische Recht auf Handlungsfreiheit einer anderen Person eingreift. Im Folgenden möchte ich eine andere Ausprägung des *Rechts auf Freiheit von Fremdbestimmung* betrachten. Nach diesem Vorschlag wird das Recht auf Freiheit von Fremdbestimmung einer demenzbetroffenen Person dann verletzt, wenn bestimmte körperliche Grenzen dieser Person überschritten werden.

Ausprägung (2) des Rechts auf Freiheit von Fremdbestimmung: Recht auf körperliche Distanz

Das Recht auf Freiheit von Fremdbestimmung einer demenzbetroffenen Person könnte missachtet werden, wenn eine andere Person in ihr Recht auf körperliche Distanz eingreift. Bestimmte (Be-)Handlungen könnten als übergriffig gelten, weil durch sie bestimmte *körperliche* Grenzen überschritten werden. Ich möchte zur Diskussion von *Ausprägung (2)* das folgende Fallbeispiel betrachten:

Fallbeispiel 9
Eine Betreuungsperson einer demenzbetroffenen Person reicht dieser ihr Abendessen an.
Anschließend wischt sie den Mund der demenzbetroffenen Person mit einem Tuch ab.

Inwiefern werden in *Fallbeispiel 9* körperliche Grenzen überschritten und woran kann man das Überschreiten solcher Grenzen erkennen? Das Überschreiten von körperlichen Grenzen kann *für sich genommen* kaum als eine Infantilisierung gelten. Ob eine körperliche Grenze von einer anderen Person überschritten wird, scheint zunächst davon abzuhängen, in welcher Beziehung Personen zueinander stehen. In manchen Situationen mag eine Person bestimmte körperliche Grenzen einer anderen Person überschreiten, ohne dass man ein solches Verhalten mit dem Infantilisierungsbegriff verknüpfen würde. Wenn mein Partner und ich beim Fernsehen Chips essen und ich ihm einen Krümel aus dem Gesicht streiche, dann würde womöglich kaum jemand mein Verhalten als Infantilisierung beschreiben – und falls doch, so würde mein Verhalten nicht als moralisch problematisch gelten. Es ist aber denkbar, dass ein solcher Umgang mit einer Person, die möglicherweise in einer anderen Beziehung zu mir steht, durchaus eine moralisch problematische Infantilisierung darstellt. *Ausprägung (2)* (von *Vorschlag (2)*) könnte plausibler sein, wenn man diese wie folgt präzisiert: Infantilisierungen könnten dann vorliegen, wenn eine Person eine bestimmte körperliche Grenze einer anderen Person überschreitet *und* die Person, deren körperliche Grenze überschritten wird, der Grenzüberschreitung mutmaßlich nicht zugestimmt hätte.[103]

---

103 Wenn körperliche Grenzen bei (erwachsenen) kognitiv nicht veränderten Personen (von anderen Personen) überschritten werden, so kann sich dies zudem an bestimmten Reaktionen der Person, deren körperliche Grenzen überschritten werden, zeigen. Personen können bei dem Überschreiten von körperlichen Grenzen (durch eine andere Person) z. B. peinlich berührt sein, sich schämen oder verärgert sein. Infantilisierungen gehen möglicherweise nicht nur mit dem Überschreiten von körperlichen Grenzen (durch eine andere Person), sondern auch mit bestimmten Empfindungen der infantilisierten Person einher. Eine Person, die wie ein Kind behandelt wird, muss jedoch nicht zwangsläufig bestimmte Empfindungen haben: Wenn eine Person eine bestimmte körperliche Distanz zu anderen Personen nicht wahrt, so können diese Personen *unterschiedlich* auf das Überschreiten ihrer körperlichen Grenzen reagieren – und zwar (auch) unabhängig davon, in welcher Beziehung sie zu der anderen Person stehen. So scheint bspw. Scham keine Empfindung zu sein, die Personen gleichermaßen bei einem bestimmten Umgang mit ihnen verspüren. Wenn Infantilisierungen etwas damit zu tun haben, ob eine Person auf eine bestimmte (Be-)Handlung einer anderen Person mit bestimmten Empfindungen reagiert, dann scheinen manche Personen in bestimmter Hinsicht ›anfälliger‹ dafür zu sein, ›Opfer‹ von Infantilisierungen zu werden als andere Personen. Ein bestimmter Umgang mit *einer Person* könnte dann womöglich als Infantilisierung beschrieben werden, während derselbe Umgang mit *einer anderen Person* keine Infantilisierung darstellen würde. Daneben bleibt fraglich, mit *welchen* Empfindungen genau eine Person auf die körperliche Grenzüberschreitung einer anderen Person reagieren muss, damit deren Umgang als Infantilisierung gelten kann.

Im Folgenden möchte ich einen weiteren Vorschlag für das Vorliegen von Infantilisierungen betrachten. *Vorschlag (3)* nimmt nicht Bezug auf die Fähigkeiten bzw. moralischen Rechte einer (demenzbetroffenen) Person, sondern auf die *Haltung der infantilisierenden Person.* Vorschläge für ein angemessenes Verständnis des Infantilisierungsbegriffs sind möglicherweise dann aussichtsreicher, wenn sie ihren Blick nicht auf die infantilisierte Person, sondern auf die infantilisierende Person richten. Nach dem Vorschlag, der im Folgenden diskutiert werden soll, wird eine Person dann infantilisiert, wenn eine andere Person sie auf bestimmte Weise ›ungleich‹ behandelt. Wie ist dieser Vorschlag für das Vorliegen einer Infantilisierung zu verstehen?

2.2.3 Infantilisierung als Ungleichbehandlung

Zur Diskussion von *Vorschlag (3)* betrachte ich das folgende Fallbeispiel:

Fallbeispiel 10
Eine Betreuungsperson einer demenzbetroffenen Person fordert diese auf: ›Gertrud, mach mal ›ei‹!‹ Sie hält ihr eine Stoffkatze entgegen. ›Und sing' mir doch etwas vor – vielleicht ›Es kommt der Bi-Ba-Butzemann‹.‹

Inwiefern behandelt die Betreuungsperson die demenzbetroffene Person in *Fallbeispiel 10* möglicherweise ungleich? Der Respekt vor der Würde von Personen verlangt von uns, dass wir anderen Personen auf Augenhöhe begegnen – wenn ich einer anderen Person nicht auf Augenhöhe begegne, dann verletzt mein Umgang mit der anderen Person eine bestimmte Form von Gleichheitsannahme. Infantilisierungen bei (erwachsenen) kognitiv *nicht* veränderten Personen könnten aus unterschiedlichen Gründen (etwa weil sie bestimmte Fähigkeiten einer Person unterschätzen oder missachten) zumindest als moralisch problematisch gelten – die genannten Gründe sind aber, wie bereits gezeigt, nicht überzeugend, wenn es um *demenzbetroffene* Personen geht. Menschen mit Demenz können damit durch den Robotereinsatz nicht entwürdigt werden, *weil* er eine Infantilisierung dieser Personen darstellt. Wie könnte ein plausibles Verständnis des Infantilisierungsbegriffs aussehen, wenn es um demenzbetroffene Personen geht und inwiefern sind Infantilisierungen bei demenzbetroffenen Personen möglicherweise entwürdigend?

Durch den Robotereinsatz werden demenzbetroffene Personen in eine Situation versetzt, in der sich andere Personen möglicherweise ihnen gegenüber in gewisser Hinsicht überlegen fühlen – und zwar nicht etwa aufgrund einer wahrgenommenen Differenz in den Fähigkeiten oder Eigenschaften, sondern aufgrund eines angenommenen Unterschieds des normativen Status. Eine Person, die eine andere Person infantilisiert, könnte deren normativen Status unterschätzen oder missachten, indem sie ihren eigenen normativen Status und den der anderen Person *unterschiedlich* definiert. Das Ungleichheitsproblem besteht darin, dass eine Person, die eine andere Person wie ein Kind behandelt (obwohl sie kein Kind ist), annimmt, dass die andere Person nicht die gleichen Rechte hat, *weil* sie bestimmte Fähigkeiten nicht hat. Wenn ich eine andere Person geringer schätze als mich selbst, dann entwürdige ich die andere Person.

Möglicherweise lädt der Robotereinsatz zu einem bestimmten *moralisch problematischen Blick auf demenzbetroffene Personen* ein. Demenzbetroffene Personen könnten durch den Robotereinsatz auf bestimmte Weise herabgesetzt werden. Ob dies der Fall ist, scheint insbesondere von der *Haltung der infanti-lisierenden Person* gegenüber der demenzbetroffenen Person abzuhängen. Sind Infantilisierungen bei Menschen mit Demenz entwürdigend, wenn sich eine andere Person auf bestimmte Weise über die demenzbetroffene Person erhebt? Ich möchte diesbezüglich *Fallbeispiel 11* betrachten:

> *Fallbeispiel 11*
> *Ich besuche den demenzbetroffenen Herrn Schmidt mit seiner Betreuungsperson. Die Betreuungsperson sagt zu ihm, dass wir seine Hilfe benötigen und bittet ihn, ›eins plus zwei‹ zu rechnen. Als Herr Schmidt nach einer längeren Pause zu dem Ergebnis ›drei‹ kommt, sagt sie: ›Das haben Sie gut gemacht, Herr Schmidt! Vielen Dank, dass Sie uns geholfen haben.‹*

Inwiefern erhebt sich die Betreuungsperson in *Fallbeispiel 11* möglicherweise über Herrn Schmidt? Zunächst ist festzuhalten, dass sich *Fallbeispiel 11* in relevanter Hinsicht von den anderen Fallbeispielen (*Fallbeispiel 6* bis *Fallbeispiel 10*) unterscheidet: Der Umgang der Betreuungsperson wird in *Fallbeispiel 11* von mir *beobachtet* – Herr Schmidt wird *mir gegenüber* wie ein Kind behandelt.

Damit kommt die Perspektive Dritter in den Blick – eine Perspektive, die sich bei der Auseinandersetzung mit Infantilisierungen und ihrer moralischen Bewertung nahezu aufdrängt. Zumindest fällt der Blick bei der Suche nach paradigmatischen Beispielen für Infantilisierungen häufig auf Beispiele, in denen Dritte Zeuge einer bestimmten (Be-)Handlung einer Person mit einer anderen Person werden. Dies könnte bereits darauf hinweisen, dass Infantilisierungen *nur unter bestimmten Bedingungen* moralisch problematisch sind.

Ein Beispiel, in dem Dritte Zeugen eines bestimmten Umgangs sind, ist auch das folgende: Angenommen ich bin mit meiner Mutter bei einer Familienfeier und unterhalte mich quer über den Tisch mit meinem Cousin. Meine Mutter hält mir mit ihrer Hand den Mund zu und sagt, dass ich leiser sprechen soll. Sie maßregelt mich öffentlich, exponiert mich und stellt mich damit in bestimmter Weise bloß.

In *Fallbeispiel 11* scheint das Verhalten der Betreuungsperson in zweierlei Hinsicht moralisch problematisch: Zum einen könnte die Betreuungsperson

selbst Herrn Schmidt nicht achten; zum anderen könnte sie es zudem *mir* erschweren bzw. verunmöglichen, ihn zu achten. Infantilisierungen könnten es
erschweren bzw. verunmöglichen, dass Dritte diejenigen, die infantilisiert werden, als Personen respektieren (können). Ein Hinweis darauf, dass es mir in
Fallbeispiel 11 zumindest erschwert wird, Herrn Schmidt zu achten, ist, dass ich
mich möglicherweise stellvertretend für ihn schäme – dadurch, dass ich Zeuge
eines bestimmten Umgangs mit ihm werde, könnte ich peinlich berührt sein.[104]

Unstrittig scheint, dass der moralische Achtungsanspruch einer Person dieser
Person nicht abgesprochen werden kann. Zudem kann sie ihren Achtungsanspruch nicht verlieren oder ihn (selbst) aufgeben.[105] Wenn ich Zeuge der Infantilisierung einer demenzbetroffenen Person werde, so bin ich moralisch verpflichtet, die demenzbetroffene Person in ihrer Würde zu achten. Solange es mir
(prinzipiell) möglich ist, andere Personen zu achten, bin ich moralisch verpflichtet, infantilisierte (demenzbetroffene) Personen in gleicher Weise wie andere Personen zu achten.

Infantilisierungen bei Menschen mit Demenz könnten moralisch unzulässig
sein, insofern sie diese Menschen auf bestimmte Weise herabsetzen. Mit Blick auf
Fallbeispiel 11 ist es möglicherweise die öffentliche Bloßstellung, die zu einer
Herabsetzung wird. Eine solche öffentliche Bloßstellung könnte mit einer bestimmten Haltung der infantilisierenden Person einhergehen. Der Robotereinsatz könnte Personen dazu verleiten, in bestimmter Hinsicht einen *falschen Blick*
auf die Beziehung zu einer demenzbetroffenen Person zu haben – diejenigen, die
die Roboter einsetzen, könnten dazu gebracht werden, ihre Rolle in der Beziehung zu einer demenzbetroffenen Person falsch einzuschätzen. Es wird noch
darauf einzugehen sein, inwiefern Personen, die Menschen mit Demenz betreuen, möglicherweise durch den Robotereinsatz dazu gebracht werden, ihre
›Rolle‹ in der Beziehung falsch einzuschätzen bzw. den demenzbetroffenen
Personen in einer Haltung zu begegnen, die moralisch problematisch ist. Bevor

---

104 Die moralische Achtung vor Personen fordert von mir, dass ich nicht in das Recht auf
Selbstachtung dieser Person eingreife. Was genau unter dem moralischen Anspruch auf
Selbstachtung zu verstehen ist, ist in der philosophischen Debatte umstritten. Selbstachtung
gilt allgemein als eine bestimmte fundamentale Haltung gegenüber der eigenen Person. Eine
Person, die sich selbst achtet, hält ihr eigenes Leben und dessen Ausgestaltung für wertvoll:
›The attitude of *self-esteem* [...] is a fundamentally evaluative stance toward oneself; it
involves thinking of one's life, one's commitments, and one's undertakings as meaningful,
worthwhile, and valuable. Lack of self-esteem undermines autonomy because if one does not
think of one's life and one's activities as worthwhile it is difficult to determine what to do and
how to act.‹ (Mackenzie 2008, 525 (Hervorhebungen Mackenzie)). Eine Person kann sich
selbst achten, wenn sie als ein eigenständiges Wesen anerkannt wird, welches das Recht hat,
ein Leben zu führen, das seinen Vorstellungen – ›[...] und das heißt nichts anderes als ein
Leben in Würde führen zu könnnen [...]‹ (Schaber 2008, 200) – entspricht (vgl. Schaber
2008).
105 Vgl. Balzer, Rippe & Schaber 1998, Schaber 2004, 2010a.

ich darauf zurückkomme, möchte ich im Folgenden einen weiteren Einwand gegen den Robotereinsatz näher betrachten. Diejenigen, die den Einsatz von Therapierobotern in der Demenzpflege ablehnen, bringen – neben dem *Täuschungs-Argument* und dem *Entwürdigungs-Argument* – ein weiteres Argument vor, das ich das *Substitutions-Argument* nenne. Danach ist der Robotereinsatz moralisch unzulässig, weil durch ihn menschliche Zuwendung gegenüber demenzbetroffenen Personen wegfällt. Betrachten wir diesen Einwand näher.

2.3   Substitutions-Argument

> ›To provide lonely older persons with robot companions in the hope that they will gain benefits comparable to those possible from contact with a real animal is, at the very least, stupid. It may be worse than this and be unethical, if the provision of a robot pet is intended to substitute for other more demanding approaches towards care for the elderly.‹[106]

Die Motivation des *Substitutions-Arguments* entspringt Beobachtungen bzgl. der sich verändernden Anteile der Altersgruppen in der Gesellschaft und insbesondere der wachsenden Zahl pflegebedürftiger Personen. Zu dieser wachsenden Zahl gehören vor allem Menschen mit einem hohen Lebensalter, die von altersbedingten Krankheiten und Störungen wie einer Alzheimer-Demenz betroffen sind. Bei den über 90-Jährigen beträgt der Anteil der demenzbetroffenen Personen bereits heute über ein Drittel. Die Gruppe der älteren Menschen an der Gesamtbevölkerung steigt relativ und absolut und wird aufgrund der steigenden Lebenserwartung weiter wachsen – moderne Gesellschaften altern.[107]

Die Wahrscheinlichkeit an Demenz zu erkranken, steigt dabei mit zunehmendem Lebensalter. Werfen wir einen erneuten Blick auf die Zahlen: Berechnungen zufolge werden bereits im Jahr 2020 ca. 1.6 Millionen Menschen in Deutschland demenzbetroffen sein.[108] Bis zum Jahr 2050 steigt diese Zahl auf mehr als 2 Millionen Menschen an – sofern bis dahin keine Therapie zur Behandlung einer Alzheimer-Demenzerkrankung zur Verfügung steht.[109] Die Be-

---

106   Sparrow 2002, 314.
107   Vgl. Berlin-Institut für Bevölkerung und Entwicklung 2011. So wird bspw. jeder siebte Bewohner der Bundesrepublik Deutschland voraussichtlich im Jahr 2050 80 Jahre oder älter sein (vgl. Berlin-Institut für Bevölkerung und Entwicklung 2011, 4).
108   Vgl. Deutsche Alzheimer Gesellschaft e. V. Selbsthilfe Demenz 2020, 7.
109   Vgl. Bickel 2005, Deutscher Ethikrat 2012. Andere Schätzungen gehen sogar von ca. 3 Millionen demenzbetroffenen Personen im Jahr 2050 aus (vgl. Deutsche Alzheimer Gesellschaft e. V. Selbsthilfe Demenz 2020, 7).

treuung von demenzbetroffenen Personen stellt (dann) eine enorme finanzielle, organisatorische und personalintensive Herausforderung dar.

Ein weiterer Grund für die Alterung der Gesellschaft sind (neben der steigenden Lebenserwartung) die niedrigen Kinderzahlen – diese verursachen, dass die Bevölkerungen (moderner Gesellschaften) kaum noch wachsen oder sogar schrumpfen.[110] Es gibt also immer mehr alte Menschen, die an altersbedingten Krankheiten und Störungen leiden und immer weniger junge Menschen, die deren Betreuung übernehmen können. Der wachsenden Anzahl von alten Menschen, die auf Betreuung und Unterstützung angewiesen sind, steht kein entsprechendes Pflege- bzw. Betreuungsangebot gegenüber.

Es ist eine (noch) ungeklärte und nur schwer zu beantwortende Frage, wie die Betreuung der wachsenden Zahl pflegebedürftiger (demenzbetroffener) Personen gewährleistet werden kann. Neben den pflegebedürftigen Personen, die aufgrund körperlicher Einschränkungen auf Unterstützung durch andere Personen angewiesen sind, müssen kognitiv veränderte Personen, vor allem demenzbetroffene Personen, intensiv betreut werden. Generell steigen die Betreuungsintensität und insbesondere der Zeitaufwand für die Betreuung einer demenzbetroffenen Person mit zunehmender Schwere der Erkrankung – und immer mehr betroffene Personen sind *schwerst*demenzbetroffen.[111]

Neben der Prognose des sich verändernden Verhältnisses der Altersgruppen in der Gesellschaft (und der wachsenden Zahl pflegebedürftiger Personen) sind gleichzeitig auf dem Gebiet der Robotertechnologie schnelle Fortschritte sichtbar. Eine mögliche Antwort auf die Frage, wie der Pflege- bzw. Betreuungsnotstand, der in naher Zukunft zu erwarten ist, entschärft werden kann, ist der Einsatz von Robotern, durch die das Pflege- bzw. Betreuungsangebot erhöht und der Pflege- bzw. Betreuungsbedarf gesenkt werden soll.

Vor diesem Hintergrund können die Befürchtungen, die hinter dem *Substitutions-Argument* stehen, durchaus berechtigt sein. Viele Kritiker des Einsatzes von Therapierobotern in der Demenzpflege sind der Auffassung, dass die Einführung der Roboter in Seniorenpflegeeinrichtungen nicht (nur) darauf abzielt, Betreuungspersonen zu *entlasten*, sondern (vor allem) sie zu *ersetzen*. Manche meinen, dass die Einführung ›technischer Betreuung‹ unweigerlich mit einem Wegfall menschlicher Zuwendung gegenüber demenzbetroffenen Personen

---

110 Vgl. Berlin-Institut für Bevölkerung und Entwicklung 2011.
111 Bereits heute scheinen betreuende Angehörige an der Grenze ihrer Belastbarkeit zu sein: Bei der Hälfte der Betreuungspersonen, die einen demenzbetroffenen Angehörigen mit fortgeschrittenem Demenzgrad betreuen, beträgt etwa die Betreuungszeit täglich mehr als zehn Stunden (vgl. Berlin-Institut für Bevölkerung und Entwicklung 2011, 30).

einhergeht – sie sehen durch den Einsatz von Therapierobotern die menschliche Zuwendung gegenüber demenzbetroffenen Personen gefährdet.[112]

›We emphasis the importance of the social and emotional needs of older persons – which, we argue, robots are incapable of meeting–in almost any task involved in their care. […] we believe that it is not only misguided, but actually unethical, to attempt to substitute robot simulacra for genuine social interaction.‹[113]

Mit Blick auf das *Substitutions-Argument* gibt es häufig das folgende Missverständnis: Manche formulieren den Einwand so, dass der Einsatz von Therapierobotern bei Menschen mit Demenz deshalb moralisch unzulässig ist, weil Roboter nicht imstande sind, menschliche Zuwendung zu ersetzen – dass dies (zumindest nach dem aktuellen Stand der technischen Möglichkeiten) der Fall ist, scheint jedoch klar und nicht weiter strittig. Roboter sind aber durchaus imstande, bestimmte Pflege- bzw. Betreuungsleistungen zu substituieren. Diejenigen, die das *Substitutions-Argument* (in der folgenden Form) vorbringen, befürchten, dass – als Folge der Substitution bestimmter Leistungen durch Roboter – menschliche Zuwendung wegfällt.[114]

Vereinfacht lässt sich das *Substitutions-Argument* wie folgt darstellen:

(P1): Der Einsatz von Therapierobotern bei demenzbetroffenen Personen als Substitut geht mit einem Wegfall menschlicher Zuwendung gegenüber diesen Personen einher.
(P2): Der Wegfall von menschlicher Zuwendung gegenüber demenzbetroffenen Personen ist moralisch unzulässig.
(K): Der Einsatz von Therapierobotern bei demenzbetroffenen Personen ist moralisch unzulässig.

Der Respekt vor demenzbetroffenen Personen verbietet es, so das *Substitutions-Argument*, ausgerechnet die Befriedigung ihrer emotionalen und kommunikativen Bedürfnisse an unbeseelte Therapieroboter zu delegieren, die nicht imstande sind, ihrerseits mit authentischen Empfindungen zu reagieren. Insofern echte Zuwendung in Beziehungen wurzelt, die Beziehungsfähigkeit bzw. Reziprozität der Bezugnahme, d. h. im weitesten Sinne, die Fähigkeit, auf den anderen

---

112 Das *Substitutions-Argument* wird nicht nur in der fachwissenschaftlichen Debatte, sondern auch in den Medien ins Zentrum der Diskussion gerückt (vgl. etwa RP Online 2011).
113 Sparrow & Sparrow 2006, 141. Vgl. auch Sharkey & Sharkey 2010, 2011, 2012a, 2012b, 2012c, Sparrow 2002, von Stösser 2011.
114 Nicht nur mit Blick auf den Einsatz von Therapierobotern in der Demenzpflege, sondern auch mit Blick auf etwa Assistenzsysteme, die in der Betreuung von betagten Menschen (mit Beeinträchtigungen) zum Einsatz kommen, scheint es nicht möglich, Betreuungspersonen ›technisch‹ zu ersetzen. ›The attempt to solve nursing care problems caused by a growing shortage of personnel through technological replacement strategies with low and differentiated effectiveness is illusory in nature. The fact that the world in which older, often frail people live is quite different from the technical world of industrial production and logistic distribution, which forms a secret framework for the development of geronto technologies, is misjudged.‹ (Remmers 2020, 215).

›antworten‹ zu können, voraussetzt, ist sie nicht ›maschinell‹ substituierbar. Menschen mit Demenz haben ein Recht auf Aufmerksamkeit und echte Zuwendung und dürfen daher nicht mit Maschinen ›abgespeist‹ werden. Wenn Personen, die demenzbetroffene Personen betreuen, diese mit Maschinen abspeisen, dann kann sich darin eine bestimmte Haltung der Betreuungspersonen zeigen. Die Betreuung von demenzbetroffenen Personen kann herausfordernd und stark belastend sein. Der Einsatz von Robotern bedeutet für Betreuungspersonen möglicherweise eine Entlastung – Betreuungspersonen von Menschen mit Demenz machen es sich durch den Robotereinsatz womöglich in gewisser Weise ›leichter‹ und umgehen bestimmte Anforderungen, die die Betreuung von Menschen mit Demenz an sie stellen.

Bei dem *Substitutions-Argument* handelt es sich um ein Dammbruch-Argument. Diejenigen, die es gegen den Robotereinsatz vorbringen, machen geltend, dass der Einsatz von Therapierobotern in der Demenzpflege lediglich der ›erste Schritt‹ dazu ist, für Menschen mit Demenz eine Umgebung zu schaffen, in der sie *gar keine* menschliche Zuwendung mehr erhalten.[115] Damit das *Substitutions-Argument* als kategorischer Einwand überzeugen kann, muss die Folge – nämlich der Wegfall menschlicher Zuwendung gegenüber demenzbetroffenen Personen durch Therapieroboter – *unvermeidbar* sein. Zudem muss die Folge moralisch kritikwürdig sein.

Im Folgenden möchte ich daher zunächst prüfen, ob bzw. inwiefern der Einsatz von Therapierobotern bei demenzbetroffenen Personen unvermeidbar mit einem Wegfall von menschlicher Zuwendung gegenüber diesen Personen einhergeht. Da dies eine empirische (hier nicht abschließend zu klärende) Frage ist, möchte ich anschließend kontrafaktisch vorgehen und fragen, was genau an dem Wegfall von menschlicher Zuwendung moralisch unzulässig wäre.

2.3.1 Geht der Robotereinsatz als Substitut unvermeidbar mit einem Wegfall menschlicher Zuwendung einher?

Der Einsatz von Therapierobotern in der Demenzpflege führt möglicherweise dazu, dass durch ihn menschliche Zuwendung gegenüber demenzbetroffenen Personen wegfällt. Was jedoch macht menschliche Zuwendung überhaupt aus, warum ist sie so bedeutsam und inwiefern (wenn überhaupt) entfällt menschliche Zuwendung durch den Einsatz von Therapierobotern?

Unstrittig ist, dass durch den Einsatz von (Therapie-)Robotern in der Demenzpflege menschliche Kontakte entfallen *können*. Bestimmte Roboter sind

---

115 ›Without forethought, the elderly may find themselves in a barren world of machines, a world of automated care: a factory for the elderly.‹ (Sharkey & Sharkey 2012a, 282).

imstande, verschiedene Pflege- bzw. Betreuungstätigkeiten (wie etwa das Waschen oder Lagern von Personen) zu übernehmen und können damit bestimmte Möglichkeiten des menschlichen Kontakts verhindern – Roboter können bestimmte Pflege- bzw. Betreuungsleistungen substituieren. Durch eine solche Substitution kann es durchaus zu einem *Wegfall von menschlichem Kontakt* kommen. Ein Wegfall von menschlichem Kontakt bedeutet aber nicht zwangsläufig einen *Wegfall von menschlicher Zuwendung* – menschliche Kontakte sind nicht immer Zuwendungskontakte. Vielmehr dient der Kontakt demenzbetroffener Personen zu Betreuungspersonen oftmals schlicht der Versorgung. Versorgungskontakte sind nicht notwendig von einer besonderen menschlichen Zuwendung geprägt.

Das *Substitutions-Argument* beruht auf einer *empirischen* Prämisse. Ob die erste Prämisse des *Substitutions-Arguments* überzeugen kann, hängt wesentlich davon ab, ob die Therapieroboter *tatsächlich* zu einem Wegfall menschlicher Zuwendung führen. Dies scheint eine Frage der Technikfolgenabschätzung zu sein. Die Roboter führen zumindest nicht *zwangsläufig* zu einem solchen Wegfall – vielmehr kann der Einsatz von Therapierobotern in der Demenzpflege unterschiedliche Konsequenzen haben: Zum einen können Betreuungspersonen demenzbetroffener Personen möglicherweise einen höheren Pflege- bzw. Betreuungsstandard bieten, indem die demenzbetroffenen Personen nicht ›nur‹ von den Betreuungspersonen, sondern *zusätzlich* von Robotern betreut werden – die demenzbetroffenen Personen erhalten dann *nicht* weniger Zuwendung von Betreuungspersonen und zusätzliche Zuwendung durch Roboter.[116] Zum anderen ist es denkbar, dass Betreuungspersonen – dadurch, dass ein Roboter sie im Betreuungsalltag unterstützt – die Roboter z. B. als eine Möglichkeit nutzen, eine größere Zahl von Menschen mit Demenz *gleichzeitig* zu ›betreuen‹. In diesem Fall würden Menschen mit Demenz tatsächlich weniger Zuwendung durch Betreuungspersonen (als vor dem Robotereinsatz) erhalten.[117]

Diejenigen, die das *Substitutions-Argument* gegen den Einsatz von Therapierobotern vorbringen, haben die zuletzt genannte (mögliche) Konsequenz des Robotereinsatzes vor Augen – der Blick der Kritiker fokussiert sich damit auf ein bestimmtes *Risiko*. Ein bestimmter Schaden – der Wegfall von menschlicher Zuwendung – tritt mit einer bestimmten, von Verteidigern des *Substitutions-Arguments* hoch eingeschätzten, Wahrscheinlichkeit ein. Zudem stehen im Hintergrund des *Substitutions-Arguments* offenbar idealisierte Vorstellungen der aktuellen Situation in der Pflege. Unstrittig scheint, dass die Betreuung von

---

116 Zudem ist es möglich, dass Therapieroboter als soziale Vermittler dienen, die die Interaktion demenzbetroffener Personen mit ihren Betreuungspersonen erleichtern (vgl. etwa Sharkey & Sharkey 2012b).

117 Vgl. Sparrow & Sparrow 2006, Sharkey & Sharkey 2012b: ›Don't worry about Granny, she's got the robot to talk to.‹ (Sharkey & Sharkey 2012b, 35).

demenzbetroffenen Personen von menschlicher Zuwendung geprägt sein *sollte* – es muss jedoch davon ausgegangen werden, dass Menschen mit Demenz (zumindest zeitweise) *keine* Zuwendung erhalten – in diesem Fall könnte der Einsatz von Therapierobotern bei demenzbetroffenen Personen zumindest den Eindruck erwecken, dass sie Zuwendung durch ›jemanden‹ erfahren. Eine solche Betreuungssitutation, in der demenzbetroffene Personen keine Zuwendung durch andere Personen erhalten, wird von Verteidigern des *Substitutions-Arguments* nicht in den Blick genommen. Klar ist, dass eine Orientierung an diesem schlechtesten anzunehmenden Fall vermieden werden sollte, um eine generelle Absenkung des Pflege- bzw. Betreuungsstandards zu verhindern. Es sollte dennoch an dieser Stelle darauf hingewiesen werden, dass es einer *realistischen* Perspektive auf die aktuelle Situation in der Betreuung von Menschen, die eine Demenzdiagnose haben, bedarf.

Es bleibt festzuhalten, dass es keine *unvermeidbare* Folge ist, dass demenzbetroffene Personen durch den Robotereinsatz weniger Zuwendung von anderen Personen erhalten – durch den Einsatz von Robotern an sich entfällt menschliche Zuwendung gegenüber demenzbetroffenen Personen nicht. Ob menschliche Zuwendung reduziert wird oder sogar vollständig wegfällt, hängt von der Ausgestaltung des Robotereinsatzes ab. Um eine solche Reduktion bzw. einen vollständigen Wegfall zu vermeiden, muss sichergestellt werden (etwa durch gesetzliche Regelungen oder pflegeinterne Richtlinien), dass Therapieroboter in der Pflegepraxis nicht *ohne* die Anwesenheit einer Betreuungsperson eingesetzt werden. Wie überzeugend die erste Prämisse des *Substitutions-Arguments* ist, hängt also von empirischen Faktoren ab. Wie verhält es sich mit der zweiten Prämisse des *Substitutions-Arguments* – der Annahme, dass ein Wegfall von menschlicher Zuwendung gegenüber demenzbetroffenen Personen moralisch unzulässig ist?

2.3.2 Grundbedürfnis nach menschlicher Zuwendung

Die Annahme, dass sich der Einsatz von Therapierobotern in der Demenzpflege nicht ethisch verantwortlich gestalten lässt, *insofern* durch ihn menschliche Zuwendung bei Menschen mit Demenz wegfällt, ist zunächst überzeugend. Wenn durch den Robotereinsatz *tatsächlich* menschliche Zuwendung gegenüber demenzbetroffenen Personen reduziert werden sollte – und zwar in einem Grad, der ein ›zu wenig‹ bedeutet – dann könnte dies durchaus ein überzeugender Grund gegen den Robotereinsatz sein. Inwiefern könnte ein Wegfall von menschlicher Zuwendung bei demenzbetroffenen Personen moralisch unzulässig sein?

Menschen, die mit Demenz leben, sind in besonderer Weise hilfs- und schutzbedürftig, da sie selbst (ohne die Unterstützung anderer Personen) nicht mehr für sich sorgen können – anderen Personen obliegt eine Fürsorgepflicht. Diese umfasst die Pflicht, für das Wohlergehen demenzbetroffener Personen zu sorgen.[118] Demenzbetroffene Personen sind zudem in bestimmter Hinsicht besonders fragil – sie können Beziehungen zu anderen Personen nicht aktiv pflegen. Beziehungen zwischen Personen sind üblicherweise von einer solchen aktiven Beziehungspflege, die von *jedem* Beziehungspartner ausgeht, geprägt. Wenn meine Nachbarin mir bspw. einen Gefallen tut, dann werde auch ich ihr möglicherweise bei Gelegenheit einen Gefallen tun und unsere Beziehung damit pflegen. Eine solche aktive Beziehungspflege kann ein (entscheidender) Grund für die Zuwendung der Beziehungspartner zueinander sein. Möglicherweise entfällt dieser Grund für Zuwendung, wenn eine aktive Beziehungspflege nur von *einem* Beziehungspartner ausgeübt werden kann.

Für das Wohlergehen von (allen) Personen scheint (zumindest auch) menschliche Zuwendung, die in sozialen Beziehungen zum Ausdruck kommen kann, unerlässlich zu sein. Diejenigen, die in der Debatte um den Einsatz von Therapierobotern das *Substitutions-Argument* vorbringen, betonen, dass Roboter in bestimmter Hinsicht ›unangemessene‹ Objekte für soziale Beziehungen sind. Die Roboter gelten deshalb als unangemessene Beziehungspartner, da ihnen – wie bereits beschrieben – bestimmte menschliche Fähigkeiten fehlen – sie können ihrerseits nicht mit authentischen Empfindungen auf demenzbetroffene Personen reagieren.[119]

Da Menschen mit Demenz hochsensibel für zwischenmenschliche Beziehungen sind, könnten sie unauthentische Verhaltensweisen ihres Gegenübers durchaus bemerken.[120] Es ist also nicht nur denkbar, dass menschliche Zuwendung durch den Robotereinsatz wegfällt, sondern auch, dass demenzbetroffene Personen (zumindest bis zu einem stark fortgeschrittenen Stadium ihrer Erkrankung) den Robotereinsatz als einen solchen Wegfall von menschlicher Zu-

---

118 Ich lasse an dieser Stelle offen, (1) ob es andere Pflichten geben könnte, die dieser Pflicht entgegenstehen und (2) was unter dem ›Wohlergehen‹ einer demenzbetroffenen Person genau zu verstehen ist.

119 ›Our sense of value of these relationships is itself informed by a conception of their appropriate objects. If they are directed towards the wrong objects we may feel that they do not improve a person's life. They may even harm it. [...]. Love, affection and respect, and the experience of these attitudes, are not goods if they are directed towards objects which are evil, callous or worthless.‹ (Sparrow 2002, 314).

120 ›Man könnte argumentieren, daß die Intensität des direkten Erlebens zunimmt, wenn ein Mensch nicht von Erinnerungen und dem kognitiven Verständnis dieser Erinnerungen »belastet« ist, und daß dieser Mensch deshalb eher in der Lage ist, mögliche Inkongruenzen im Verhalten anderer zu spüren.‹ (Morton 2002, 33). Eine demenzbetroffene Person ist durchaus imstande, ›Inkongruenzen‹ im Umgang mit ihr zu erkennen. D. h.: Auch unter der spezifischen Verfasstheit einer Demenzerkrankung können betroffene Personen *authentisches* Verhalten erspüren – sie bemerken ›Widersprüche‹ in der verbalen und non-verbalen Kommunikation ihres Gegenübers (vgl. Morton 2002, 33).

wendung *empfinden*. Ein Wegfall menschlicher Zuwendung hat also möglicherweise Auswirkungen auf das (subjektive) Wohlbefinden von Menschen mit Demenz – so könnten sich betroffene Personen z. B. in gewisser Weise von der Teilnahme an ›echten‹ sozialen Beziehungen ausgeschlossen fühlen. Ich komme an anderer Stelle darauf zurück, welche Rolle ›authentische‹ oder *lebendige* Beziehungen im Umgang mit demenzbetroffenen Personen spielen.

Selbst wenn demenzbetroffene Personen einen tatsächlichen Wegfall menschlicher Zuwendung ihnen gegenüber *nicht* als solche empfinden, scheint es einen weiteren (davon unabhängigen) Grund zu geben, einen solchen Wegfall für moralisch unzulässig zu halten. Ob ein Wegfall von menschlicher Zuwendung bei demenzbetroffenen Personen moralisch unzulässig ist, scheint nicht (nur) davon abzuhängen, ob bzw. wie demenzbetroffene Personen diesen Wegfall subjektiv empfinden. Vielmehr kann ein Wegfall von menschlicher Zuwendung bei demenzbetroffenen Personen für moralisch unzulässig gehalten werden, weil das objektive Wohlergehen der betroffenen Personen beeinträchtigt wird.

Eine (demenzbetroffene) Person kann durch soziale Beziehungen menschliche Zuwendung von einer anderen Person erhalten. Wie wichtig soziale Interaktion für Menschen im Allgemeinen und alte und demenzbetroffene Menschen im Speziellen ist, wurde bereits in verschiedenen empirischen Studien nachgewiesen. Soziale Interaktion spielt nicht nur eine entscheidende Rolle für unser physisches und psychisches Wohlergehen, sondern auch für die Entwicklung und Aufrechterhaltung bestimmter sozialer Kompetenzen (wie bspw. Kommunikationskompetenzen). Studien weisen sogar darauf hin, dass betagte Personen, denen soziale Beziehungen fehlen, eine höhere Wahrscheinlichkeit aufweisen, in der Folgezeit zu sterben.[121] Zudem wurde nachgewiesen, dass wenige soziale Beziehungen, seltene Teilnahme an sozialen Aktivitäten und sozialer Rückzug Risikofaktoren für die Abnahme der kognitiven Fähigkeiten älterer Personen sind.[122] Soziale Interaktion kann das Risiko einer Demenzerkrankung reduzieren.[123]

Ein wesentlicher Faktor für das Wohlergehen von (demenzbetroffenen) Personen scheint die Zuwendung durch andere Personen zu sein. Die zweite Prämisse des *Substitutions-Arguments* – die Annahme, dass ein Wegfall von menschlicher Zuwendung bei demenzbetroffenen Personen moralisch unzulässig ist – ist überzeugend, insofern man davon ausgeht, dass (demenzbetroffene) Personen ein moralisches Recht haben, dass ihr Wohlergehen (zumindest) nicht

---

121 Vgl. Berkman & Syme 1979.
122 Vgl. Zunzunegui, Alvarado, Del Ser & Otero 2003.
123 Vgl. Saczynski et al. 2006.

beeinträchtigt wird und menschliche Zuwendung unerlässlich für das Wohlergehen demenzbetroffener Personen ist.[124]

Es soll an dieser Stelle noch einmal zusammengefasst werden, was wir bisher
gesehen haben: Bisher wurden verschiedene Argumente zugunsten der These
diskutiert, dass der Einsatz von Therapierobotern bei demenzbetroffenen Personen moralisch unzulässig ist. Sieht man vom Substitutionseinwand zunächst
ab, fällt mit Blick auf die Argumente gegen den Robotereinsatz auf, dass die
diesbezüglichen ethischen Bedenken eine bestimmte Vorstellung der Würde
oder des Respekts vor Personen ins Zentrum stellen, die sich stark am Konzept
der Autonomie orientiert.[125] Eine Person zu achten und in ihrer Würde anzuerkennen, bedeutet demnach, eine bestimmte Haltung gegenüber einem Wesen
einzunehmen, das als Individuum einen Anspruch auf Selbstbestimmung hat,
die Fähigkeit besitzt, nach Gründen zu handeln, und dessen Möglichkeit zur
Selbstachtung in ihren Bedingungen nicht gefährdet werden darf.[126]

Dieses Verständnis von Autonomie ist in der Moralphilosophie und angewandten Ethik einflussreich und gilt in vielerlei Hinsicht als normative Referenzgröße, wenn es um die Frage geht, was wir einander moralisch schulden. Im
vorliegenden Kontext führt es jedoch, wie bereits dargelegt, zu einer Reihe von
Schwierigkeiten, die mit den Besonderheiten von Demenzerkrankungen zu tun
haben und mit Blick auf die Bedenken gegenüber dem Einsatz von Therapierobotern verschiedene Fragen – wie bspw. die Frage nach der Möglichkeit einer
Täuschung von Personen, die keine (falschen) Überzeugungen bilden können –
aufwerfen. Die in den (bisher diskutierten) Argumenten als Rechtfertigungs-
kriterien verwendeten, in ihren jeweiligen Interpretationen freigelegten moralphilosophischen Konzepte sind aufgrund des besonderen kognitiven und emotionalen Zustands demenzbetroffener Personen sowie der besonderen Wesens-
art der Betreuungsbeziehung insofern nur begrenzt hilfreich, um mit Blick auf
den ethisch verantwortlichen Einsatz von Therapierobotern ausreichend Orientierung zu stiften. Die Argumente greifen, mit anderen Worten, in gewisser
Weise nicht, wenn es um *demenzbetroffene* Personen geht. Wie ist nun mit diesem ›Ergebnis‹ umzugehen?

---

124 Wie bereits dargestellt, kann der Einsatz von Therapierobotern bei demenzbetroffenen
    Personen positive Wohlergehenseffekte auf diese Personen haben. Es gibt – neben
    menschlicher Zuwendung – sicherlich auch andere Aspekte, die zum Wohlergehen de-
    menzbetroffener Personen beitragen. Ich möchte an dieser Stelle lediglich darauf hinweisen,
    dass menschliche Zuwendung ein wesentlicher und unverzichtbarer Bestandteil für das
    Wohlergehen von (demenzbetroffenen) Personen ist.
125 Zu verschiedenen Explikationen des Würdebegriffs vgl. etwa Schaber 2010b, 2012, Stoecker
    2003, 2010.
126 Vgl. etwa Arneson 1991, Dworkin 1988, Schaber 2007.

3 Umgang mit Demenzbetroffenen – ein beziehungsethischer Ansatz

> ›Equal regard based on the cognitive, emotional, relational,
> and symbolic-expressive aspects of persons with dementia
> (including advanced dementia) lead me to reject the notion
> ›I think, therefore I am‹ and replace it with the less arrogant
> notion ›I feel and relate, and therefore, I am‹.‹[127]

Man kann mit dem ersten Ergebnis – nämlich, dass die diskutierten Contra-Argumente bei demenzbetroffenen Personen nicht ›funktionieren‹ – in unterschiedlicher Weise umgehen: Man könnte es erstens zum Anlass nehmen, davon auszugehen, dass es *gar keine* überzeugenden Argumente gegen den Robotereinsatz gibt. Oder man könnte zweitens den Versuch unternehmen, die einschlägigen Konzepte, wie bspw. das der Autonomie, neu zu fassen, um sie auch für den Kontext des ethischen verantwortlichen Umgangs mit Personen, die von einer Demenz betroffen sind, nutzbar und sozusagen passgenau zu machen. Ich möchte kurz erläutern, warum ich im Folgenden keine dieser beiden Strategien verfolgen, sondern einen anderen Weg einschlagen werde: Meine These wird sein, dass wir mit Blick auf die Frage nach dem ethisch gelingenden Umgang mit demenzbetroffenen Personen die normative Perspektive wechseln und einen anderen ›ethischen Ansatz‹ zugrunde legen sollten.

3.1 Vorschlag eines Perspektivwechsels

Aus den bisherigen Ergebnissen zu schließen, dass aus ethischer Perspektive nichts Wesentliches gegen den Robotereinsatz spricht, wäre übereilt und argumentationslogisch unzulässig. Denn, dass die bisher diskutierten Argumente nicht überzeugend sind, schließt nicht aus, dass es ggf. weitere Argumente gegen den Robotereinsatz gibt, die hier nicht betrachtet wurden. Man müsste also weitersuchen, doch diese Suche scheint mir aus folgendem Grund wenig vielversprechend: Die Prüfung der in Kapitel 2 diskutierten Contra-Argumente zeigt, dass die einschlägigen normativen Konzepte, wie bspw. das Konzept der Autonomie, im vorliegenden Kontext kaum hilfreich sind, weil sie sich nicht pass-

---

127 Post 2006, 233. Vgl. auch Kitwood 1990a: ›Nevertheless, a respect for demented persons continually emerges: a belief in their capacity to feel, relate and respond [...].‹ (Kitwood 1990a, 60).

genau auf Menschen mit Demenz beziehen lassen. Es ist erwartbar, dass sich dasselbe Problem mit Blick auf mögliche weitere Argumente ergibt. Das hat aus meiner Sicht im Wesentlichen damit zu tun, dass die normative Ethik einen bestimmten Begriff des moralischen Subjekts, respektive der Person, ins Zentrum stellt, der stark fähigkeitsbasiert ist bzw. auf ganz bestimmte insbesondere kognitive Fähigkeiten oder Eigenschaften von Personen fokussiert, die im Fall von demenzbetroffenen Personen nicht mehr oder nicht im einschlägigen Sinne vorliegen.[128] Menschen mit Demenz unterscheiden sich in dieser Hinsicht signifikant von paradigmatischen moralischen Subjekten. Es ist daher davon auszugehen, dass auch weitere Argumente, die gegen den Robotereinsatz vorgebracht werden, in ähnlicher Hinsicht (wie die bisher diskutierten Argumente) im spezifischen Kontext des Umgangs mit demenzbetroffenen Personen nicht greifen.

Ähnlich wenig aussichtsreich scheint mir der zweite Vorschlag, wie mit dem bisherigen Ergebnis umzugehen ist, also der Versuch, die in den Argumenten freigelegten moralphilosophischen Konzepte so zu erweitern und semantisch anzupassen, dass sie sich auch auf demenzbetroffene Personen beziehen lassen. Dieses Vorgehen ist aus anderen Feldern der Ethik bekannt, denn tatsächlich sind nicht nur Menschen mit Demenz in einem bestimmten Sinne besondere oder ungewöhnliche ›moralische Subjekte‹. Das gilt vielmehr auch für (Kleinst-) Kinder oder Tiere. Auch sie unterscheiden sich in relevanten Hinsichten von paradigmatischen moralischen Subjekten, und es gibt in den entsprechenden Debatten unterschiedliche Vorschläge, woran sich der ethisch angemessene Umgang mit ihnen bemisst. Die diesbezügliche philosophische Debatte fokussiert dabei wesentlich auf die Frage nach dem *moralischen Status* etwa von (Kleinst-)Kindern und (höherentwickelten) Tieren. Soweit es letztere betrifft, wird aus tierethischer Perspektive im Allgemeinen dafür argumentiert, dass sich ihr moralischer Status aus ihrer Leidensfähigkeit ergibt bzw. aus der Tatsache, dass auch Tiere bestimmte Interessen bzw. moralisch bedeutsame Bedürfnisse haben, deren Befriedigung in ihrem Interesse liegt und ihr Wohlergehen aus-

---

128 Bei Menschen mit Demenz stellt sich die Frage, inwieweit ihnen ein solcher ›vollumfänglicher‹ Personenstatus zugesprochen werden kann, der mit besonderen moralischen Ansprüchen verbunden ist. Manche würden im Falle von Menschen mit Demenz von moralischen ›Subjekten‹ sprechen. Mit dem Personenbegriff sind aber auch Schutzrechte derer, die nicht imstande sind, diese Rechte für sich einzufordern, zu verteidigen. Lanius (2010) vertritt daher die These, dass sich der Personenstatus von dem moralischen Status eines Menschen entkoppeln lässt. D. h.: Menschen mit schweren (bspw. kognitiven) Beeinträchtigungen kommt ein moralisch unbedingter Schutz zu – sie haben deshalb aber keinen vollumfänglichen Personenstatus, an den reziproke moralische Pflichten gebunden sind. In der vorliegenden Arbeit spreche ich von demenzbetroffenen ›Personen‹ – dies impliziert nicht, dass Menschen mit Demenz *ein solcher* ›vollumfänglicher‹ Personenstatus zukommt, *der ihnen reziproke moralische Pflichten auferlegt.*

macht.[129] Daraus wird in der Regel gefolgert, dass sich unser Umgang mit Tieren an deren *Wohlergehen* orientieren sollte, wobei in der Bestimmung des Wohlergehens häufig ›hedonistische‹ Überlegungen die primäre Rolle spielen.

Ähnliche Überlegungen gibt es auch mit Blick auf (Kleinst-)Kinder, wenn etwa vorgeschlagen wird, den Umgang mit ihnen am Konzept des Kindeswohls zu orientieren.[130] Zudem wird mit Blick auf sie die Auffassung vertreten, dass deren *Potential* zur sukzessiven Entwicklung der jeweils als relevant betrachteten (kognitiven) Fähigkeiten oder Eigenschaften ihren moralischen Status bestimmt.[131] Auch (Kleinst-)Kinder haben demnach das Potential, moralische ›Vollsubjekte‹, respektive Personen im normativ relevanten Sinne des Wortes, *zu werden*, weshalb ihnen nach Ansicht vieler Autorinnen und Autoren entsprechende Achtung und Rücksicht geschuldet sind und zwar auch dann, wenn sie faktisch noch nicht über die entsprechenden Fähigkeiten oder Eigenschaften verfügen.

Aus meiner Sicht können beide philosophischen Debatten – sowohl die Debatte um den moralischen Status von Tieren als auch die um einen angemessenen Umgang mit (Kleinst-)Kindern – mit Blick auf die Frage nach dem ethisch geforderten und angemessenen Verhalten gegenüber demenzbetroffenen Personen nur unzureichend fruchtbar gemacht werden: Es ist nicht überzeugend, dass im Umgang mit demenzbetroffenen Personen *ausschließlich* hedonistische Überlegungen maßgeblich sein sollen, jedenfalls solange damit gemeint ist, dass allein die Orientierung an den subjektiven Wohlgefühlen dieser Personen ethisch maßgeblich sein sollte. Anders als etwa bei (höherentwickelten) Tieren scheint hier vielmehr einiges davon abzuhängen, *auf welche Weise* dieses Wohlgefühl sichergestellt wird, d. h., welche Mittel wir zum jeweiligen Zweck wählen. Eine demenzbetroffene Person schlicht mithilfe von Medikamenten in einen leidfreien oder auch ›wohligen‹ Zustand zu versetzen, dürfte nach Ansicht vieler Menschen weit hinter dem zurückbleiben, was wir dieser Person schulden.[132] Die Orientierung am Wohlergehen allein ist schon aus diesem Grund meiner Ansicht nach weder ausreichend noch angemessen, wenn es um den (ethisch verantwortlichen) Umgang mit demenzbetroffenen Personen geht.

Das Unbehagen gegen den Robotereinsatz, das in den (in Kapitel 2 diskutierten) Argumenten zum Ausdruck kommt, kann zudem nicht eingefangen werden, wenn allein die *Leidensfähigkeit* demenzbetroffener Personen als mo-

---

129 Vgl. Singer 1975, [1979] 2011.
130 Vgl. Andresen 2017, Maywald 2007, Riedl 2013, 2017.
131 Vgl. Wieland 2003. Zur Kritik vergleiche etwa Schöne-Seifert (2003).
132 Vgl. Jennings 2009: ›[…] we must abandon the (now predominant) notion that quality of life […] for persons with moderate to severe cognitive and behavioral impairments from dementia involves primarily security, comfort, and the fulfillment of immediate, experiential interests.‹ (Jennings 2009, 428).

ralische Bezugsgröße dienen soll. Die These, dass demenzbetroffenen Personen ›Leid‹ durch den Robotereinsatz zugefügt wird, ist sachlich nicht richtig, wenngleich sie auf den ersten Blick nicht abwegig ist. So ist etwa das Gewicht einer Roboterrobbe (mit ca. drei Kilogramm) für demenzbetroffene Personen erheblich, sodass sie es oftmals als unangenehm empfinden, wenn diese bspw. auf ihrem Oberkörper (auf-)liegt. Es gibt durchaus Personen, die den Roboter ablehnen; andere zeigen schlicht kein Interesse an dem Robotertier. Meistenteils lehnen demenzbetroffene Personen den Roboter aber deshalb ab, weil sie den Eindruck haben, für das ›Tier‹ sorgen zu müssen (und dazu nicht imstande zu sein) oder weil die Beschaffenheit des ›Tieres‹ sie ängstigt. Dennoch ist alles in allem davon auszugehen, dass demenzbetroffenen Personen durch den Robotereinsatz als solchen kein ›Leid‹ zugefügt wird. Wie bereits beschrieben, weisen einige empirische Studien im Gegenteil darauf hin, dass der Einsatz von Therapierobotern nachweislich einen Beitrag zu deren (objektivem und subjektivem) Wohlergehen leisten kann.[133]

Auch die ›Potentialitätsstrategie‹, die im Fall von Kindern häufig zur Anwendung kommt, scheint nicht angemessen, wenn es um Menschen mit Demenz geht: Sie haben bekanntermaßen nicht das Potential, diejenigen kognitiven Fähigkeiten oder Eigenschaften, die die Standardauffassung moralischer Subjekte als ausschlaggebend betrachtet, (wieder) zu erwerben. Ein Blick auf die Modifikationen der einschlägigen normativen Konzepte, soweit sie in der philosophischen Debatte um den Umgang mit nicht paradigmatischen moralischen Subjekten vorgenommen werden, ist daher meines Erachtens nur sehr begrenzt hilfreich, wenn es um Menschen mit Demenz geht.

Was ist zu tun? Ich möchte im Folgenden vorschlagen, mit Blick auf die Frage nach der moralischen Zulässigkeit des Robotereinsatzes, respektive nach dem moralisch angemessenen Umgang mit demenzbetroffenen Personen, die Frageperspektive zu wechseln. Was ist damit gemeint?

Bisher haben wir uns wesentlich an der Frage orientiert, was ein Akteur mit einer *demenzbetroffenen Person* (in ihrer spezifischen Verfasstheit) sozusagen ›machen darf‹ bzw. welchen Umgang er ihr als einem moralischen Subjekt schuldet. Diese Perspektive verleitet dazu, die demenzbetroffene Person als ein getrenntes Gegenüber zu betrachten, dessen normativ relevante Fähigkeiten oder Eigenschaften und damit korrespondierenden Ansprüche das Handeln orientieren. Diese Perspektive ist aus meiner Sicht unzureichend, insofern sie einen entscheidenden Aspekt ausblendet, nämlich den Umstand, dass Person-Sein im

---

133 Vgl. Baisch et al. 2018, Kanamori, Suzuki & Tanaka 2002, Klein 2011, Saito, Shibata, Wada & Tanie 2003, Tamura et al. 2004, Wada, Shibata, Saito & Tanie 2002, 2003, 2004, Wada, Shibata, Musha & Kimura 2005, Wada & Shibata 2007.

Fall von Menschen mit Demenz ausschließlich innerhalb von Beziehungen möglich ist:

>[…] Menschen mit Demenz […] sind mit Fortschreiten des dementiellen Prozesses immer weniger selbst in der Lage, ihr Personsein aufrechtzuerhalten. Damit es nicht zerfällt, benötigen sie andere Menschen, die fähig und bereit sind, ihr Personsein anzuerkennen und es fortwährend zu nähren.‹[134]

Die Veränderung der Fähigkeiten oder Eigenschaften demenzbetroffener Personen führt dazu, dass diese Personen *aufgrund ihrer Veränderungen* in Betreuungsbeziehungen mit anderen Personen stehen *müssen*. Menschen mit Demenz können nur in Beziehung *Person* sein – sie sind, und zwar in anderem Umfang und kategorial anderer Weise als paradigmatische moralische Subjekte, konstitutiv auf Betreuungsbeziehungen angewiesen. Demenzbetroffene Personen sind insofern in besonderer Hinsicht Beziehungswesen, da sie ohne eine solche Beziehung weder überleben noch Subjekt oder Person sein können – sie sind, mit anderen Worten, wesentlich *beziehungsabhängig*. Aus diesem Grund scheint es mir im Fall demenzbetroffener Personen angemessen, eine andere, nicht kognitive Fähigkeit als normativ ausschlaggebend zu betrachten, nämlich die Fähigkeit, in bedeutungsvollen, die Person konstituierenden Beziehungen zu sein. Entscheidend ist – in Anspielung auf Jeremy Benthams prominente Formulierung – also nicht, ob Menschen mit Demenz denken oder leiden können. Entscheidend ist, *dass sie in (normativ relevanten) Beziehung(en) (zu Personen, d. h. zu paradigmatischen moralischen Subjekten) stehen können.*

Es ist, wie ich im Folgenden deutlich machen möchte, *diese* Fähigkeit, die demenzbetroffenen Personen erhalten bleibt, und sie ist es, die den Umgang mit diesen Personen ethisch orientieren sollte. Das bedeutet aus meiner Sicht zugleich, dass wir die Perspektive der Frage nach dem angemessenen Umgang mit diesen Personen und damit auch die Perspektive unserer Frage nach der moralischen Zulässigkeit des Robotereinsatzes wechseln und unsere ethische Aufmerksamkeit auf die Person-in-Beziehung und damit auch auf die Betreuungsbeziehung selbst bzw. auf ihr Gelingen richten sollten, und zwar als einer Beziehung, in der sich >[d]ie Person, das Selbst des Individuums, entwickelt […] und […] durch […] wertschätzenden und einfühlenden Kontakt aufrechterhalten‹[135] wird.

Dieser Gedanke ist nicht ganz neu. Es gibt mittlerweile eine Reihe von Philosophen, die die Beziehungsfähigkeit demenzbetroffener Personen als zentral betrachten. Tatsächlich ist der Fokus auf die *Beziehung* zwischen demenzbetroffenen Personen und ihren Betreuungspersonen Gegenstand einer aktuell

---

134 Welling 2004, 1.
135 Welling 2004, 1.

aufblühenden Debatte um das Phänomen der Demenz: Dass auch (Kleinst-)Kinder und schwerstdemenzbetroffene Menschen einen höheren moralischen Status haben als etwa Hunde, verdankt sich demnach dem Umstand, dass erstere, anders als letztere, Teil moralisch bedeutsamer Beziehungen sein können.[136] Der moralische Status demenzbetroffener Personen resultiert dieser Auffassung zufolge weder aus ihrer Fähigkeit zur Ausbildung reflektierter Präferenzen oder ihrer Leidensfähigkeit, noch aus ihrer Autonomie. Er hat vielmehr eine wesentlich beziehungsbezogene Basis. Dass es sich bei ihnen um ›moralische Vollpersonen‹ handelt, hat demnach etwas damit zu tun, dass andere auf eine bestimmte Weise mit ihnen in moralisch bedeutungsvolle Beziehungen treten können.[137] Das setzt die Annahme voraus, dass demenzbetroffene Personen – trotz ihrer Erkrankung – die Fähigkeit und das Bedürfnis haben, in Beziehungen zu stehen und Teil einer Gemeinschaft zu sein.

Ich möchte diese Perspektive im Folgenden für die Frage nach der ethischen Beurteilung des Robotereinsatzes fruchtbar machen, also vorschlagen, die Angemessenheit des Umgangs mit demenzbetroffenen Personen und insbesondere den möglichen Einsatz von Therapierobotern daran zu bemessen, ob und wie es gelingen kann, Betreuungsbeziehungen entsprechend dieser normativen Zwecksetzung – d. h. der Bewahrung und Ermöglichung des Person-Seins von Menschen mit Demenz – zu gestalten. Die Antwort auf die Frage danach, ob (bzw. inwiefern) sich der Robotereinsatz ethisch verantwortlich gestalten lässt, hängt, mit anderen

---

136 Jaworska und Tannenbaum (2014) bezeichnen solche Beziehungen als sog. ›person-rearing relationships‹ (Jaworska & Tannenbaum 2014).

137 Vgl. Jaworska & Tannebaum 2014, Kitwood & Bredin 1992: ›[…] it is argued that the key psychological task in dementia care is that of keeping the sufferer's personhood in being. This requires us to see personhood in social rather than individual terms.‹ (Kitwood & Bredin 1992, 269). An anderer Stelle spricht Kitwood davon, dass Person-Sein ein Zustand ist, den ein Mensch erst durch andere Menschen erreichen kann: Person-Sein erweist sich als in-Beziehung-Sein zu anderen Menschen: ›[Personhood] is a standing or status that is bestowed upon one human being, by others, in the context of relationship and social being. It implies recognition, respect and trust.‹ (Kitwood 1997a, 8). Kitwoods Konzeption von Person-Sein wurde vielfach kritisiert (vgl. etwa Nolan et al. 2004, O'Connor et al. 2007). An der Konzeption von Kitwood wurde vor allem kritisiert, dass Person-Sein einseitig gerichtet ist. D. h.: Demenzbetroffene Menschen ›erhalten‹, so die Kritiker des Ansatzes von Kitwood, den Status einer Person durch andere Personen. Diese anderen Personen erhalten ihren Status als Person aber *nicht* durch die demenzbetroffene Person. Der Beziehungsaspekt ist auch in Arbeiten von Jennings zentral (vgl. Jennings 2000, 2001, 2006, 2009), der sich in seinem Aufsatz ›Agency and moral relationship in dementia‹ (Jennings 2009) gegen eine Orientierung an hedonistischen Konzeptionen der Lebensqualität im Umgang mit schwerstdemenzbetroffenen Personen wendet. Zwar operiert er mit dem Kriterium der Lebensqualität, gründet dieses jedoch auf ein Konzept von ›semantic agency‹ und ›memorial personhood‹. Diesem Ansatz zufolge hat sich der Umgang mit demenzbetroffenen Personen an der Optimierung ihrer Lebensqualität zu orientieren, die dadurch gestiftet wird, dass andere, nämlich relevante Beziehungspartner bzw. die sie Betreuenden, die Selbst-Wahrnehmung demenzbetroffener Personen stabilisieren.

Worten, aus meiner Sicht davon ab, welche Auswirkungen der Robotereinsatz auf das ›gute Leben‹ demenzbetroffener Personen, das ausschließlich in Beziehung möglich ist, hat. Ob (bzw. inwiefern) sich der Robotereinsatz ethisch verantwortlich gestalten lässt, hängt *nicht* von der demenzbetroffenen Person und ihren ggf. moralisch relevanten Fähigkeiten oder Eigenschaften ab, sondern davon, wie der Einsatz die Beziehung einer demenzbetroffenen Person mit ihrer Betreuungsperson verändert. Ich werde daher die oben vorgestellten Einwände gegen den Robotereinsatz aus dieser Perspektive in den Blick nehmen, gleichsam umformulieren und anschließend prüfen. Doch zuvor ist es notwendig, die dem Perspektivenwechsel zugrundeliegende Annahme der Beziehungsfähigkeit demenzbetroffener Personen genauer in den Blick zu nehmen und zu erläutern, was mit der Behauptung der Beziehungsfähigkeit demenzbetroffener Personen im Einzelnen gemeint ist. Wodurch zeichnet sich die spezifische, für das Person-Sein konstitutive Beziehung zwischen einer demenzbetroffenen Person und einer sie betreuenden Person aus und welche Fähigkeiten setzt sie seitens der Beteiligten voraus?

3.2 Beziehungsfähigkeit demenzbetroffener Personen

Die These, dass die *Beziehungsfähigkeit* demenzbetroffener Personen die Fähigkeit ist, die normativ relevant ist bzw. dass das Gelingen der Beziehung der ethische Orientierungspunkt im Umgang mit Menschen mit Demenz ist, stößt möglicherweise auf einen direkten Einwand. Es wird nämlich vorausgesetzt, dass Menschen mit Demenz in eigener Weise beziehungsfähig sind – wer Erfahrung in der Begegnung mit demenzbetroffenen Personen hat, mag durch diese Behauptung irritiert sein. Die Zweifel an der Beziehungsfähigkeit demenzbetroffener Personen legen nahe, dass der Vorschlag, den Umgang mit diesen Personen an dieser Fähigkeit zu orientieren, mit demselben Problem konfrontiert ist wie die bisher diskutierten Argumente: Er setzt eine Fähigkeit demenzbetroffener Personen voraus, nämlich ihre Beziehungsfähigkeit, die diese Personen nicht (mehr) haben. Im Folgenden möchte ich diesen (empirischen) Einwand darstellen und prüfen.

3.2.1 Ein empirischer Einwand

Dem Einwand – gegen die These, dass demenzbetroffene Personen in eigener Weise beziehungsfähig sind – zufolge bedürfen demenzbetroffene Personen zwar der *Betreuung* durch andere Personen, sie stehen aber gerade nicht in *bedeutungsvollen Beziehungen* mit diesen Personen. D. h.: Die Beziehung einer Person mit einer demenzbetroffenen Person ›erschöpft‹ sich gewissermaßen darin, die demenzbetroffene Person zu *versorgen*. Menschen mit Demenz sind, so der Einwand, eben *nicht* in einem normativ bedeutungsvollen Sinne beziehungsfähig. Woher kommt der Eindruck, dass demenzbetroffene Personen nicht mehr Teil bedeutungsvoller Beziehungen sind?

Die Zweifel an der Beziehungsfähigkeit demenzbetroffener Personen sind zunächst nachvollziehbar: Dem Einwand zufolge ist Beziehungsfähigkeit eine Fähigkeit, die Kompetenzen umfasst, die demenzbetroffene Personen nicht (mehr) haben. Üblicherweise, d. h. im Fall der Beziehung zwischen kognitiv nicht veränderten Personen, gehört insbesondere dazu, dass mein Gegenüber mich erkennt und sich dauerhaft an mich als Beziehungspartner erinnern kann. Diese Anforderungen scheinen demenzbetroffene Personen nicht erfüllen zu können. Inwiefern demenzbetroffene Personen den Kriterien noch genügen können, ist abhängig von dem Schweregrad der Demenz. Zumindest ab einem bestimmten Stadium der Demenz können betroffene Personen sich nicht (dauerhaft) an ihr Gegenüber erinnern, sie reagieren oftmals nicht auf Ansprache und äußern sich unverständlich. Eines der schwerwiegendsten Probleme für Angehörige besteht häufig darin, dass sich die Ausdrucksfähigkeit demenzbetroffener Personen grundlegend verändert. Tatsächlich besteht in der Erwartbarkeit dieser Veränderungen oft gerade der ›Schrecken‹ einer Demenzdiagnose, nicht nur für die Betroffenen selbst, sondern auch für ihre Angehörigen. Oftmals wird davon gesprochen, dass eine Demenzerkrankung Beziehungen (zer-)stört – viele Angehörige demenzbetroffener Personen betrauern insbesondere, dass sie die demenzbetroffene Person auf bestimmte Weise ›verlieren‹, weil die Beziehung zu ihr ›gekappt‹ wird.

So wird meine demenzbetroffene Tante meinen Namen nicht mehr kennen und nicht wissen, wer ich bin. Sie wird vergessen, was mir wichtig ist und wird nicht nachfragen, auch dann nicht, wenn es um Ereignisse geht, die für mich große Bedeutung haben. Eine demenzbetroffene Person wie meine Tante nimmt scheinbar keinen Anteil an den Geschehnissen im Leben anderer und zeigt kein Interesse für das, was ihr Gegenüber beschäftigt. Meine Tante wird mir auch nicht von sich selbst berichten, da sie das ›Wissen‹ über sich selbst verliert – sie erinnert sich nicht daran, was sie gewissermaßen als meine Tante ›ausmacht‹. Sie wird mir nicht davon erzählen können, wie sie den heutigen Tag verbracht hat, sie wird sich nicht erinnern, ob ihr das Mittagessen geschmeckt, der Ausflug in die Stadt gefallen oder sie sich über ihre Zimmernachbarin geärgert hat. Meine Tante vergisst nicht nur, was um sie herum und mit ihr passiert – sie hat auch vergessen, was *ihr* wichtig ist.

Unstrittig ist, dass sich Betreuungsbeziehungen zu demenzbetroffenen Personen in verschiedenen Hinsichten von Beziehungen zwischen paradigmatischen moralischen Subjekten, die bestimmte kognitive Fähigkeiten oder Eigenschaften aufweisen, unterscheiden – es handelt sich um eine Beziehung, die in gewisser Hinsicht keine ›*Begegnung unter gleichen*‹ ist. Eine bedeutungsvolle Beziehung zu einer kognitiv nicht veränderten Person wird u. a. durch Kommunikation (aktiv) gepflegt und aufrechterhalten. Das Aufrechterhalten einer solchen Beziehung durch *verbale* Kommunikation ist im Falle von demenzbetroffenen Personen oftmals schwierig – diese *bestimmte* Weise, Beziehungen aufrechtzuerhalten, erweist sich meistenteils als nur wenig hilfreich, wenn es um Menschen mit Demenz geht. Dies zeigt sich besonders deutlich mit Blick auf ein beispielhaftes Gespräch einer demenzbetroffenen Person mit ihrer Betreuungsperson:

Fallbeispiel 12
›»Willst du nicht ein bisschen fernsehen?«, frage ich.
»Was habe ich davon?«
»Na ja, Unterhaltung.«
»Ich möchte lieber heimgehen.«
»Du bist zu Hause.«
[…] Ich nenne Straße und Hausnummer.
»Na ja, aber viel bin ich hier nie gewesen.«
»Du hast das Haus Ende der fünfziger Jahre gebaut, und seither wohnst du hier.« […]
»Ich glaube es dir, aber mit Vorbehalt. Und jetzt will ich nach Hause.«‹[138]

Das, was der Schriftsteller Arno Geiger hier von der Begegnung mit seinem demenzerkrankten Vater berichtet, werden viele Angehörige von Menschen mit Demenz bestätigen können: Eine demenzbetroffene Person erinnert sich bereits unmittelbar nach dem Gespräch nicht an die Begegnung mit ihrem Gegenüber. Die Informationen, die Arno Geiger seinem Vater gibt, kann dieser nicht kognitiv verarbeiten – sie sind für ihn in gewisser Hinsicht nicht informativ. Eine besondere Herausforderung und Belastung ist für Angehörige wie Arno Geiger aber oftmals nicht, dass sich eine demenzbetroffene Person nicht an die Inhalte eines Gesprächs erinnern kann, sondern vielmehr, dass sie die Personen, die ihr ursprünglich (vor Ausbruch ihrer Erkrankung) auf besondere Weise ›nahe‹ standen, nicht mehr als vertraute und vertrauenswürdige Personen erkennt – Arno Geiger wird von seinem Vater nicht mehr als eine solche Person wahrgenommen.

Auch wenn sich die Beziehung mit einer demenzbetroffenen Person wesentlich verändert, so *fühlen* sich viele Betreuungspersonen (insbesondere Angehörige) von Menschen mit Demenz dennoch auf besondere Weise mit diesen Menschen verbunden – ich erfahre die Begegnungen mit meiner demenzerkrankten Tante *als Beziehung*. Die Zeugnisse von Angehörigen und Pflegenden belegen diese Erfahrung. So berichtet Geiger (2011) davon, dass es einen ›[…] verbliebene[n] Platz für ein Miteinander […]‹[139] mit seinem Vater gibt. Die

---

138 Geiger 2011, 12 f.
139 Geiger 2011, 117.

Möglichkeit einer solchen Begegnung besteht nicht bei bspw. einer komatösen Person. Anders als bei einer komatösen Person, spielt es bei einem Menschen mit Demenz eine wesentliche Rolle, *wie* ich ihm begegne.

Der obige Einwand gegen die These, dass auch Menschen mit Demenz beziehungsfähig sind, ist überzeugend, wenn man Beziehungsfähigkeit in einem bestimmten Sinn versteht. Dieser Begriff ist aber nicht alternativlos. Wir haben Gründe, über Beziehungsfähigkeit anders nachzudenken und die Erfahrung, dass wir tatsächlich in bedeutungsvollen Beziehungen mit demenzbetroffenen Personen stehen können und sie zu uns, gibt uns Grund dazu. Ich möchte daher vorschlagen, den Begriff der Beziehungsfähigkeit weiter zu fassen. Es soll gezeigt werden, dass eine bedeutungsvolle Beziehung mit einer anderen Person auch dann möglich ist, wenn mein Gegenüber die Kompetenzen, die üblicherweise mit Beziehungsfähigkeit verknüpft werden, *nicht* mehr hat. Eine demenzbetroffene Person ist auch dann Teil einer bedeutungsvollen Beziehung, wenn sie bspw. nicht auf Ansprache reagiert und sich nicht an mich als Beziehungspartner erinnert.[140] Der moralisch relevanten Fähigkeit, um die es im Folgenden gehen soll, liegt eine ›basalere‹ Idee von Beziehungsfähigkeit zugrunde. Was also zeichnet eine bedeutungsvolle Beziehung mit einem Menschen mit Demenz aus und inwiefern sind demenzbetroffene Personen in ihrer spezifischen Verfasstheit immer noch beziehungsfähig?

3.2.2 Beziehungsfähigkeit als Fähigkeit emotional bzw. leiblich zu antworten

Menschen mit Demenz sind in besonderer Weise auf die Fürsorge anderer Personen angewiesen. Sie bedürfen dieser Fürsorge nicht nur zur Bewältigung alltagspraktischer Tätigkeiten, sondern insbesondere auch mit Blick auf ihre emotionalen Bedürfnisse.[141] Zumindest einige Kontakte von Betreuungspersonen zu demenzbetroffenen Personen sind Kontakte, die primär der pflegerischen Versorgung demenzbetroffener Personen dienen. Im Folgenden möchte ich *nicht* die These vertreten, dass Menschen mit Demenz bereits deshalb Teil einer

---

140 Demenzbetroffene Personen *können* nicht nur Teil einer bedeutungsvollen Beziehung sein – vielmehr *müssen* sie in bestimmter Hinsicht Teil solcher Beziehungen sein. Qualitative Studien (Interviews mit demenzbetroffenen Personen) weisen darauf hin, dass das wichtigste Bedürfnis demenzbetroffener Personen darin besteht, ›[a]m gesellschaftlichen Leben teilnehmen zu können, dazuzugehören und nicht ausgegrenzt zu werden […]‹ (Niebuhr/ Alzheimer Gesellschaft Bochum e. V. 2010, 51).

141 Vgl. Alzheimer Europe 2005, 16. Kitwood identifiziert fünf zentrale psychische Bedürfnisse: Trost, primäre Bindung, Einbeziehung, Beschäftigung und Identität (vgl. Kitwood [1997] 2013, 144–149).

bedeutungsvollen Beziehung sind, weil andere Personen sie versorgen.[142] Dass ein Versorgungskontakt zu einer demenzbetroffenen Person *allein* nicht ausreicht, um mit ihr in einer bedeutungsvollen Beziehung zu stehen, zeigt ein Blick auf andere Kontexte. Es sind andere Situationen denkbar, in denen ich zwar ein Wesen versorge, aber mit ihm nicht in einer Beziehung bin, die für mich und mein Gegenüber *Bedeutung* hat. Ich werde die These vertreten, dass Menschen mit Demenz durchaus in eigener Weise beziehungsfähig sind – es ist nicht nur ein ›zweckdienlicher‹ Kontakt zu ihnen möglich. Die Frage danach, ob bzw. inwiefern demenzbetroffene Personen beziehungsfähig sind, ist eine empirische Frage. Sie bedarf jedoch einer genaueren Betrachtung, da sie in der These, dass die Beziehungsfähigkeit die normativ relevante Eigenschaft ist, die den Umgang mit demenzbetroffenen Personen orientieren kann, vorausgesetzt wird. Im Folgenden möchte ich prüfen, was der Begriff der normativ bedeutsamen Beziehungsfähigkeit besagt und was diese Fähigkeit voraussetzt.

Klar ist, dass bedeutungsvolle Beziehungen mehr als ›flüchtige‹ Versorgungskontakte sind – sie setzen ein bestimmtes *Miteinander-Sein* voraus. Im Folgenden möchte ich erläutern, was ich mit einem solchen Miteinander-Sein meine und inwiefern es einer bestimmten Haltung einer Betreuungsperson gegenüber einer demenzbetroffenen Person bedarf, damit diese Teil einer bedeutungsvollen Beziehung ist. Ob eine Beziehung zu einer demenzbetroffenen Person auf bestimmte Weise Bedeutung hat, hängt, wie sich zeigen soll, wesentlich davon ab, wie eine Betreuungsperson einem Menschen mit Demenz begegnet, d. h., welche Haltung die Betreuungsperson gegenüber der demenzbetroffenen Person einnimmt.

> ›Einem Menschen mit der Einstellung zu begegnen, daß sein Verhalten eine Bedeutung hat, die wir nicht verstehen, ermöglicht einen ganz anderen Zugang zu ihm, als wenn wir ihn einfach als »verwirrt«, »verrückt« oder »unangepaßt« abstempeln. […]. Allein schon der *Versuch, zu verstehen*, verändert die Qualität der Beziehung.‹[143]

Für die Betreuungsbeziehung mit einem Menschen mit Demenz macht es einen Unterschied, ob eine Betreuungsperson versucht, die Verhaltensweisen, Handlungen und Äußerungen der demenzbetroffenen Person zu verstehen und ihr mit einer ›unvoreingenommenen‹ oder ›offenen‹ Haltung begegnet. Was ist mit einer solchen Haltung gemeint? Ich möchte diesbezüglich ein weiteres Fallbeispiel betrachten:

---

142 Vgl. Post 1995: ›Caregivers should try to do less »for« or »to« and more »with«. Dignity and an inner sense of worth for the affected individual are related to participation and recreation.‹ (Post 1995, 27).
143 Pörtner 1999, 24 (Hervorhebungen Pörtner).

Fallbeispiel 13
Ich besuche meine demenzbetroffene Tante im Seniorenpflegeheim. Als ich ihr Zimmer
betrete, steht sie – wie ich es schon oftmals gesehen habe – in ihrem Kleiderschrank, den
sie komplett leer geräumt hat. Eine ihrer Hände greift um die Kleiderstange. ›Steig' ein,
mein Kind, schnell, ich muss mich beeilen, ich fahre zur Friedrichstraße.‹, sagt sie. ›Ja, zur
Friedrichstraße bist du immer gefahren. Hast du Angst, dass du dich verspätest?‹, ant-
worte ich.

In *Fallbeispiel 13* bewerte (und korrigiere) ich das Verhalten meiner Tante nicht,
sondern versuche vielmehr, es zu verstehen und ihre Gefühle, die in ihrem
Verhalten zum Ausdruck kommen, auf bestimmte Weise *anzuerkennen*. Eine
solche Haltung wird in der Literatur auch als *validierende* Haltung beschrieben.
Die Amerikanerin Naomi Feil hat die Haltung und (Kommunikations-)Methode
der Validation zuerst eingeführt:

> ›Jemanden zu validieren bedeutet, seine Gefühle anzuerkennen, ihm zu sagen, dass
> seine Gefühle wahr sind. Das Ablehnen von Gefühlen verunsichert den anderen. [...].
> Validationsanwender haben die Signale des älteren Menschen aufzufangen und in
> Worte zu kleiden.‹[144]

Betreuungspersonen, die die Validationsmethode anwenden, benennen Gefühle
und begegnen einer demenzbetroffenen Person mit Äußerungen, die sie ›verstehen‹ kann. Meine Tante wird ab einer bestimmten Schwere ihrer Erkrankung
nicht nur mich nicht mehr wiedererkennen, sondern auch *ich* werde *sie* in gewisser Weise nicht wiedererkennen. Meiner Tante offen zu begegnen, bedeutet
auch, dass ich *nicht* versuche, sie als eine Person zu sehen, die ich gewissermaßen
wiedererkennen möchte, sondern als ein Wesen, mit dem ich eine bedeutungsvolle Beziehung haben kann. Wenn ich in den Verhaltensweisen meiner demenzbetroffenen Tante lediglich Reflexe oder stereotypes, ritualisiertes Verhalten sehe, dann begegne ich ihr nicht als einem Gegenüber, das mit mir in einer
bedeutungsvollen Beziehung steht – Reflexe oder stereotypes, ritualisiertes
Verhalten haben gewissermaßen nichts mit mir und meiner Haltung meinem
Gegenüber zu tun. Reflexe oder stereotypes, ritualisiertes Verhalten zeigen bspw.
Hunde – bei meinem Hund ist es, anders als bei demenzbetroffenen Personen,
nicht plausibel, davon zu sprechen, dass ich verstehen kann, was er mir ›sagt‹. Die
Begegnungen mit meiner demenzbetroffenen Tante kann ich auf bestimmte
Weise gestalten – es ist, anders als etwa bei komatösen Personen, nicht ›gleichgültig‹, wie ich ihr begegne. Meine demenzbetroffene Tante nimmt mich auf
bestimmte Weise wahr – mein Verhalten und meine Haltung ihr gegenüber
haben einen Einfluss auf etwa ihre Verhaltensweisen und Gefühle. Es ist, wie ich
bereits verdeutlicht habe, unstrittig, dass demenzbetroffene Personen – trotz

---

144 Feil & de Klerk-Rubin 2013, 15.

ihrer Erkrankung – Gefühle haben. Menschen mit Demenz sind in eigener Weise beziehungsfähig, weil sie genau wie kognitiv nicht veränderte Personen zu Gefühlen imstande sind. Sie *haben* nicht nur Gefühle, sondern sie können diese meistenteils auch anderen Personen ›*mitteilen*‹ bzw. mit anderen Personen ›*teilen*‹. Wenn man den Begriff der Beziehungsfähigkeit so versteht, dann stellt man fest, dass demenzbetroffene Personen durchaus über die entsprechenden Kompetenzen verfügen. In paradigmatischen (gefühlsbezogenen) Nahbereichsbeziehungen zwischen kognitiv nicht veränderten Personen ist das Denken, Verhalten und Fühlen der Beziehungspartner wechselseitig aufeinander bezogen – aber auch außerhalb solcher paradigmatischen (gefühlsbezogenen) Nahbereichsbeziehungen gibt es einen wechselseitigen Bezug zwischen den Beziehungspartnern bspw. indem ich meinem Gegenüber auf bestimmte Äußerungen antworte. Wenn es um eine bedeutungsvolle Beziehung mit einer demenzbetroffenen Person geht, ›entfallen‹ einerseits bestimmte Möglichkeiten der Bezugnahme; andererseits scheint sich zumindest eine bestimmte Möglichkeit der Bezugnahme zu intensivieren, nämlich die Möglichkeit der emotionalen und ›leiblichen‹[145] Bezugnahme. Menschen, die mit Demenz leben, sind oftmals imstande, eine bestimmte Gefühlslage ihres Gegenübers zu spüren und können ihre eigenen reaktiven Gefühle meistenteils zum Ausdruck bringen. Oftmals machen Betreuungspersonen von Menschen mit Demenz die Erfahrung, dass auch demenzbetroffene Personen bis zu einem stark fortgeschrittenen Stadium ihrer Erkrankung *reziprok* handeln. Es ist anzunehmen, dass Menschen mit Demenz durchaus die Fähigkeit haben, auf andere Person zu reagieren und ihnen damit auf bestimmte Weise ›antworten‹ können.[146] In Begegnungen mit demenzbetroffenen Personen zeigt sich, dass sie zudem nicht nur auf andere Personen reagieren, sondern auch bemerken, wenn eine Person auf *sie* reagiert.

---

145 Ich benutze hier bewusst den Begriff der ›Leiblichkeit‹ und nicht den des ›Körpers‹. Ich folge damit der Unterscheidung von Fuchs (2018): ›Leibsein […] ist etwas anderes als einen Körper zu haben; der Leib, das sind wir selbst. Nur als Leib kann der Mensch sich spüren, sich ausdrücken, anderen Menschen und der Welt begegnen. Alles Wahrnehmen, Denken, Tun vollzieht sich durch dieses Medium des Leibes: Die Augen sehen, die Ohren hören, die Hände greifen und die Zunge spricht, ohne dass wir sie beachten. […]. Der Leib hat […] eine eigene Geschichte. […]. All [unsere] Gewohnheiten und Erfahrungen lassen sich zusammenfassend als *Leibgedächtnis* bezeichnen. Es weist auf eine Kontinuität der Person hin, die nicht in ihren biographischen Erinnerungsbeständen verankert ist, sondern in einer im Leib sedimentierten Erfahrung.‹ (Fuchs 2018, 49). Ich komme an anderer Stelle noch auf die Bedeutung eines solchen Leibgedächtnisses für demenzbetroffene Personen zurück.
146 Jennings (2009) spricht in diesem Zusammenhang davon, dass demenzbetroffene Personen (trotz ihrer Erkrankung) ›sematic agency‹ haben: ›Semantic agency refers to the capacity to communicate, to engage in meaning-sending and meaning-receiving relationships […] with others, and to evince understanding and evaluation of such communication. […]. Semantic agency is the capacity for engaging in the activity of making and experiencing meaning […].‹ (Jennings 2009, 430).

›Menschen mit Demenz haben oft einen ausgeprägten Spürsinn für Echtheit und Authentizität und das Bedürfnis, als Persönlichkeit gesehen und geachtet zu werden. Sie verfügen in vielen Fällen über eine hohe Sensibilität für Verhaltensweisen, die ihre Selbstachtung infrage stellen oder sie daran hindern, in ihrer Welt auf ihre Art zu leben. [...] die gedächtnisbezogenen und kognitiven Veränderungen führen zu einer starken Ausprägung der Kompetenz, Situationen intuitiv wahrzunehmen, und zu einer Sensibilisierung für zwischenmenschliche Beziehungen, für die Gefühle des Gegenübers und für Zwischentöne.‹[147]

Menschen mit Demenz wird nachgesagt, dass sie einen besonderen ›Spürsinn‹ für ihr Gegenüber haben – sie bemerken nicht nur, *dass* andere Personen auf sie reagieren, sondern auch, *wie* sie auf sie reagieren. Wir haben Grund zu der Annahme, dass auch demenzbetroffene Personen auf besondere Weise imstande sind, zu *spüren,* welche Haltung im Verhalten ihres Gegenübers zum Ausdruck kommt.[148] Sie nehmen Situationen intuitiv wahr und verfügen über eine hohe Sensibilität für andere Personen – möglicherweise können sie sogar besonders gut bspw. Stimmungen und Gefühle des Gegenübers wahrnehmen.

Die Antworten meiner demenzbetroffenen Tante auf etwa mein Verhalten können sich wesentlich von den Antworten kognitiv nicht veränderter Personen auf mein Verhalten unterscheiden – ihre Antworten können für mich in besonderer Weise schwer verständlich sein. Auch dies belegen Zeugnisse von Angehörigen demenzbetroffener Personen – ich möchte dazu zwei Gespräche zwischen Arno Geiger und seinem Vater betrachten:

Fallbeispiel 14
›»Wie geht es dir, Papa?«
»Also, ich muss sagen, es geht mir gut. Allerdings unter Anführungszeichen, denn ich bin nicht imstande, es zu beurteilen.«
»Was denkst du über das Vergehen der Zeit?«
»Das Vergehen der Zeit? Ob sie schnell vergeht oder langsam, ist mir eigentlich egal. Ich bin in diesen Dingen nicht anspruchsvoll.«‹[149]

Fallbeispiel 15
›»Da, schau, Papa, das ist dein Gartenmäuerchen, das du mit deinen eigenen Händen gemacht hast.«

---

147 Deutscher Ethikrat 2012, 23 f. Vgl. auch Kitwood [1997] 2013.
148 So haben demenzbetroffene Personen in gewisser Weise ein besonderes Gespür für authentisches Verhalten ihnen gegenüber (vgl. Welling 2004, 4, Kitwood [1997] 2013, 128). Demenzbetroffene Personen erkennen die Haltung ihres Gegenübers etwa an dem Ausdruck. Vgl. dazu auch Oppenheimer 2006: ›When the effects of the illness make sophisticated communication impossible, bodily communication can still make the link between individuals, though the carer at the time may have no way of knowing this for sure.‹ (Oppenheimer 2006, 200).
149 Geiger 2011, 17 (Hervorhebungen Geiger, Anführungsstriche abweichend vom Originaltext ergänzt).

»*Stimmt. Das nehme ich mit.*«

»*Du kannst doch das Mäuerchen nicht mitnehmen!*«

»*Nichts leichter als das.*«

[...]

»*Aber, Papa! Hallo! Hallo! Das geht nicht! Erklär mir lieber, wie du nach Hause gehen willst, wenn du schon zu Hause bist.*«

»*Ich verstehe nicht ganz.*«

»*Du bist zu Hause und willst nach Hause gehen. Man kann doch nicht nach Hause gehen, wenn man schon zu Hause ist.*«

»*Das ist sachlich richtig.*«

»*Und?*«

»*Das interessiert mich alles bei weitem nicht so sehr wie dich.*«»[150]

Die Antworten, die Arno Geiger auf seine Fragen von seinem Vater erhält, sind ›ungewöhnlich‹ – sie überraschen gewissermaßen und sind keine ›erwartbaren‹ Antworten. Arno Geiger dürfte unklar sein, was sein Vater genau mit seinen Antworten meint und was er ihm sagen will. Menschen mit Demenz haben häufig Schwierigkeiten, sich zu einer Frage präzise zu äußern – oftmals verstehen sie eine Frage (inhaltlich) nicht oder können sich die Frage nicht merken. Auch die Ausdrucksweise von Menschen mit Demenz wandelt sich. Geiger (2011) spricht davon, dass sich die Sprache seines demenzbetroffenen Vaters auf bestimmte Weise verändert – die Äußerungen ›[...] zeigte[n] mit einmal eine spontane Eleganz [...]. Schließlich gelangte er auch inhaltlich zu einer Privatlogik, die so frappierend war, dass wir zunächst nicht wussten, sollten wir lachen, staunen oder weinen [...]‹[151]. Auch wenn die Äußerungen demenzbetroffener Personen auf besondere Weise schwer verständlich sein können, so ist dies nicht spezifisch für *diese* Personen. Schwierigkeiten, andere Personen zu verstehen, bestehen nicht nur dann, wenn mein Gesprächspartner demenzbetroffen ist – die Erfahrung, eine andere Person nicht (richtig) zu verstehen, dürfte jedem bekannt sein.

Dennoch ist davon auszugehen, dass die Äußerungen und das Verhalten demenzbetroffener Personen und ihre gefühlsmäßigen Erlebnisinhalte für diese Personen Sinn haben und zwar auch dann, wenn dieser Sinn anderen Personen verborgen bleibt.[152] So könnte mir bspw. in *Fallbeispiel 13* der Sinn des Verhaltens meiner Tante verborgen bleiben, wenn ich nicht über bestimmte biografische Informationen verfüge (und deshalb bspw. nicht erkenne, dass sie in ihrer Wahrnehmung in Berlin U-Bahn fährt).

---

150 Geiger 2011, 47 (Hervorhebungen Geiger, Anführungsstriche abweichend vom Originaltext ergänzt).

151 Geiger 2011, 52.

152 Vgl. dazu auch Pörtner 1999, 24.

›Wer einmal akzeptiert hat, dass in den Äußerungen und Handlungen der Kranken ein Sinn steckt, wird sich bemühen, diesen Sinn zu deuten. Gleich Detektiven gilt es, einen Code zu »knacken«.‹[153]

Das Sprachvermögen demenzbetroffener Personen ist stark verändert. Meine demenzbetroffene Tante antwortet mir (etwa auf eine Äußerung) oftmals nicht verbal, sondern vielmehr *emotional* oder *leiblich*. Menschen mit Demenz teilen sich anderen Personen nicht mehr verbal mit, sondern ihre Antworten erfolgen im Medium der Körpersprache. Klarerweise können Beziehungen nicht nur durch *verbale* Kommunikation, sondern auch durch emotionale oder leibliche Reaktionen ausgedrückt werden. Betreuungspersonen von Menschen mit Demenz berichten oftmals davon, dass auch diese Menschen durchaus in der Lage sind, ihr emotionales Befinden, *nonverbal* zum Ausdruck zu bringen.[154]

Die emotionalen oder leiblichen Antworten demenzbetroffener Personen sind möglicherweise den Erfahrungen, die Menschen mit Demenz bereits gemacht haben, geschuldet. Die Erfahrungen, die eine demenzbetroffene Person *vor* Ausbruch ihrer Erkrankung gemacht hat, wirken in gewisser Weise in der Person fort:

›Ein emotionales Gedächtnis bleibt bestehen, auch wenn die scharf-gestochene kognitive Erinnerungsfähigkeit verlorengeht.‹[155]

Es ist durchaus möglich, dass eine demenzbetroffene Person bestimmte Erfahrungen nicht mehr ›kognitiv‹ erinnert – so mag meine Tante etwa vergessen, dass ihre Lieblingsblumen Pfingstrosen sind. Möglicherweise kann sie sich aber an diese Blumen emotional oder leiblich erinnern – sie wird den Duft der Pfingstrosen leiblich ›(wieder-)erkennen‹. Leibliche Empfindungen sind imstande, Erinnerungen in einer demenzbetroffenen Person hervorzurufen. Es ist anzunehmen, dass sich meine Tante in besonderer Weise über den Duft von Pfingstrosen freuen wird ohne sich kognitiv daran zu erinnern, dass es der Duft ihrer Lieblingsblumen ist.

Auch in einem stark fortgeschrittenen Stadium einer Demenzerkrankung gibt es emotionale oder leibliche Erfahrungen und Erinnerungen, die demenzbetroffene Personen mit ihren Betreuungspersonen teilen können.[156] Demenzbe-

---

153 Trilling, Bruce, Hodgson & Schweitzer 2001, 23.
154 Vgl. Becker, Kaspar & Kruse 2010, Deutscher Ethikrat 2012, 8 f.
155 Kitwood 1990b, 50, zitiert nach Morton 2002, 155.
156 Das Teilen von Erinnerungen scheint auf besondere Weise verbindend zwischen Menschen zu wirken. Vgl. Trilling, Bruce, Hodgson & Schweitzer 2001: ›Erinnerungspflege bedeutet, sich auf die Erlebnisse und Erfahrungen eines Lebens zu besinnen und sich darüber mit anderen auszutauschen. […]. Wenn man mit anderen seine Erinnerungen teilt, bedeutet es auch, zwischen Gegenwart und Vergangenheit eine sinnvolle und sinngebende Verbindung herzustellen. […]. Wenn sich viele Menschen zum gleichen Thema ihre Erinnerungen mitteilen, wird ein gemeinsamer Erfahrungshintergrund deutlich, an dem jeder Anteil hat.

troffenen Personen und kognitiv nicht veränderten Personen ist gemeinsam, dass sie auf ihr Gegenüber emotional oder leiblich reagieren. Lediglich die Art und Weise, *wie* demenzbetroffene Personen auf andere Personen reagieren, unterscheidet sich von den Reaktionen kognitiv nicht veränderter Personen. Das ›Gemeinsame‹ besteht darin, dass sich demenzbetroffene Personen und kognitiv nicht veränderte Personen gegenseitig als Wesen mit (reaktiven) Gefühlen erfahren und auf den anderen ›Bezug‹ nehmen können.

Bisher habe ich deutlich gemacht, dass der Begriff der Beziehungsfähigkeit, wie er von den Vertretern des oben dargestellten (empirischen) Einwands verstanden wird, in gewissem Sinne zu eng ist. Er kann die Erfahrung nicht erfassen, die wir im Zusammen-Sein mit demenzbetroffenen Personen machen. Wir erleben die entsprechenden Begegnungen nicht als bloßen Versorgungskontakt, sondern als bedeutungsvolle, geteilte Beziehung und zwar auch dann, wenn sich unser Gegenüber schon morgen nicht mehr an unsere heutige Begegnung erinnern wird. Aus diesem Grund habe ich vorgeschlagen, den Begriff der Beziehungsfähigkeit anders zu akzentuieren und darunter die Fähigkeit demenzbetroffener Personen zu verstehen, reziprok auf ihr Gegenüber zu reagieren. Fraglich ist, ob sich nun das umgekehrte Problem stellt: Ist der Begriff der bedeutungsvollen Beziehung nun so weit, dass er seinen spezifischen Sinn – nämlich als normative Bezugsgröße zu dienen – verliert?

Wenn ein bestimmtes reaktives Verhalten für Beziehungsfähigkeit ausreicht, dann sind womöglich auch bestimmte Maschinen beziehungsfähig. Richtig ist, dass auch etwa Maschinen in gewisser Weise auf andere Personen ›reagieren‹ – es kann aber nicht davon gesprochen werden, dass sie anderen Personen emotional oder leiblich *antworten*. Manche Maschinen, wie bspw. Geldautomaten, führen immer dieselbe ›Reaktion‹ aus, insofern eine bestimmte Handlung – wie etwa die Eingabe einer bestimmten Zahlenkombination – erfolgt. Die Reaktionen von Maschinen sind völlig unabhängig davon, *wer* die Zahlenkombination *wie* eingibt – sie haben weder für mich noch für die Maschine Bedeutung. Eine demenzbetroffene Person reagiert aufgrund ihrer zwischenmenschlichen, sozialen und emotionalen Kompetenzen durchaus *unterschiedlich* auf *unterschiedliche Beziehungspartner*. Zwar wird sie nicht wissen, wer ihr Beziehungspartner ist, sie wird sich aber ›in Beziehung‹ fühlen. Mir geht es im vorliegenden Kontext um *bedeutungsvolle* Reaktionen und nicht um eine vorhersehbare, schematische, nicht-kontextuelle Bezugnahme auf andere Personen.[157]

Auf der Grundlage solchermaßen geteilter Erinnerungen entwickeln Gruppen schnell ein Gefühl von Zusammengehörigkeit und Nähe – ein wirksames Mittel gegen Vereinsamung und Isolation.‹ (Trilling, Bruce, Hodgson & Schweitzer 2001, 42f.).

157 Anders als bei Maschinen ist es denkbar, dass einige Tiere wie bspw. Hunde in dem oben beschriebenen Sinne durchaus als beziehungsfähig gelten – möglicherweise gibt es auch

Auch wenn die emotionalen oder leiblichen Reaktionen meiner demenzbetroffenen Tante für mich schwer verständlich sein können, so habe ich einen Einfluss auf diese Reaktionen. Es ist *mein* Verhalten und *meine* Haltung gegenüber meiner Tante, auf die sie reagiert. Dabei kann ich mit meiner Tante auch dann in einer bedeutungsvollen Betreuungsbeziehung stehen, wenn ich ihr nicht auf bestimmte Weise nahe stehe – vielmehr kann sie auch dann in einer solchen Beziehung mit mir sein, wenn sie mich bspw. nicht leiden kann. Die emotionalen Antworten demenzbetroffener Personen gegenüber einer anderen Person können auch derart sein, dass sie die andere Person ignorieren, ablehnen o. ä. Auch in einem solchen Fall sind demenzbetroffene Personen Teil einer bedeutungsvollen Beziehung.

> ›However painful the process of dementia may be, the decrease of meaning-making is not a total loss. As long as they live, people remain able to respond to the world and to communicate with it. Until very late in the process of dementia, people are still able to manipulate objects and to react to others. An indication of the demented person's meaning-making can be seen in their emotions and moods. […]. However problematic, meaning-making remains the vehicle for people to orient themselves and to find their way in life. This holds not only for the demented person, but also for those who care for them.‹[158]

Die reziproken Antworten demenzbetroffener Personen und ihrer Betreuungspersonen sind konstitutiv für eine bedeutungsvolle Betreuungsbeziehung – und zwar unabhängig davon, ob es sich um eine positive emotionale Bindung handelt oder nicht. Es bleibt festzuhalten, dass Menschen mit Demenz (zumindest bis zu einem stark fortgeschrittenen Stadium ihrer Erkrankung) durchaus beziehungsfähig sind. Im Folgenden soll verdeutlicht werden, inwiefern die Beziehung zu einer demenzbetroffenen Person wertvoll ist. Was macht die Beziehung demenzbetroffener Personen zur moralischen Bezugsgröße?

3.3　Was ist wertvoll an einer gelingenden Betreuungsbeziehung?

Es gibt verschiedene Vorschläge mit Blick auf die Frage, was die Betreuungsbeziehung mit einer demenzbetroffenen Person wertvoll macht. Im Folgenden möchte ich zunächst drei mögliche Antworten auf diese Frage prüfen. Ihnen ist gemeinsam, dass sie den Wert der Beziehung als einen *instrumentellen* Wert begreifen, der dadurch gestiftet wird, dass die Beziehung *(i) das Person-Sein* oder *(ii) die Identität* oder *(iii) das Wohlergehen* der demenzbetroffenen Person

---

bedeutungsvolle Beziehungen mit bestimmten Tieren. Meine Bestimmung von Beziehungsfähigkeit schließt dies zumindest nicht aus.
158 Widdershoven & Berghmans 2006, 179 f.

aufrechterhält[159]. Im Folgenden möchte ich diese Vorschläge im Einzelnen betrachten und diskutieren.

3.3.1 Instrumenteller Wert der Beziehung

Vorschlag (i): Aufrechterhalten von Person-Sein

Nach dem ersten Vorschlag ist die Betreuungsbeziehung mit einer demenzbetroffenen Person als Instrument zur Aufrechterhaltung ihres Person-Seins wertvoll. In der philosophischen Debatte um das Person-Sein demenzbetroffener Personen wird vielfach darauf hingewiesen, dass diese Personen (zumindest ab einer bestimmten Schwere ihrer Erkrankung) ihr Person-Sein nicht mehr selbst ›erhalten‹ können.[160] Person-Sein wird nicht als Eigenschaft des Individuums, sondern als etwas beschrieben, das erst durch andere Personen sichergestellt wird.

> ›[...], personhood is not, at first, a property of the individual; rather, it is provided or guaranteed by the presence of others. Putting it another way, relationship comes first, and with it intersubjectivity; the subjectivity of the individual is like a distillate that is collected later.‹[161]

Eine demenzbetroffene Person nimmt sich selbst nur in Beziehung zu anderen Personen *als Person* wahr – nur in Beziehung werden wesentliche Aspekte[162] ihres Person-Seins aufrechterhalten.[163] *Vorschlag (i)* zufolge ist Person-Sein eine Eigenschaft, die durch die *Anwesenheit anderer Personen* bereitgestellt und gesichert wird. Was damit genau gemeint ist, ist allerdings nicht klar. Im Folgenden

---

159 Wenn im Folgenden die Rede davon ist, dass etwa das Person-Sein von Menschen mit Demenz durch die Beziehung zu anderen Personen *aufrechterhalten* wird, so ist damit gemeint, dass der Verlust ihres Person-Seins *gebremst* wird.

160 Vgl. Kitwood [1997] 2013, Welling 2004.

161 Kitwood & Bredin 1992, 275.

162 Dazu gehören ›[...] das Gefühl, etwas wert zu sein, das Gefühl, etwas tun, etwas bewirken zu können, das Gefühl, Kontakt zu anderen Menschen zu haben, dazu zu gehören[,] das Gefühl von Sicherheit, Urvertrauen und Hoffnung‹ (Welling 2004, 1). Welling (2004) bezieht sich auf Kitwood ([1997] 2013) und verweist auf Morton (2002, 152) und Müller-Hergl (2000, 256).

163 Vgl. Kitwood 1997b: ›[Personhood] requires a living relationship with at least one other, where there is a felt bond or tie. [...]. It is also necessary for an individual to have some place of significance within a human grouping, bound together on the basis of family, friendship, occupation, religion, neighbourhood or whatever. [...]. We easily forget that human beings emerged as highly social beings, living out their lives in fairly small face-to-face groups, where the confirmation of their being was continually bestowed by others, and the presence of interpersonal bonds was more assured. This is the kind of psychological milieu which is natural to our species. Neither the pursuit of self-determination nor existence in a nameless crowd can ever provide us with an authentic human existence.‹ (Kitwood 1997b, 11).

möchte ich überlegen, wie *Vorschlag (i)* zu verstehen sein könnte und mit welchen Schwierigkeiten der Vorschlag konfrontiert ist.

Zunächst ist unklar, was der erste Vorschlag unter der ›Anwesenheit anderer Personen‹ versteht. Verschwindet mein Person-Sein, wenn ich wie Robinson Crusoe auf einer unbewohnten Insel strande? Was passiert mit meinem Person-Sein, wenn ich bspw. weil ich eine Grippe habe, einen oder mehrere Tage meine Wohnung nicht verlasse und mit keiner anderen Person in dieser Zeit Kontakt habe? Wenn die *tatsächliche physische* Anwesenheit anderer Personen für mein Person-Sein notwendig ist, dann verliere ich mein Person-Sein in beiden Fällen – ein Schluss, der die meisten wohl nicht überzeugen wird. *Vorschlag (i)* ist nur dann plausibel, wenn er nicht die tatsächliche physische Anwesenheit von anderen Personen für das Person-Sein einer Person voraussetzt. Möglicherweise versteht *Vorschlag (i)* unter der ›Anwesenheit anderer Personen‹ vielmehr die *Zugehörigkeit zu einer bestimmten Gruppe* oder *Spezies*. Eine solche Zugehörigkeit kann auch dann bestehen, wenn die Gruppe oder Spezies zu einem bestimmten Zeitpunkt nicht tatsächlich physisch anwesend ist. In diesem Fall würde ich mein Person-Sein auf der unbewohnten Insel nicht verlieren – dies gilt ebenfalls für den Fall, in dem ich einen oder mehrere Tage keinen Kontakt zu einer anderen Person habe. Insofern man die Behauptung, dass durch die Zugehörigkeit einer Person zu einer bestimmten Gruppe oder Spezies ihr Person-Sein aufrechterhalten wird, für überzeugend hält, müsste man festlegen, unter welchen Bedingungen ein Wesen einer bestimmten Gruppe oder Spezies angehört – für die Gruppe der *Personen* ist strittig, *welche* Bedingungen dies sein können. Dies führt zu einer weiteren Schwierigkeit des Vorschlags, dass die Betreuungsbeziehung mit einer demenzbetroffenen Person wertvoll ist, weil durch sie das Person-Sein der demenzbetroffenen Person aufrechterhalten wird: *Vorschlag (i)* setzt nämlich voraus, dass Menschen mit Demenz *Personen* sind – eine Prämisse, die, wie bereits angedeutet, manche womöglich nicht teilen. Der Begriff der Person ist ein in der philosophischen Debatte viel diskutierter Begriff. Strittig ist insbesondere, welche Fähigkeiten ein Wesen haben muss, um als Person bezeichnet werden zu können.[164] Ob Menschen mit Demenz als Personen ›gelten‹, hängt davon ab, welche Bedingungen für den Personenbegriff formuliert werden. Unstrittig ist, dass demenzbetroffene Personen viele oftmals angenommene Kriterien für das Person-Sein, über die ›paradigmatische‹ kognitiv nicht veränderte Personen verfügen, nicht mehr erfüllen – sie sind in vielerlei Hinsicht ›untypische‹ Personen. So sind sich demenzbetroffene Personen bspw.

---

164 So können demenzbetroffene Personen nur dann überhaupt als ›Personen‹ beschrieben werden, wenn der Begriff der Person weiter gefasst wird als etwa bei Singer ([1979] 2011): ›Many beings are sentient and capable of experiencing pleasure and pain, but they are not rational and self-conscious and, therefore, are not persons.‹ (Singer [1979] 2011, 85).

nicht mehr (oder nur in stark veränderter Weise) ihres Selbsts bewusst.[165] Manche meinen, dass ein solches ›Selbst-Bewusstsein‹ notwendig für Person-Sein ist.[166] Gegen ein solches Verständnis des Personenbegriffs spricht vor allem, dass auch kognitiv nicht veränderte Personen sich nicht zu jedem Zeitpunkt ihres Selbsts bewusst sind – deshalb sind sie aber nach wie vor Personen. Person-Sein scheint also nicht oder zumindest nicht ausschließlich davon abhängig, ob eine Person über ein Selbst-Bewusstsein verfügt.[167]

Wenn es um demenzbetroffene Personen geht, so wird in der Literatur oftmals darauf verwiesen, dass Person-Sein ein umfassender Begriff ist, der ›[n]eben der Kognition [...] Gefühle, Handlung, Zugehörigkeit, Bindungen an andere Personen und Identität [beinhaltet]‹[168]. Person-Sein umfasst demnach nicht nur kognitive, sondern auch andere Fähigkeiten oder Eigenschaften, die demenzbetroffenen Personen nicht verloren gehen – ihr Selbst besteht unter der spezifischen Verfasstheit einer Demenzerkrankung in seinen ›[...] emotionalen, so-

---

165 Auch bei schwerstdemenzbetroffenen Menschen bleiben ›Reste des Selbst‹ (Kruse 2012a, 655) erhalten. ›Das Selbst, das als kohärentes kognitiv-emotional-motivationales Gebilde den Kern der Personalität eines Menschen konstituiert, verliert in den fortgeschrittenen Stadien der Erkrankung mehr und mehr seine Kohärenz. Dieses Selbst kann sich zu sich selbst wie auch zu seiner Umwelt immer weniger reflexiv in Beziehung setzen [...]‹ (Kruse 2012a, 654f.). ›Reste des Selbst‹ (Kruse 2012a, 655) sind allerdings auch in einem stark fortgeschrittenen Stadium einer Demenzerkrankung erkennbar: ›Teile des Selbst gehen verloren, die bestehenden Selbste sind in deutlich geringerem Maße miteinander verbunden, die produktive Anpassung des Selbst im Falle neuer Eindrücke, Erlebnisse und Erfahrungen ist nicht mehr gegeben [...]. Doch heißt dies nicht, dass das Selbst nicht mehr existent wäre: [...]. Für jeden demenzkranken Menschen [...] lassen sich Situationen identifizieren, in denen er (relativ) konstant mit positivem Affekt reagiert [...]. [Dies] weist darauf hin, dass diese Situationen wiedererkannt werden, dass sie damit also auf einen fruchtbaren biografischen Boden fallen – und dies lässt sich auch in der Weise ausdrücken, dass mit diesen Situationen Reste des Selbst berührt, angesprochen werden.‹ (Kruse 2012a, 656). Vgl. auch Kruse 2012c.

166 Vgl. Locke [1690] 1975. Eine Person wird wie folgt beschrieben: ›[...] a thinking intelligent being, that has reason and reflection, and can consider itself as itself, the same thinking thing, in different times and places; which it does only by that consciousness which is inseparable from thinking [...]‹ (Locke [1690] 1975, 335).

167 Vgl. Matthews 2006: ›[...] my life began, surely, when I was born (or perhaps when I was conceived) and both these events surely predate any self-conscious life I have had. If so, then my life as an individual must be logically independent of my self-conscious life. However important to my identity self-consciousness may be, it certainly cannot be the whole story. In much the same way and for much the same reasons, my memories of my own life must emerge from a pre-personal existence. I must first have existed as myself, but without consciousness or memories, in order for me then to be able to remember my own existence. Finally [...] no one is aware of their own existence all the time. Even the most dedicated narcissists at least have periods of dreamless sleep during which they are not aware of their own existence or identity at all, but still go on existing and being the persons they are. [...]. [P]ersonhood or personal identity cannot be reduced to self-consciousness and its continuity.‹ (Matthews 2006, 171).

168 Welling 2004, 1. Vgl. Bradford Dementia Group 1997, 10.

zial-kommunikativen, alltagspraktischen, empfindungsbezogenen und ästhetischen Qualitäten [...]‹[169] fort.

Nur wenn der Begriff der Person nicht ausschließlich *kognitive* Fähigkeiten umfasst, sind Menschen mit Demenz *Personen*. Der Vorschlag, dass der instrumentelle Wert der Betreuungsbeziehung mit einer demenzbetroffenen Person darin besteht, dass ihr Person-Sein aufrechterhalten wird, ist nur bei einem ›erweiterten‹ Verständnis des Personenbegriffs überhaupt sinnvoll. Wie ist *Vorschlag (i)* genau zu verstehen? Was ist gemeint, wenn man davon spricht, dass Betreuungsbeziehungen das Person-Sein von Menschen mit Demenz aufrechterhalten? Ich möchte im Folgenden drei Interpretationen von *Vorschlag (i)* diskutieren.

Vorschlag (i-a): Aufrechterhalten von Fähigkeiten bzw. bremsen ihrer Verluste

Möglicherweise meint *Vorschlag (i)*, dass in Betreuungsbeziehungen bestimmte *nicht kognitive* Fähigkeiten, die Menschen mit Demenz nicht verloren gehen, aufrechterhalten werden und dass dies besonderen Wert hat. Es ist durchaus denkbar, dass demenzbetroffene Personen in gelingenden Betreuungsbeziehungen die Möglichkeit haben, etwa ihre emotionalen Fähigkeiten gewissermaßen zu ›trainieren‹. Ob diese Fähigkeiten aber tatsächlich ›verkümmern‹, wenn gelingende Beziehungen zu Betreuungspersonen *nicht* bestehen, ist fraglich. Es ist zumindest denkbar, dass eine gelingende Betreuungsbeziehung nicht die *einzige* Möglichkeit ist, nicht kognitive Fähigkeiten demenzbetroffener Personen aufrechtzuerhalten. Selbst wenn in gelingenden Betreuungsbeziehungen bestimmte nicht kognitive Fähigkeiten aufrechterhalten werden, ist fraglich, ob ein besonders hohes ›Maß‹ an etwa emotionalen Fähigkeiten tatsächlich einen besonderen Wert für demenzbetroffene Personen darstellt. Es ist zumindest nicht auszuschließen, dass dies auch eine gewisse Belastung für Betroffene bedeuten kann.

Vorschlag (i) könnte aber auch meinen, dass der Verlust der *kognitiven* Fähigkeiten demenzbetroffener Personen gebremst wird und dass darin der besondere Wert der Betreuungsbeziehung besteht – d.h.: Betreuungsbeziehungen mit demenzbetroffenen Personen sind wertvoll, weil sie dafür sorgen, dass der kognitive Zerfall dieser Personen gebremst wird.

›Persons exist in relationship; interdependence is a necessary condition of being human. [...]. The dementia sufferer [...] needs the Other for personhood to be sustained. [...]. The Other is needed [...] to offset degeneration and fragmentation; and the

---

169 Deutscher Ethikrat 2012, 51. Vgl. Pörtner 1999, 37.

further the dementing process advances, the greater is the need for that ›person-work‹.‹[170]

Auch hier ist fraglich, ob der kognitive Zerfall von Menschen mit Demenz *ausschließlich* durch gelingende Betreuungsbeziehungen gebremst werden kann. Aber auch das Folgende ist fraglich: Ob es tatsächlich ein Wert für demenzbetroffene Personen ist, dass der Verlust ihrer kognitiver Fähigkeiten entschleunigt wird, ist eine empirische Frage, die aufgrund des schwierigen epistemischen Zugangs zu der Erlebniswelt demenzbetroffener Personen nur unzureichend zu beantworten ist. Selbstzeugnisse von betroffenen Personen weisen allerdings darauf hin, dass für diese Personen insbesondere die Phase, in der sie sich ihres kognitiven Verfalls bewusst sind, oft stark belastend ist.[171] Es lässt sich an dieser Stelle nicht abschließend klären, ob die Betreuungsbeziehung *tatsächlich* deshalb wertvoll ist, weil der Verlust von kognitiven Fähigkeiten demenzbetroffener Personen gebremst wird.

Vorschlag (i-b): Aufrechterhalten von Wünschen, Bedürfnissen und Interessen

Der erste Vorschlag dazu, was die Betreuungsbeziehung wertvoll macht, kann aber auch anders verstanden werden: Der Wert der Betreuungsbeziehung könnte in dem Aufrechterhalten der *Wünsche, Bedürfnisse* und *Interessen* demenzbetroffener Personen bestehen. Inwiefern könnten durch Betreuungsbeziehungen die Wünsche, Bedürfnisse und Interessen einer Person ›aufrechterhalten‹ werden? Wenn die Wünsche, Bedürfnisse und Interessen eines Menschen sein Person-Sein ausmachen (oder zumindest einen wesentlichen Aspekt seines Person-Seins darstellen), dann ist fraglich, *welche* Wünsche, Bedürfnisse und Interessen es im Falle einer demenzbetroffenen Person zu berücksichtigen gilt. In der philosophischen Debatte ist strittig, ob eine demenzbetroffene Person *dieselbe* Person ist, die sie vor Ausbruch ihrer Erkrankung war.[172] Es ist unklar, welche Wünsche, Bedürfnisse und Interessen berücksichtigt werden müssen

---

170 Kitwood & Bredin 1992, 284f.

171 So beschreibt etwa Taylor (2008) diese Zeit als Zeit des ›Fegefeuers‹: ›Willkommen in meinem Fegefeuer – in der Zeit zwischen der Vermutung, die Alzheimer-Krankheit zu haben, und der Sicherheit, alzheimerkrank zu sein.‹ (Taylor 2008, 43).

172 Ob es eine ›frühere‹ Person (mit früheren Bedürfnissen, Wünschen und Interessen) und eine davon getrennte ›aktuelle‹ Person (mit aktuellen Bedürfnissen, Wünschen und Interessen) gibt, wird vielfach diskutiert. Die Frage danach, ob eine demenzbetroffene Person eine andere Person ist (als sie vor Ausbruch ihrer Erkrankung war), ist insbesondere dann zentral, wenn es um aktuelle Interessen einer demenzbetroffenen Person geht, die mit ihren früheren Interessen kollidieren. So argumentieren etwa Dworkin (1993) und McMahan (2002) dafür, dass die früheren Interessen relevant für die aktuellen Pflichten gegenüber einer demenzbetroffenen Person sind und diese – falls frühere und aktuelle Interessen kollidieren – übertrumpfen. Zur Kritik vergleiche etwa Dresser (1986) und Hawkins (2014).

bzw. im Kollisionsfall Vorrang haben, wenn sie sich in dem Maße verändern, wie es bei Menschen mit Demenz häufig der Fall ist. D. h.: *Welches* Person-Sein eines Menschen mit Demenz durch eine Betreuungsbeziehung aufrechterhalten wird bzw. werden soll, ist nicht klar. Ich komme auf diesen Aspekt des Person-Seins bei der Prüfung von *Vorschlag (ii)* dazu, was den Wert der Betreuungsbeziehung stiftet, zurück.

Vorschlag (i-c): Aufrechterhalten eines bestimmten moralischen Status

Möglicherweise meint *Vorschlag (i)* aber noch etwas anderes: Mit dem Aufrechterhalten von Person-Sein könnte auch das Aufrechterhalten eines bestimmten *moralischen Status*, der ausschließlich Personen zukommt, gemeint sein – d. h.: Das Aufrechterhalten von Person-Sein könnte wertvoll sein, weil wir damit einen bestimmten moralischen Status verbinden. Wie ist dann der Vorschlag zu verstehen, dass nur durch andere Personen das Person-Sein von Menschen mit Demenz bzw. ihr moralischer Status aufrechterhalten werden kann?

In der philosophischen Debatte um den moralischen Status von (insbesondere nicht paradigmatischen) moralischen Subjekten finden sich unterschiedliche Ideen dazu, wie es sein kann, dass der moralische Status einer Person gefährdet ist und wie mit einer solchen ›Gefährdung‹ umzugehen ist. So thematisieren etwa Jaworska und Tannenbaum die Frage nach dem moralischen Status kognitiv schwer eingeschränkter Menschen (Kleinstkinder, geistig behinderte Personen, schwer Demenzbetroffene).[173] Ihnen geht es darum, zu begründen, warum und inwiefern diesen Personen, obwohl sie nicht über bestimmte kognitive Fähigkeiten verfügen, gleichwohl ein solcher Status zukommt. Die Auffassung, *dass* auch etwa schwerstdemenzbetroffenen Personen dieser Status zukommt, ist meistenteils nicht strittig. Weniger Einigkeit herrscht hingegen mit Blick auf die Gründe für ihren moralischen Status. Jaworska und Tannenbaum wenden sich gegen speziesistische Ansätze und Potentialitätsargumente, und schließen sich der Auffassung an, dass der moralische Status eines Wesens auf dessen sog. ›sophisticated cognitive capacities‹ beruht. Das Spezifikum ihres Ansatzes besteht gleichwohl darin, eine andere Fähigkeit als die genannten als diesbezüglich ausschlaggebend zu betrachten. Dass auch Kleinstkinder und schwerstdemenzbetroffene Menschen einen höheren moralischen Status haben als etwa Hunde, verdankt sich ihnen zufolge dem Umstand, dass erstere, anders als letztere, Teil

---

173 Vgl. Jaworska & Tannenbaum [2013] 2018, 2014, dazu auch Jaworska 1999, 2007a, 2007b.

moralisch bedeutsamer, von ihnen sogenannter ›person-rearing relationships‹[174] sein können.

Dem amerikanischen Philosophen Bruce Jennings (2009) zufolge haben Betreuungspersonen von demenzbetroffenen Personen die vorrangige Pflicht ›[...] to sustain as much as possible the individual's status as a moral subject, a member of a fabric of moral relationships and community [...]‹[175]. Eine demenzbetroffene Person hat den Status eines moralischen Subjekts und ist Mitglied der moralischen Gemeinschaft. Als solche hat sie dieselben (moralischen) Ansprüche, die kognitiv nicht veränderten Personen zukommen und muss als *gleichberechtigter* Beziehungspartner gesehen werden.[176]

> ›Für den Erhalt des Personseins braucht der einzelne nicht nur Beziehungen, sondern auch einen gewissen Status. Nach ethischen und rechtlichen Grundsätzen ist dies der Status eines Mitmenschen, der Anspruch auf denselben Respekt und dieselbe Rücksichtnahme hat wie jeder andere.‹[177]

Selbst wenn demenzbetroffene Personen sich selbst nicht mehr als Personen wahrnehmen, so handelt es sich dennoch um Personen, die unveränderte moralische Ansprüche[178] haben. *Vorschlag (i)* könnte so verstanden werden, dass Betreuungsbeziehungen deshalb wertvoll sind, weil sie sicherstellen, dass Menschen mit Demenz als *Personen mit unveränderten moralischen Ansprüchen* gesehen werden. Eine Person ›zerfällt‹ gewissermaßen als Person, wenn sich mein Blick auf sie in gewisser Weise verändert – sie zerfällt in meinen Augen als ein Wesen, das unserer ›Gemeinschaft‹ angehört und moralische Ansprüche hat, in die ich nicht eingreifen darf bzw. die ich nicht verletzen darf.

Dass auch demenzbetroffene Personen moralische Ansprüche haben, deren Verletzung moralisch unzulässig ist, ist nicht strittig – dazu scheint es aber nicht notwendig einer gelingenden Betreuungsbeziehung zu bedürfen. Die moralischen Ansprüche demenzbetroffener Personen dürfen auch dann nicht verletzt werden, wenn eine demenzbetroffene Person lediglich von einer Betreuungsperson ›versorgt‹ wird – das Aufrechterhalten von moralischen Ansprüchen ist gewissermaßen nicht ›spezifisch‹ für gelingende Betreuungsbeziehungen.

---

174 ›The difference in their moral status can be explained by the fact that the baby can, while the dog cannot, participate as a rearee in what we call »person-rearing relationships.« [...]. When a nine-month-old baby engages in certain activities in the context of a rearing relationship, this transforms the nature, and consequently the value, of those activities.‹ (Jaworska & Tannenbaum 2014, 244).

175 Jennings 2009, 430.

176 Vgl. Jennings 2009, 430.

177 Morton 2002, 142. Vgl. auch Kitwood 1997b.

178 Es ändern sich nicht die moralischen Ansprüche demenzbetroffener Personen, aber die ›Inhalte‹ dieser Ansprüche.

›[Eine Haltung der Achtsamkeit] führt zu einem an den konkreten Bedürfnissen des anderen orientierten Umgang, beinhaltet eine Wahrnehmung individueller Eigenheiten sowie ein sorgendes Mitdenken und helfendes Handeln auch dann, wenn die Gegenseitigkeit im Sprechen und Denken nicht mehr gegeben ist.‹[179]

Auffälligerweise geht es in diesem Zitat um *Bedürfnisse* – und nicht um *moralische Ansprüche*. Der Anspruch auf Anerkennung der Person besteht auch dann, wenn ein Mensch mit Demenz selbst keinen entsprechenden Wunsch verspürt und diesen Anspruch nicht mehr einfordern kann.[180] Dabei ist allerdings nicht nur fraglich, *welche* Person anzuerkennen ist – es ist auch alles andere als klar, dass es ein besonderer Wert von Betreuungsbeziehungen ist, eine demenzbetroffene Person an die Person, die sie vor ihrer Erkrankung war, zu erinnern. Eine demenzbetroffene Person mag einen moralischen Anspruch auf Anerkennung ihrer früheren Person haben – ob sie tatsächlich ein aktuelles Bedürfnis danach hat, ist aber fraglich.

Dem ersten Vorschlag zufolge besteht der instrumentelle Wert von gelingenden Betreuungsbeziehungen darin, dass sie das Person-Sein von Menschen mit Demenz aufrechterhalten. Ich habe drei Interpretationen dieses Vorschlags vorgestellt. Erstens könnte mit *Vorschlag (i)* gemeint sein, dass der Wert von Betreuungsbeziehungen darin besteht, dass bestimmte nicht kognitive Fähigkeiten aufrechterhalten werden oder der Verlust der kognitiven Fähigkeiten demenzbetroffener Personen gebremst wird. Nach einer zweiten Interpretation von *Vorschlag (i)* sind Betreuungsbeziehungen deshalb wertvoll, weil sie die *Wünsche*, *Bedürfnisse* und *Interessen* demenzbetroffener Personen erhalten. Betreuungsbeziehungen sind – der dritten Interpretation von *Vorschlag (i)* zufolge – wertvoll, weil durch sie ein bestimmter moralischer Status demenzbetroffener Personen aufrechterhalten wird.

---

179 Deutscher Ethikrat 2012, 50.

180 ›Our duty to sustain the characterization identity of the person with dementia as long as possible, […], may be demanded by that patient's right to identity recognition.‹ (Radden & Fordyce 2006, 85). Moralische Ansprüche sind im Allgemeinen nicht abhängig davon, ob der Träger der Ansprüche diese auf gewisse Weise einfordern kann. Vielmehr bestehen moralische Ansprüche auch dann, wenn sich der Anspruchsträger seiner Ansprüche nicht bewusst ist und eine Verletzung dieser Ansprüche gar nicht als eine solche wahrnimmt. Vgl. auch Radden & Fordyce 2006: ›To turn away from the task of sustaining the characterization identity of the person with dementia suggests a failure to acknowledge the extent that the construction of the identity before the illness was a product of others as well as of the person themselves. Consistency suggests that what was begun by others should be continued by them. […]. This is a task that, due to their part as co-constructors of others' characterization identities, careres and loved ones may owe the person with dementia. […]. It is true, that the patient with advanced dementia may have lost the desire for an identity. But that may not exempt us from the obligation to sustain such an identity for them. In other cases, notably that of infants, human rights are not curtailed because of the rights bearer's inability to understand or demand what is owed them.‹ (Radden & Fordyce 2006, 82).

Die vorgestellten Interpretationen von *Vorschlag (i)* haben verschiedene Schwierigkeiten: Zum einen ist fraglich, ob es für Betreuungsbeziehungen spezifisch ist, dass sie bestimmte Fähigkeiten oder Wünsche, Bedürfnisse und Interessen oder einen bestimmten moralischen Status aufrechterhalten. Auch andere Begegnungen mit demenzbetroffenen Personen, die *keine* gelingenden Beziehungen darstellen, können das Person-Sein von Menschen mit Demenz möglicherweise sichern – zumindest scheint ihr Person-Sein nicht zu ›zerfallen‹, wenn sie nicht in einer gelingenden Betreuungsbeziehung sind. Zudem ist es empirisch umstritten, ob es tatsächlich gelingt, das Person-Sein von demenzbetroffenen Personen in gelingenden Betreuungsbeziehungen aufrechtzuerhalten. Zum anderen ist es eine empirisch schwer zu klärende Frage, ob das Aufrechterhalten von Person-Sein in den jeweiligen Interpretationen tatsächlich einen besonderen Wert für demenzbetroffene Personen darstellt.

Im Folgenden möchte ich einen weiteren Vorschlag dazu, was den Wert der Betreuungsbeziehung stiftet, in den Blick nehmen. Andere halten nämlich diese Beziehung deshalb für wertvoll, weil die *Identität* demenzbetroffener Personen ›erhalten‹ wird.

Vorschlag (ii): Stiften von Identität

Was ist unter dem Begriff der Identität zu verstehen und inwiefern können gelingende Betreuungsbeziehungen die Identität demenzbetroffener Personen aufrechterhalten?

> ›Eine Identität zu haben, bedeutet zu wissen, wer man ist, im Erkennen und im Fühlen. Es bedeutet, ein Gefühl der Kontinuität mit der Vergangenheit und demnach eine »Geschichte«, etwas, das man anderen präsentieren kann, zu haben. Es umfasst außerdem das Schaffen einer Art roten Fadens durch die verschiedenen Rollen und Kontexte des gegenwärtigen Lebens. Bis zu einem gewissen Grad wird Identität von anderen verliehen, indem sie einer Person subtile Botschaften über deren Leistung übermitteln.‹[181]

Eine Identität zu haben, bedeutet nicht nur, bestimmte Merkmale wie etwa spezifische Charaktereigenschaften oder Eigenheiten zu *haben*, sondern diese Merkmale auch *bewerten* zu können. Über eine solche ›Bewertungsfunktion‹ für meine Merkmale verfüge nicht nur ich selbst, sondern auch andere Personen. Identität ist etwas, das einer Person auch durch andere Personen *zugeschrieben* wird. Auch wenn Menschen mit Demenz in besonderer Weise beziehungsabhängig sind, so ist klar, dass Menschen im Allgemeinen andere Personen für ihr

---

181 Kitwood [1997] 2013, 148f.

Selbst[182] ›brauchen‹ – so ist mein Blick auf mein Selbst wesentlich davon geprägt, wie *andere* Personen mich wahrnehmen, auf mich reagieren usw. – dies ist unabhängig davon, ob eine Person demenzbetroffen ist. Fraglich ist, ob ich meine Identität (oder Teile meiner Identität) verliere, wenn mich andere Personen gar nicht betrachten. Bedroht scheint in einem solchen Fall nicht meine Identität, sondern mein *Selbstverhältnis*. Ich blicke nicht nur anders auf mich, wenn andere Personen mich auf eine bestimmte Weise wahrnehmen, sondern auch, wenn sie mich in gewisser Weise gar nicht wahrnehmen.

Menschen mit Demenz sind mit zunehmender Schwere ihrer Erkrankung nicht mehr imstande, ihre eigenen Merkmale zu bewerten – ihre Identität wird gewissermaßen immer mehr askriptiv. Die Zuschreibungen durch andere Personen können stark auseinanderfallen. Dies scheint sich insbesondere darauf zurückführen zu lassen, dass andere Personen im Unklaren darüber sind, ob eine demenzbetroffene Person ihre Identität *verliert* oder ob sie sich lediglich *verändert*. Unabhängig davon, ob es sich um einen Identitätsverlust oder eine Identitätsveränderung handelt, sind demenzbetroffene Personen in besonderer Weise darauf angewiesen, dass andere Personen ihnen Identität zuschreiben.

Identität ist aber nicht nur *askriptiv*, sondern auch *diachron* oder *kontinuierlich*: John Locke (1690) hat den Begriff der ›diachronen‹ Identität eingeführt[183] – er versteht darunter das Bewusstsein einer *Identität über die Zeit*.[184] Mit dem Verlust der Erinnerungsfähigkeit scheint die diachrone Identität von Personen gewissermaßen zu zerfallen.[185] Bestimmte Verhaltensweisen und Denkgewohnheiten basieren auf Erinnerungen. Durch die Veränderungen der Gehirnfunktionen von Menschen mit Demenz sind diese Personen nicht mehr imstande, Erinnerungen ›abzurufen‹. Auch wenn das ›Abrufen‹ von Erinnerungen (im

---

182 Hinter dem Begriff des ›Selbst‹ und dem Begriff der ›Identität‹ stehen komplexe Konzepte. Die Konzepte werden in sehr unterschiedlichen Kontexten verwendet, sodass eine allgemeine Beschreibung der Begriffe kaum möglich ist. Ich folge hier einer Definition von Kruse (2012c): ›Das Selbst lässt sich definieren als das Gesamt jener Merkmale einer Person, die für deren Art des Erlebens und Erfahrens, des Erkennens und Handelns sowie des Verhaltens von grundlegender Bedeutung sind. Das Selbst lässt sich dabei in verschiedene Bereiche differenzieren, so kann zum Beispiel zwischen dem körperlichen, dem kognitiven, dem emotionalen, dem motivationalen, dem sozialen Selbst differenziert werden.‹ (Kruse 2012c, 154). Das Selbst kennzeichnet demnach unterschiedliche ›Aspekte‹ – es ist nicht ausschließlich kognitiv determiniert. ›Den Kern des Selbst bildet die ›Identität‹ der Person, die jene Merkmale umfasst, die für deren Selbstverständnis und Selbstinterpretation von zentraler Bedeutung sind.‹ (Kruse 2012c, 155, vgl. Birren & Schroots 2006).

183 Vgl. Locke [1690] 1975.

184 Zur philosophischen Diskussion vergleiche etwa Karenberg (2009) und Quante (2007).

185 ›[...] as far as this consciousness can be extended backwards to any past action or thought, so far reaches the identity of that person; it is the same self now it was then; and it is by the same self with this present one, that now reflects on it, that that action was done.‹ (Locke [1690] 1975, 335). Die Identität einer Person reicht nur so weit wie ihr (Selbst-)Bewusstsein in der Erinnerung reicht.

Einzelnen) nicht mehr möglich ist, so ist anzunehmen, dass auch Menschen mit Demenz noch bestimmte Vorstellungen von der Vergangenheit haben. Die Identität demenzbetroffener Personen ist gefährdet, wenn sie vergessen, *wer sie sind* – ab einer bestimmten Schwere ihrer Erkrankung erinnern sich demenzbetroffene Personen nicht mehr an ihre ›Geschichte‹ und den ›roten Faden‹ in ihrem Leben.[186] Sie wissen nicht mehr, was ihnen wichtig war und was sie als die Person, die sie waren und sind, auszeichnet – demenzbetroffene Personen verlieren die Erinnerung an ihr Selbst und erleben sich selbst nur noch ›von Moment zu Moment‹. Wenn man Identität als etwas Kontinuierliches begreift, dann ist klar, dass dies bei demenzbetroffenen Personen schwierig ist.[187]

> ›[…] der Verlust des Wissens um die eigene Lebensgeschichte […] ist mit der Gefahr verbunden, die eigen[e] Identität zu verlieren. Das biographische Wissen und Selbstwissen, das heißt das Wissen, das ein Mensch über sich selbst in Vergangenheit und Gegenwart hat, stellt die Grundlage seiner Identität, seiner personalen Kontinuität dar.‹[188]

Die Beziehung einer demenzbetroffenen Person zu einer Betreuungsperson ist für sie, *Vorschlag (ii)* zufolge, in besonderer Weise *identitäts*stiftend – und es ist das, was die Betreuungsbeziehung wertvoll macht. Menschen mit Demenz können im Verlauf ihrer Erkrankung das Wissen über ihr Selbst verlieren und sind auf andere Personen angewiesen, die sie an ihr Selbst gewissermaßen ›erinnern‹. Was ist gemeint, wenn man davon spricht, dass eine Person an ihr Selbst durch andere Personen erinnert wird?

Diejenigen, die den instrumentellen Wert der Betreuungsbeziehung darin sehen, dass das Selbst demenzbetroffener Personen aufrechterhalten wird, meinen, dass Betreuungspersonen die bedrohte Kontinuität der Selbst-Wahrnehmung von Demenzerkrankten durch einen *Prozess des ›re-minding‹* schützen

---

186 Die Biografie einer demenzbetroffenen Person kann aber dennoch in bestimmter Hinsicht sehr bedeutsam sein – und zwar mit Blick auf das ›Leibgedächtnis‹ dieser Person – Erlebtes kann nämlich nicht nur ›kognitiv‹, sondern auch emotional oder leiblich erinnert werden. Es wird zwischen zwei Formen des Gedächtnisses unterschieden: ›Das *explizite Gedächtnis* ist dasjenige, von dem wir gewöhnlich sprechen, wenn wir uns an eine bestimmte, in der Vergangenheit erlebte Situation erinnern, sie also in der Vorstellung als solche vergegenwärtigen. […]. Ihm gegenüber steht das *implizite* Gedächtnis, in das früher erlebte Situationen und Vollzüge gleichsam eingeschmolzen sind, ohne daß sie sich als einzelne herausheben. Aus der Wiederholung und Überlagerung von Erlebnissen hat sich eine Gewohnheitsstruktur gebildet. Eingespielte Bewegungsabläufe, wiederkehrende Wahrnehmungsgestalten und vertraute Physiognomien sind zu einem impliziten leiblichen Wissen geworden.‹ (Fuchs 2000, 316 (Hervorhebungen Fuchs)).
187 Demenzbetroffene Personen können bspw. Inhalte eines Gesprächs nicht mehr über eine längere Zeit festhalten – sie leben im Hier und Jetzt. Vgl. etwa Geiger 2011: ›Es ist eine seltsame Konstellation. Was ich [meinem demenzkranken Vater] gebe, kann er nicht festhalten. Was er mir gibt, halte ich mit aller Kraft fest.‹ (Geiger 2011, 178).
188 Welling 2004, 5.

und immer wieder stabilisieren können.[189] Indem sie einer demenzbetroffenen Person bspw. davon erzählen, was ihr wichtig war, erinnern sie sie (und sich selbst) an die Aspekte ihres Selbsts, die ihr aufgrund ihrer Erkrankung verloren gegangen sind. ›Re-minding‹ umfasst dabei mehr als bloße Erzählungen – auch wenn demenzbetroffene Personen sich nicht mehr *kognitiv* an bestimmte Aspekte ihres Selbsts erinnern können, so sind sie, wie bereits beschrieben, oftmals imstande sich *leiblich* an diese Aspekte zu erinnern. Ein leibliches oder implizites Gedächtnis bleibt ihnen auch dann erhalten, wenn sie kein deklaratives oder explizites Gedächtnis (mit etwa bewussten Erinnerungen, Faktenwissen usw.) mehr haben.[190] Eine demenzbetroffene Person mag vergessen, wie sie heißt, sie kann aber nach wie vor Gerüche unterscheiden oder spazieren gehen. In einer Betreuungsbeziehung können Aspekte des Selbsts einer demenzbetroffenen Person gesichert und erhalten werden, dadurch dass sich für diese Person die Möglichkeit eröffnet, an ihr Selbstwissen erinnert zu werden.

Was ist von der Idee zu halten, dass der instrumentelle Wert der Betreuungsbeziehung in der Bewahrung von Identität besteht? Menschen mit Demenz können sich an ihre ›frühere‹ Identität, die sie vor Ausbruch ihrer Erkrankung hatten, nicht mehr erinnern. Betreuungspersonen, die Menschen mit Demenz an *diese* Identität erinnern, nehmen möglicherweise nur unzureichend zur Kenntnis, dass sich demenzbetroffene Personen verändern – und dass ihre ›aktuelle‹ Identität womöglich kaum etwas mit ihrer früheren Identität gemeinsam hat. In vielen Erfahrungsberichten von Angehörigen werden die Identitätsveränderungen demenzbetroffener Personen beschrieben – so schildert bspw. Tilmann Jens seinen Vater, Walter Jens, als eine Person, die er gewissermaßen nicht (wieder-) erkennt.[191] Angehörige demenzbetroffener Personen trauern häufig über den ›Verlust‹ der früheren Identität. Demenzbetroffene Personen selbst fühlen sich nicht mehr mit ihrer früheren Identität verbunden. Ich möchte diesbezüglich das folgende Fallbeispiel[192] betrachten:

---

189 Vgl. Jennings 2009: ›[…] reminding is the rediscovering and refashioning of mind both within the self and among selves. […] it is the process in and through which the individual who receives care, those who provide care, and the environment within which caring occurs each take part in doing this. Reminding is changing the environment and the external support system that surrounds the person so that *different* abilities do not become *the absence of* abilities. Reminding […] is remembering who one is, most fundamentally–as a relational human subject, person, agent–a maker and a interpreter of meaning.‹ (Jennings 2009, 427 (Hervorhebungen Jennings)). Vgl. auch Jennings 2010, 400.

190 Vgl. etwa Fuchs 2008, Klare 2012, 174f.

191 Vgl. dazu etwa die folgende Beschreibung: ›Ich möchte weinen. Er aber fühlt sich wohl. Was […] auch an dem vielen Spielzeug, den Malbüchern, der bunten Kinderknete liegt […]. Mein Vater geht ins Nebenzimmer. Als er zurückkommt, hat er eine große Puppe im Arm. Er hält sie ganz vorsichtig, wiegt sie. Das Plastikbaby sagt Mama.‹ (Jens 2010, 154).

192 Das hier betrachtete Fallbeispiel ist eine Abwandlung von *Fallbeispiel 5*. Auch in *Fallbeispiel 5* ist die aktuelle Identität meiner demenzbetroffenen Tante eine andere als vor Ausbruch

Fallbeispiel 16
Eine Frau besucht ihren schwerstdemenzbetroffenen Ehemann im Pflegeheim und sieht,
wie er mit einer Clownspuppe spielt. Sie verlangt, dass eine Pflegeperson ihm die Puppe
abnimmt. ›Er ist promovierter Physiker, er kann doch jetzt nicht mit einer Puppe spie-
len.‹, sagt sie. Da ihr Ehemann die Puppe nicht abgeben möchte, sagt seine Frau den im
Pflegeheim angekündigten Besuch einer Nachbarin ab. Sie will nicht, dass andere Per-
sonen ihren Ehemann in dieser Situation sehen.

Fallbeispiel 16 macht das Folgende deutlich: Die aktuelle Identität des de-
menzbetroffenen Mannes unterscheidet sich wesentlich von seiner früheren
Identität. Seine Ehefrau scheint sich gewissermaßen nicht von der früheren
Identität ihres Ehemannes trennen zu können – sie schämt sich ›stellvertretend‹
für seine Handlungen und möchte verhindern, dass andere Personen ihn mit der
Clownspuppe ›spielen‹ sehen.

Es ist fraglich, ob man in *Fallbeispiel 16* davon sprechen kann, dass der instrumentelle Wert der Beziehung mit einem Menschen mit Demenz darin besteht, dass seine frühere Identität aufrechterhalten wird. Der demenzbetroffene
Mann, der mit der Clownspuppe spielt, hat eine andere Identität als vor Ausbruch seiner Erkrankung. Das Festhalten an seiner früheren Identität ist womöglich in bestimmter Hinsicht ›rücksichtslos‹.[193] Seine aktuelle Identität (mit
ihren veränderten Bedürfnissen, Wünschen und Interessen) wird von seiner
Ehefrau nicht anerkannt. Es ist fraglich, ob es aus psychologischer Sicht emp-
fehlenswert ist, die frühere Identität einer demenzbetroffenen Person durch
Zuschreibung fortzusetzen – zumindest deuten Selbstzeugnisse von Menschen
mit Demenz oftmals darauf hin, dass diese es als entfremdend und belastend
erleben, an ihre frühere Identität erinnert und mit dieser in Verbindung gebracht
zu werden. Selbst wenn es aus Perspektive einer demenzbetroffenen Person
wertvoll sein sollte, ihr Identität zuzuschreiben, so scheint dies ihr Selbstverhältnis nicht wieder herzustellen. Allein die Tatsache, dass eine andere Person
mir bestimmte Merkmale zuschreibt, kann mein Selbstverhältnis nicht ›repa-
rieren‹ – dies ist etwas, das nur mir möglich ist. Im Falle zweier kognitiv nicht
veränderter Personen können die Zuschreibungen der einen Person die Selbstzuschreibungen der anderen Person in gewisser Weise ›korrigieren‹. Da es bei
demenzbetroffenen Personen aber ab einer bestimmten Schwere ihrer Erkrankung keine Selbstzuschreibungen mehr gibt, haben die Zuschreibungen anderer
Personen auch keine korrektive Funktion.

---

ihrer Erkrankung. Ähnlich wie in *Fallbeispiel 16* schäme ich mich in *Fallbeispiel 5* möglicherweise für das Verhalten meiner Tante und möchte deshalb verhindern, dass andere sie
mit dem Roboter spielen sehen.

193 Vgl. etwa Geiger 2011: ›Einem Demenzkranken eine nach herkömmlichen Regeln sachlich
korrekte Antwort zu geben, ohne Rücksicht darauf, *wo er sich befindet*, heißt versuchen, ihm
eine Welt aufzuzwingen, die nicht seine ist.‹ (Geiger 2011, 118 (Hervorhebungen Geiger)).

Auch wenn es um Beziehungen mit kognitiv nicht veränderten Personen geht, ist fraglich, ob der Wert dieser Beziehungen in dem Aufrechterhalten von Identität besteht. Ähnlich wie bei demenzbetroffenen Personen kann sich meine Identität über die Zeit verändern (wenngleich sich diese Veränderungen vermutlich über einen längeren Zeitraum entwickeln und bspw. aus bestimmten Erfahrungen, die ich mache, resultieren usw.). Es ist durchaus denkbar, dass ich auf bspw. bestimmte Wünsche, die ich in meiner Kindheit oder Jugendzeit hatte, jetzt nicht mehr ›festgelegt‹ werden will – und zwar deshalb, weil sie mit meinen aktuellen Wünschen nichts mehr gemeinsam haben. Möglicherweise fände ich es eher irritierend, mit diesen früheren Wünschen in Verbindung gebracht zu werden. Verschiedene Aspekte der Identität einer Person, wie etwa ihre Wünsche, können sich (über die Zeit) verändern. Wenn Beziehungspartner an der früheren Identität dieser Person festhalten, stellt dies nicht unbedingt etwas dar, das die Beziehung wertvoll macht.

Dennoch scheint es auch Aspekte der Identität einer Person zu geben, die über die Zeit und auch unter der spezifischen Verfasstheit einer Demenzerkrankung fortbestehen können.[194] Dazu gehören etwa ›[...] biografisch bestimmte Charakteristika, emotional grundierte Gewohnheiten [und] individualspezifische Eigenheiten [...]‹[195]. *Vorschlag (ii)* könnte so zu verstehen sein, dass eine Betreuungsbeziehung deshalb wertvoll ist, weil durch sie *diese* Aspekte der Identität einer demenzbetroffenen Person aufrechterhalten werden.

Wird *Vorschlag (ii)* auf diese Weise verstanden, stellen sich wiederum verschiedene Schwierigkeiten: Wenn *Vorschlag (ii)* Aspekte der Identität einer Person in den Blick nimmt, die ihr gar nicht verloren gehen, dann ist zum einen fraglich, inwiefern das ›Erinnern‹ an diese Aspekte einen instrumentellen Wert der Betreuungsbeziehung darstellt. Wenn *Vorschlag (ii)* meint, dass der instrumentelle Wert von Betreuungsbeziehungen darin besteht, dass *bestimmte* (nicht verloren gegangene) Aspekte der Identität demenzbetroffener Personen aufrechterhalten werden, dann ist zum anderen das Folgende unklar: Für Menschen mit Demenz scheint es nicht von Bedeutung zu sein, an ihre Identität erinnert zu werden – demenzbetroffene Personen verlieren im Verlauf ihrer Erkrankung oftmals den Wunsch oder das Bedürfnis danach, ihr Selbst aufrechtzuerhalten – d.h. es ist durchaus fraglich, ob sie überhaupt das Bedürfnis haben, an ihre Identität (oder bestimmte Aspekte ihrer Identität) *erinnert* zu werden.

Aber auch das ›Wissen‹ um die Identität *anderer* Personen ist gewissermaßen bedeutungslos. Eine demenzbetroffene Personen erkennt die Identität ihres

---

194 Vgl. etwa Geiger 2011: ›Mein Vater hatte all dies vergessen, und es schmerzte ihn nicht mehr. Er hatte seine Erinnerungen in Charakter umgemünzt, und der Charakter war ihm geblieben. Die Erfahrungen, die ihn geprägt hatten, taten weiterhin ihre Wirkung.‹ (Geiger 2011, 73).
195 Helmchen 2017, 195.

Gegenübers nicht mehr – sie wird (zumindest oftmals) nicht ›wissen‹, ob das Gegenüber ihre Tochter, eine Nachbarin oder eine Betreuungsperson, die sie noch nie gesehen hat, ist. Es ist anzunehmen, dass es für Menschen mit Demenz gewissermaßen keine primäre Rolle spielt, *wer* ihr Gegenüber ist – ob eine Betreuungsbeziehung gelingt, ist vielmehr davon abhängig, mit welcher Haltung ihnen ihr Gegenüber begegnet. Ich komme darauf noch im Einzelnen zurück.

Vorschlag (ii) zufolge wird die Identität demenzbetroffener Personen durch gelingende Betreuungsbeziehungen aufrechterhalten und es ist das, was die Betreuungsbeziehung wertvoll macht. Es ist allerdings, wie sich gezeigt hat, mehr als fraglich, ob der instrumentelle Wert von Betreuungsbeziehungen tatsächlich darin besteht, Identität aufrechtzuerhalten. Nach einem weiteren Vorschlag sind Betreuungsbeziehungen deshalb wertvoll, weil sie *Wohlergehen* stiften.

Vorschlag (iii): Sicherstellen von Wohlergehen

Zunächst ist – analog zur Diskussion von *Vorschlag (i)* und *Vorschlag (ii)* – zu klären, welches Verständnis von Wohlergehen bei diesem Vorschlag vorausgesetzt wird. *Vorschlag (iii)* könnte zunächst so verstanden werden, dass der Wert von Betreuungsbeziehungen darin besteht, dass sie das subjektive Wohlbefinden von Menschen mit Demenz aufrechterhalten. Zu dem subjektiven Wohlbefinden lassen sich etwa bestimmte psychologische Effekte (wie bspw. Beruhigung oder Entspannung), die sich in Betreuungsbeziehungen zeigen können, zählen. Es ist davon auszugehen, dass (insbesondere positive Nahbereichs-)Beziehungen tatsächlich zu dem subjektiven Wohlbefinden der Betroffenen beitragen können. Positive emotionale (Nahbereichs-)Beziehungen tragen bspw. dazu bei, dass sich demenzbetroffene Personen geborgen fühlen. Menschen, die mit Demenz leben, geht das Gefühl von Geborgenheit oftmals im Verlauf ihrer Erkrankung verloren. Sie erkennen ihre gewohnte Umgebung nicht mehr und auch ihnen bisher bekannte und vertraute Menschen werden ihnen fremd. Oftmals beschreiben demenzbetroffene Personen ihre Situation als ›Kriegssituation‹, die ihnen extrem bedrohlich erscheint[196] – sie ›wissen‹ nicht, wer sie sind und wo sie sind. Sie (er-) kennen die Menschen, die sie betreuen nicht und fühlen sich ›schutzlos‹ – für demenzbetroffene Personen gibt es keinen Ort, an dem sie sich geborgen fühlen.[197] Gelingende Betreuungsbeziehungen können demenzbetroffenen Perso-

---

196 Vergleiche dazu etwa die folgende Beschreibung von Offermans (2007): ›Ich sehe, dass ihre Hände zittern, sie redet gehetzt über ein Schiff, über gefangen genommene Pakete und andere Postsachen in diesem Schiff, über gellende Kriegsmusik, über Spione, über Wasser und Schlamm in ihrem Mund.‹ (Offermans 2007, 122).

197 Vgl. etwa Offermans 2007: ›[Meiner Mutter] so ohne weiteres zu widersprechen, war unmöglich, denn [sie] befand sich [...] in einem schwindelerregenden Piranesischen Labyrinth aus verschachtelten Räumen, Gängen und Portalen mit Türen und Aufzügen, die geheimen

nen Orientierung geben und dazu beitragen, dass ihnen ihr Selbst und ihre Umgebung weniger ›fremd‹ ist.

Menschen mit Demenz fühlen sich also möglicherweise in gelingenden Betreuungsbeziehungen besser. Ob Betreuungsbeziehungen allerdings tatsächlich als Instrument dazu dienen, das subjektive Wohlergehen von demenzbetroffenen Personen aufrechtzuerhalten, ist fraglich: Betreuungsbeziehungen müssen nicht auf besondere Weise ›innig‹ sein, um als eine *gelingende* Beziehung gelten zu können. D. h.: Bei einer gelingenden Beziehung einer Betreuungsperson mit einer demenzbetroffenen Person muss es sich nicht um eine Beziehung im Sinne einer *positiven* emotionalen Bindung handeln. Eine demenzbetroffene Person kann auch dann in einer gelingenden Beziehung mit einer anderen Person stehen, wenn sie dieser Person nicht auf bestimmte Weise nahe steht – vielmehr kann sie auch dann in einer gelingenden Beziehung mit ihr sein, wenn sie sie bspw. nicht leiden kann. In einem solchen Fall ist fraglich, ob davon gesprochen werden kann, dass die Betreuungsbeziehung das subjektive Wohlergehen einer demenzbetroffenen Person aufrechterhält. Es können auch keine positiven Betreuungsbeziehungen mit demenzbetroffenen Personen bestehen, die das subjektive Wohlbefinden dieser Personen *nicht* aufrechterhalten.

Selbst wenn subjektives Wohlbefinden durch Betreuungsbeziehungen aufrechterhalten wird, ist fraglich, ob das allein diese Beziehung wertvoll macht – das Aufrechterhalten von subjektivem Wohlbefinden scheint gewissermaßen nicht entscheidend dafür zu sein, dass eine Betreuungsbeziehung wertvoll ist. So sind positive Betreuungsbeziehungen denkbar, die *nicht* zum subjektiven Wohlbefinden einer demenzbetroffenen Person beitragen, aber dennoch in besonderer Weise wertvoll sind. *Vorschlag (iii)* ist nicht überzeugend, wenn damit gemeint ist, dass Betreuungsbeziehungen (ausschließlich) deshalb wertvoll sind, weil sie das *subjektive* Wohlbefinden von demenzbetroffenen Personen aufrechterhalten. In einer (positiven) Betreuungsbeziehung mit meiner demenzbetroffenen Tante ist es durchaus möglich, dass ich sie in einer bestimmten Situation bspw. nicht trösten oder beruhigen kann. Meines Erachtens kann unsere Beziehung aber dennoch intrinsisch wertvoll sein – auf die Frage, was eine gelingende Betreuungsbeziehung intrinsisch wertvoll macht, komme ich zurück.

Durch gelingende Betreuungsbeziehungen lässt sich möglicherweise das *objektive* Wohlergehen demenzbetroffener Personen aufrechterhalten – das, was nach *Vorschlag (iii)* die Betreuungsbeziehung wertvoll macht, könnte das Aufrechterhalten ihres objektiven Wohlergehens sein. So können demenzbetroffene Personen bspw. ihre (non-verbale) Kommunikationsfähigkeit und ihr Sprach-

---

Codes gehorchten, und ja, überall um sie herum waren fremde Menschen, gehetzt, beschäftigt mit rätselhaften Dingen, ohne sich um ihr Stöhnen und Flehen auch nur ein Deut zu kümmern.‹ (Offermans 2007, 86 f.).

vermögen in Betreuungsbeziehungen ›trainieren‹. Betreuungsbeziehungen fördern demnach Fähigkeiten, die als wesentlich für menschliches Wohlergehen gelten: Menschen mit Demenz geht es womöglich besser, wenn sie Teil von gelingenden Betreuungsbeziehungen sind. In gelingenden Betreuungsbeziehungen kann bspw. das Teilen von Erinnerungen[198] zu der Lebensqualität, die objektives Wohlergehen (wie bspw. objektive Lebensbedingungen und objektive Wohlergehensgüter) und subjektives Wohlbefinden umfasst, beitragen.

›Making sense together, remembering a distant past and self, making judgments and expressing evaluations, even though nonverbally through emotional responses and bodily, kinetic gestures – these are some of the constituent elements or capabilities of a quality of life, whatever the degree of one's other abilities in short-term memory processing and ratiocination.‹[199]

So stellt ein ›gemeinsames Erinnern‹ möglicherweise ein objektives ›Wohlergehensgut‹ dar, das das objektive Wohlergehen von demenzbetroffenen Personen aufrechterhält und zu der Lebensqualität dieser Personen beiträgt. Was ist von dem Vorschlag, dass der instrumentelle Wert von Betreuungsbeziehungen darin besteht, dass das objektive Wohlergehen von demenzbetroffenen Personen aufrechterhalten wird, zu halten?

Zunächst ist anzumerken, dass Menschen mit Demenz möglicherweise auch in bspw. einem bloßen Versorgungskontakt etwa ihre Kommunikationsfähigkeiten trainieren können. Wenn das richtig ist, dann muss die Betreuungsbeziehung nicht auf bestimmte Weise gelingen, um das objektive Wohlergehen demenzbetroffener Personen aufrechtzuerhalten. Selbst wenn der Wert von gelingenden Betreuungsbeziehungen darin besteht, dass das objektive Wohlergehen von demenzbetroffenen Personen aufrechterhalten wird, bleibt Folgendes fraglich: Bekanntlich gibt es Menschen, die zwar eine hohe objektive Lebensqualität, aber kein (oder kaum) subjektives Wohlbefinden haben. Wenn *ausschließlich* das objektive Wohlergehen einer Person durch gelingende Betreuungsbeziehungen aufrechterhalten wird, ist fraglich, ob es das ist, was Beziehungen tatsächlich wertvoll macht. Bestimmte objektive ›Wohlergehensgüter‹, die demenzbetroffene Personen möglicherweise durch eine Betreuungsbeziehung ›erhalten‹, sind für diese Personen vermutlich gar keine ›Güter‹ bzw. gar nicht in besonderer Weise wertvoll – objektive Wohlergehenskonzepte scheinen die besondere Situation demenzbetroffener Personen nicht angemessen zu berücksichtigen: So führt etwa eine Stimulation bestimmter kognitiver Fähigkeiten

---

198 Gemeint sind hier die Anteile von Erinnerungen, die im ›Leibgedächtnis‹ angesiedelt sind – zumindest ab einer bestimmten Schwere der Demenzerkrankung können sich betroffene Personen nur noch emotional oder leiblich an bspw. bestimmte Gerüche, Klänge usw. erinnern.

199 Jennings 2009, 433.

dazu, dass sich die Betroffenen länger der eigenen Verfassung bewusst sind. Dieser Zustand ist häufig mit Entfremdungsgefühlen verbunden und wird von Menschen mit Demenz oftmals als stark belastend erlebt.

Bisher wurden drei Vorschläge dazu, was eine gelingende Betreuungsbeziehung mit einer demenzbetroffenen Person wertvoll macht, diskutiert. Den Vorschlägen ist gemeinsam, dass sie den Wert der Beziehung *instrumentell* bestimmen – sie leiten ihn aus ihrem instrumentellen Beitrag zu einem als intrinsisch wertvoll betrachteten Gut ab. Die drei betrachteten Vorschläge zum Wert von gelingenden Betreuungsbeziehungen unterscheiden sich dadurch, dass sie den Wert der Beziehung aus *unterschiedlichen* (intrinsisch wertvollen) Gütern ableiten: Die Beziehung ist nach *Vorschlag (i)* wertvoll, weil sie das Person-Sein von Menschen mit Demenz aufrechterhält. Nach *Vorschlag (ii)* ist sie wertvoll, weil sie die Identität demenzbetroffener Personen erhält und nach *Vorschlag (iii)*, weil sie das Wohlergehen dieser Personen sichert. Wie wir gesehen haben, bringen die Vorschläge verschiedene Unklarheiten mit sich und sie erfassen meines Erachtens etwas Bestimmtes nicht, das an der Betreuungsbeziehung wertvoll und damit prima facie schützenswert ist und zwar auch dann, wenn sie bspw. nicht identitätsstiftend sein sollte. Im Folgenden möchte ich nun der Frage nachgehen, was genau an einer gelingenden Betreuungsbeziehung mit demenzbetroffenen Personen *intrinsisch* wertvoll ist.[200]

3.3.2   Intrinsischer Wert der Beziehung

Im Allgemeinen wird zwischen instrumentellen und intrinsischen Werten unterschieden. Wird die Beziehung als instrumentell wertvoll beschrieben, so ist sie wertvoll, weil sie als *Mittel zu einem bestimmten Zweck* dient. Wird sie hingegen als intrinsisch wertvoll beschrieben, ist damit gemeint, dass sie um ihrer selbst willen erstrebenswert ist. Sie ist ›*an sich*‹ wertvoll – ihr Wert leitet sich nicht aus dem (intrinsischen) Wert eines anderen Guts ab.[201] Ob die jeweilige Betreuungsbeziehung tatsächlich einen instrumentellen Wert für demenzbetroffene

---

200 Wenn ich in dieser Arbeit von *moralisch gelingenden* Betreuungsbeziehungen spreche, so ist damit das Folgende gemeint: Ich fokussiere auf Betreuungsbeziehungen, die gewissermaßen moralisch ›intakt‹ oder ›einwandfrei‹ sind. Die moralisch intakten Beziehungen, um die es hier gehen soll, *gelingen* insofern, als dass sie nicht bereits aus Gründen moralisch problematisch sind, die nichts mit ihrem (intrinsischen) Wert zu tun haben.

201 ›That which is intrinsically good is nonderivatively good; it is good for its *own* sake. That which is not intrinsically good but extrinsically good is derivatively good; it is good, not (insofar as its extrinsic value is concerned) for its own sake, but for the sake of something else that is good and to which it is related in some way. Intrinsic value thus has a certain priority over extrinsic value. The latter is derivative from or reflective of the former and is to be explained in terms of the former.‹ (Zimmerman 2015 (Hervorhebungen Zimmerman)).

Personen hat, ist dabei eine weitgehend empirische Frage, die auch darum schwer zu beantworten ist, weil der externe epistemische Zugang zu den Erlebnissen demenzbetroffener Personen schwierig ist. Auch wenn das Innenleben von anderen Personen im Allgemeinen für mich nicht direkt zugänglich ist, so können sich kognitiv nicht veränderte Personen mir mitteilen – meine demenzbetroffene Tante kann sich hingegen selbst oftmals nicht einschlägig äußern. Wenn bspw. davon gesprochen wird, dass der Wert der Betreuungsbeziehung zwischen meiner Tante und mir in dem Aufrechterhalten ihrer Wünsche, Bedürfnisse und Interessen besteht, dann ist unsere Beziehung nur dann wertvoll für meine Tante, wenn unsere Beziehung auch *tatsächlich* ihre Wünsche, Bedürfnisse und Interessen sichert. Ob unsere Beziehung dies leistet, ist fraglich – ihre (aktuellen) Wünsche, Bedürfnisse und Interessen sind mir womöglich nicht ausreichend bekannt.

Trotz der (vor allem auch begrifflichen) Unklarheiten, die mit Blick auf die unterschiedlichen Vorschläge dazu, was den instrumentellen Wert einer gelingenden Betreuungsbeziehung stiftet, diskutiert wurden, kann zumindest nicht ausgeschlossen werden, dass die Beziehung tatsächlich einen instrumentellen Wert für demenzbetroffene Personen hat. Meine Beziehung zu meiner demenzbetroffenen Tante könnte bspw. durchaus ihre Bedürfnisse, Wünsche und Interessen aufrechterhalten. Dies wird etwa davon abhängen, was ich unternehme, um etwas über ihre (aktuellen) Bedürfnisse, Wünsche und Interessen zu erfahren. Ob unsere Beziehung also wertvoll ist, weil sie die Bedürfnisse, Wünsche und Interessen meiner demenzbetroffenen Tante aufrechterhält, wird von der *Gestaltung unserer konkreten Beziehung* abhängen. Das alleinige ›Bestehen‹ unserer Beziehung sichert ihre Bedürfnisse, Wünsche und Interessen jedenfalls noch nicht.

Im Folgenden möchte ich nicht der These nachgehen, dass es schwierig ist, empirische Schlüsse für eine *konkrete* Person zu ziehen – dies ist nicht strittig. Das, was strittig ist und was ich im Folgenden näher betrachten möchte, ist die *Quelle der Werthaftigkeit* der Betreuungsbeziehung. Aus meiner Sicht ist die Betreuungsbeziehung nämlich nicht nur notwendiges Mittel zu einem wertvollen Zweck. Sie ist vielmehr bereits als solche, d.h. intrinsisch wertvoll. Im Folgenden vertrete ich nicht die These, dass *alle* Betreuungsbeziehungen intrinsisch wertvoll sind – dies ist klarerweise nicht der Fall. Vielmehr, so werde ich erläutern, gibt es gelingende Betreuungsbeziehungen, die intrinsisch wertvoll sind. Im Folgenden möchte ich prüfen, was Betreuungsbeziehungen mit demenzbetroffenen Personen *intrinsisch* wertvoll macht – insofern sie wertvoll sind. Dabei wird sich zeigen, dass der intrinsische Wert einer gelingenden Betreuungsbeziehung darin besteht, dass demenzbetroffene Personen in diesen Beziehungen auf bestimmte Weise *gesehen werden, gemeint sind* und *gehalten werden*.

Wenn man sich mit der Quelle der Werthaftigkeit von gelingenden Betreuungsbeziehungen beschäftigt, scheint ein phänomenologisches Bild hilfreich. Viele Angehörige berichten von ihrer Beziehung zu demenzbetroffen Personen, die sie betreuen. In der Fülle der Literatur hat u. a. der Bestseller ›*Der alte König in seinem Exil*‹ des Schriftstellers Arno Geiger besondere Bekanntheit erlangt – wir haben uns bereits verschiedene Fallbeispiele aus diesem Buch näher angesehen. Ich möchte im Folgenden zwei weitere Fallbeispiele betrachten – es handelt sich zum einen wiederum um eine Schilderung von Arno Geiger, der die Beziehung einer Pflegeperson zu seinem demenzbetroffenen Vater beschreibt *(Fallbeispiel 17)*, und zum anderen um eine Schilderung des niederländischen Essayisten Cyrille Offermans, der in seinem Buch ›*Warum ich meine demente Mutter belüge*‹ von einer seiner Begegnungen mit seiner demenzbetroffenen Mutter berichtet *(Fallbeispiel 18)*:

Fallbeispiel 17
›[Daniela] hatte sich […] von Anfang an sehr gut mit [meinem Vater] verstanden, sie ging völlig entspannt mit ihm um, und er schien fast ein wenig verliebt in sie zu sein, jedenfalls verscheuchte er mich oft, wenn Daniela bei ihm war. Sie verstand es, ihm das Gefühl zu geben, dass er wichtig war. Sie gab ihm den Einkaufskorb zu tragen, ließ ihn ihr Fahrrad schieben, und er hatte ihr Deutsch beigebracht, sie stundenlang in Aussprache und Grammatik unterwiesen, während er gleichzeitig nicht die Namen seiner vier Kinder hätte nennen können. Auf die Frage, warum er sich so viel Mühe gebe, sagte er, er tue es, damit sie bei ihm bleibe.‹[202]

Fallbeispiel 18
›Meine Mutter saß festgebunden auf ihrem Stuhl, was seit einigen Monaten, seit der Einführung der sogenannten Nicht-Fixierungs-Politik, nicht mehr häufig, aber notgedrungen manchmal doch geschah. Sie hatte sich wieder einmal, mühsam mit den Füßen scharrend und den Stuhl hinter sich her schleppend, zu einem blinden, entlegenen Winkel des Raums vorgearbeitet, wo sie verwirrt und ängstlich um sich blickte. Glücklich erkannte sie sofort meine Stimme. Sie war auf der Flucht, sie war verhört worden, sie hatte keine Rechte. Wie ich sie denn hier gefunden hätte? Ich fasste ihre Hand und setzte mich ganz nah neben sie. Leise sangen wir *Lili Marleen*, das Lieblingslied aller geistigen Deserteure. Ein paar Minuten darauf war sie wieder ganz ruhig. »Komm«, sagte sie, »wir gehen nach Hause.«‹[203]

Bei der Frage danach, was eine gelingende Betreuungsbeziehung zu einem Menschen mit Demenz wertvoll macht, ist ein Blick auf die obigen Fallbeispiele lohnenswert. Beide Beispiele zeigen eine gelingende Beziehung einer Betreuungsperson mit einer demenzbetroffenen Person. Die Fallbeispiele unterscheiden sich aber auch in relevanter Hinsicht: *Fallbeispiel 17* schildert die Beziehung einer (professionellen) Pflegeperson mit einer demenzbetroffenen Person aus

---

202 Geiger 2011, 132f.
203 Offermans 2007, 123f. (Hervorhebungen Offermans).

der Perspektive einer dritten Person (und zwar aus der Perspektive von Arno Geiger) – insofern wird die Beziehung aus einer *Außenperspektive* geschildert. In *Fallbeispiel 18* ist es Cyrille Offermans selbst, der eine bestimmte Begegnung mit seiner demenzbetroffenen Mutter beschreibt – er berichtet aus der *Innenperspektive*. In *Fallbeispiel 17* gibt die Pflegeperson dem demenzbetroffenen Herrn Geiger das Gefühl, ›*dass er wichtig war*‹[204]. In *Fallbeispiel 18* scheint es Cyrille Offermans in der Begegnung mit seiner Mutter primär darum zu gehen, ihr das Gefühl zu geben, *dass sie nicht alleine ist*. Er nimmt ihre Hand und setzt sich nah neben seine Mutter – anders als die Betreuungsperson Daniela aus *Fallbeispiel 17* ist er auf besondere Weise physisch präsent.

Die Beziehungen, die in den Fallbeispielen geschildert werden, würden wohl die meisten als in bestimmter Weise wertvoll bezeichnen – und zwar *nicht* deshalb, weil die Beziehungen möglicherweise dafür sorgen, dass bspw. die Identität der demenzbetroffenen Personen aufrechterhalten wird. Sie scheinen nicht deshalb wertvoll, weil sie einen instrumentellen Beitrag zu einem Gut (wie bspw. Identität), das als intrinsisch wertvoll gilt, leisten. Vielmehr hat man den Eindruck, dass es etwas *in der Beziehung selbst* gibt, das sie wertvoll macht. Bevor ich genauer darauf eingehe, was das sein könnte, bedarf es der folgenden Klarstellung:

Den Fallbeispielen ist gemeinsam, dass es sich um Betreuungsbeziehungen handelt, die als ›innig‹ beschrieben werden können. Im Folgenden möchte ich *nicht* die These vertreten, dass Betreuungsbeziehungen dann intrinsisch wertvoll sind, wenn sie auf besondere Weise innig sind. Ich möchte gelingende Betreuungsbeziehungen nicht auf innige Nahbereichsbeziehungen beschränken. Vielmehr können gelingende Betreuungsbeziehungen auch dann bestehen, wenn sich die Beziehungspartner nicht auf besondere Weise nahe stehen.[205] Ebenso möchte ich nicht behaupten, dass alle Betreuungsbeziehungen wertvoll sind – mir geht es vielmehr um *gelingende* Betreuungsbeziehungen. Solche gelingenden Betreuungsbeziehungen sind auch zwischen Personen möglich, die ein distanziertes Verhältnis zueinander haben.

Wie im Folgenden deutlich werden soll, haben Betreuungspersonen in gelingenden Beziehungen aber eine bestimmte ›zugewandte‹ Haltung gegenüber Menschen mit Demenz – es ist anzunehmen, dass sie ihnen *ohne* eine solche

---

204 Geiger 2011, 133 (Hervorhebungen abweichend vom Originaltext ergänzt).

205 Ob eine Betreuungsbeziehung wertvoll ist, ist auch nicht zwangsläufig davon abhängig, ob Pflegepersonen besondere (wertvolle) Eigenschaften – wie bspw. einen besonders liebevollen Umgang mit ihrem Gegenüber – haben. Vgl. dazu auch Held 2006: ›A *relation* of caring is seen as valuable or faulty, more than the dispositions of persons apart from this. Of course valuable relations between persons depend on a considerable extent on the characteristics of the persons in them, but persons with individually valuable characteristics may still fail to have good relations between them.‹ (Held 2006, 52 (Hervorhebungen Held)).

Haltung nicht ›anbieten‹ würden, Teil einer gelingenden Beziehung zu sein. Was ist gemeint, wenn ich meiner demenzbetroffenen Tante ›zugewandt‹ begegne und inwiefern mache ich ihr damit ein Beziehungsangebot?

Im Folgenden möchte ich erläutern, inwiefern der Wert von gelingenden Betreuungsbeziehungen nicht ausschließlich darin besteht, dass sie als Mittel zu einem bestimmten, als wertvoll betrachteten Zweck dienen. Worin besteht der intrinsische Wert von gelingenden Betreuungsbeziehungen dann? Betrachten wir diesbezüglich verschiedene Vorschläge.

Schermer (2007) spricht davon, dass der (intrinsische) Wert einer Beziehung davon abhängig ist, ob sie authentisch, wahrhaftig und aufrichtig ist. Der Wert einer Beziehung ergibt sich nach Schermer (2007) aus ihrer ›Gegenseitigkeit‹ oder Reziprozität.

> ›Just like art, human relationships and conversations between loved-ones appear to be the kind of things that depend on their ›authenticity‹, their ›truth‹ or ›sincerity‹ for their value. In meaningful human contact mutuality, reciprocity, interaction, sincerity and trust are important, hence fake interaction loses its value *as* interaction.‹[206]

Damit eine Beziehung gelingt, muss sie bestimmte Eigenschaften aufweisen. Eine Beziehung wird dann als wertvoll beschrieben, wenn sie authentisch, wahrhaftig und aufrichtig ist. Wertvolle Beziehungen sind nach Schermer (2007) nicht einseitig, sondern gegenseitig und reziprok. Einseitige Beziehungen werden auch in der (nicht wissenschaftlichen) Literatur häufig als nicht wertvoll beschrieben – es finden sich etwa unzählige Beispiele einer fatalen, einseitigen Liebe. Dazu gehört die Novelle ›Weiße Nächte‹[207] des russischen Schriftstellers Fjodor Dostojewski oder der Roman ›Ungeduld des Herzens‹[208] des österreichischen Autors Stefan Zweig. In der Novelle ›Weiße Nächte‹ verliebt sich ein junger Mann in Sankt Petersburg in das 17-jährige Mädchen Nastenka. Während seine Liebe für sie wächst, muss er enttäuscht einsehen, dass Nastenka mit einem anderen Mann zusammen leben möchte und sich gegen eine Verbindung mit ihm entscheidet. Zweig schildert in seinem Roman die Begegnung des jungen Leutnant Anton Hofmiller mit der unheilbar kranken Edith von Kekesfalva. Sie verliebt sich in ihn – er hat Mitleid mit ihr und verlobt sich mit Edith. Als sie erfährt, dass er die Verlobung in der Öffentlichkeit leugnet, stürzt sie sich von einem Turm. Die Beispiele aus der Literatur verdeutlichen, was Schermer (2007) im Blick hat: Einseitige Beziehungen (wie bspw. einseitige Liebesbeziehungen) sind nicht wertvoll.

Auffällig ist, dass Schermer (2007) Authentizität, Wahrhaftigkeit, Aufrichtigkeit und Reziprozität als Eigenschaften der *Beziehung* beschreibt. Eine Be-

---

206 Schermer 2007, 20 (Hervorhebungen Schermer).
207 Dostojewski [1848] 2007.
208 Zweig [1939] 2019.

ziehung könnte dann als authentisch, wahrhaftig, aufrichtig und reziprok beschrieben werden, wenn sich die Beziehungs*partner* in einer solchen Beziehung authentisch, wahrhaftig, aufrichtig und reziprok verhalten. Mit Blick auf die Reziprozität von Betreuungsbeziehungen ist, wie bereits diskutiert wurde, davon auszugehen, dass sich auch schwerstdemenzbetroffene Menschen reziprok verhalten – sie nehmen meine Verhaltensweisen, Handlungen und Äußerungen wahr und ›antworten‹ mir auf bestimmte Weise und zwar insbesondere emotional oder leiblich. Wird die Beziehung mit meiner demenzbetroffenen Tante als reziprok beschrieben, ist damit allerdings nicht nur gemeint, dass *meine Tante* sich *mir* gegenüber reziprok verhält und *ich* mich *ihr* gegenüber reziprok verhalte. Neben uns beiden gibt es unsere Beziehung. Schermer (2007) vergleicht Beziehungen mit einem Kunstwerk. Ähnlich wie ein Kunstwerk hat auch eine Beziehung einen eigenen ›Charakter‹ – neben dem ›Ich‹ und dem ›Du‹ gibt es ein ›Wir‹. Auch wenn an dieser Stelle noch nicht klar ist, *was* dieses ›Wir‹ besonders wertvoll macht, so scheint doch deutlich, *dass* es Beziehungen wertvoll machen kann.

Auch wenn Schermer (2007) vornehmlich bestimmte Beziehungen (›between loved-ones‹) in den Blick nimmt, möchte ich ihre Überlegungen für alle Formen von Betreuungsbeziehungen mit demenzbetroffenen Menschen fruchtbar machen. Betreuungsbeziehungen unterscheiden sich – und zwar mit Blick auf die Ausgestaltung der Beziehung als auch mit Blick auf die Beziehungspartner: 76 % (2.59 Millionen) der 3.4 Millionen Menschen, die in Deutschland pflegebedürftig (im Sinne des Pflegeversicherungsgesetzes (SGB XI)) sind, werden zu Hause versorgt (Stand: 2017). Allein durch Angehörige werden davon 1.76 Millionen Pflegebedürftige gepflegt. Schätzungen zufolge ist der Anteil der demenzbetroffenen Personen an den Pflegebedürftigen hoch. Pflegebedürftigkeit kann bekanntlich viele Ursachen haben, sodass sich der genaue Anteil der demenzbetroffenen Personen nicht ohne Weiteres feststellen lässt. Bei 830.000 Pflegebedürftigen, die auch in Privathaushalten leben, erfolgt die Pflege (mit Unterstützung) durch ambulante Pflegedienste.[209]

Bei Schermers (2007) Idee der Authentizität, Wahrhaftigkeit, Aufrichtigkeit und Reziprozität von Beziehungen bleiben Fragen, die nur schwer zu klären sind. Insbesondere ist unklar, (i) was genau gemeint ist, wenn eine *Beziehung* als authentisch, wahrhaftig, aufrichtig und reziprok beschrieben wird, (ii) unter welchen Bedingungen eine Beziehung diese Eigenschaften hat und (iii) was an *diesen* Eigenschaften einer Beziehung besonderen Wert hat. Schermers (2007) Idee ist noch schwieriger zu fassen, wenn es um *Betreuungs*beziehungen geht: Inwiefern hat eine *Betreuungs*beziehung besonderen Wert, wenn sie authentisch,

---

209 Vgl. Statistisches Bundesamt (Destatis) 2018, 16. In Pflegeheimen werden 24 % (818.000) der Pflegebedürftigen vollstationär betreut (vgl. Statistisches Bundesamt (Destatis) 2018, 16).

wahrhaftig, aufrichtig und reziprok ist? Was ist damit gemeint, wenn mein Beziehungspartner meine *demenzbetroffene* Tante ist? Inwiefern hat sie in einer gelingenden Beziehung mit mir Raum, authentisch, wahrhaftig und aufrichtig zu sein und sich reziprok zu verhalten? Und: (Inwiefern) ist das ein besonderer intrinsischer Wert der Beziehung? Im Folgenden möchte ich ausgehend von Schermers (2007) Idee versuchen, den intrinsischen Wert von gelingenden Betreuungsbeziehung anders zu fassen.

Der Theologe und Altenpfleger Christian Müller-Hergl beschreibt die Beziehung zu einem Menschen mit Demenz als eine Beziehung, in der es um ›Nähe‹ geht – er formuliert es in einem Gespräch mit dem Journalisten Jörn Klare wie folgt:

> ›Bei der Demenz geht es um körperliche und seelische Nähe. [...]. [D]ie Betroffenen brauchen dieses Gesehen-Werden, Gemeint-Sein, Gehalten-Werden. Und es bereichert die Menschen, die das geben.‹[210]

Im Folgenden möchte ich, daran anschließend, die These vertreten, dass gelingende Betreuungsbeziehungen intrinsisch wertvoll sind, weil demenzbetroffene Personen in einer solchen Beziehung auf bestimmte Weise gesehen werden, gemeint sind und gehalten werden. Auch wenn diese Sprache eher poetisch und weniger klar ist, kann sie durchaus bei der Frage nach der Quelle der Werthaftigkeit von gelingenden Betreuungsbeziehungen hilfreich sein. Zunächst sollen die genannten drei Aspekte der gelingenden Beziehung zu einem Menschen mit Demenz einzeln betrachtet werden. Anschließend möchte ich erläutern, inwiefern sie gelingende Betreuungsbeziehungen intrinsisch wertvoll machen. Dabei ist anzumerken, dass die intrinsische Werthaftigkeit einer Betreuungsbeziehung eine Sache von Graden ist – die drei Aspekte des intrinsischen Werts einer Betreuungsbeziehung sind Aspekte, die in einer gelingenden Beziehung graduell realisiert werden. D.h.: Eine Betreuungsbeziehung kann mehr und weniger intrinsisch wertvoll sein – je nachdem, inwiefern die zu beschreibenden drei Aspekte des intrinsischen Werts einer gelingenden Betreuungsbeziehung vorliegen.

Gesehen-werden

Wenn ich eine andere Person ›sehe‹, dann ›berücksichtige‹ ich sie auf bestimmte Weise. Mit dieser besonderen Berücksichtigung ist nicht gemeint, dass ich die moralischen *Ansprüche* meines Beziehungspartners berücksichtige. Mit Blick auf die Ansprüche, die mein Gegenüber hat, würde man eher nicht davon sprechen,

210 Klare 2012, 144. Das obige Zitat ist die Antwort von Müller-Hergel auf Klares Frage danach, welchen ›Trost‹ (Klare 2012, 144) es in der Demenzpflege gibt (Interview mit Müller-Hergel in Klare 2012, 143–145).

dass ich sie *sehe* oder *berücksichtige* – wenn es um die Ansprüche meines Gegenübers geht, dann spricht man davon, dass ich sie *achte* (oder zu achten habe).

Eine andere Person auf bestimmte Weise zu berücksichtigen, könnte zunächst heißen, dass ich sie als ein Gegenüber betrachte, das Bedürfnisse, Wünsche und Interessen hat, die unabhängig von meinen Bedürfnissen, Wünschen und Interessen sind. Wenn ich eine andere Person auf diese Weise berücksichtige, dann *erkenne* ich nicht nur ihre Bedürfnisse, Wünsche und Interessen, sondern ich schenke ihnen meine *Aufmerksamkeit.*[211]

Meine Aufmerksamkeit richtet sich dabei nicht nur auf *bestimmte* Bedürfnisse, Wünsche und Interessen. Sie richtet sich vielmehr auf sämtliche Bedürfnisse, Wünsche und Interessen – darunter auch auf solche, die mir bspw. ›ungelegen‹ sind. Das, was Betreuungsbeziehungen u. a. intrinsisch wertvoll macht, ist nicht das Berücksichtigen von ›ausgewählten‹ Bedürfnissen, Wünschen und Interessen, die bspw. zu meinen Bedürfnissen, Wünschen und Interessen gewissermaßen ›passen‹, sondern vielmehr auch das Berücksichtigen solcher Bedürfnisse, Wünsche und Interessen, die bspw. meinen Bedürfnissen, Wünschen und Interessen entgegenstehen. Dieser Aspekt des intrinsischen Werts von Beziehungen findet sich auch bei Sparrow und Sparrow (2006). Sie weisen darauf hin, dass Beziehungen dadurch gekennzeichnet sind, dass die Beziehungspartner voneinander unabhängige Bedürfnisse, Wünsche und Interessen haben und dass Beziehungen dadurch bereichernd sind, dass das, was mein Gegenüber von mir fordert oder wünscht, unvorhersehbar, unerwartet oder auch ungelegen sein kann:

> ›Other people are »ends in themselves«. […]. The demands that our friends – or even pets – make on us are therefore unpredictable, sometimes unexpected and often inconvenient. This is an essential part of what makes relationships with other people, or animals, interesting, involving and rewarding (Sparrow, 2002, pp. 312–313).‹[212]

Mein Gegenüber ›zu sehen‹ meint, es auch mit seinen bspw. ungelegenen Forderungen oder Wünschen zu sehen. Es heißt aber noch mehr als das – wenn ich meine demenzbetroffene Tante in unserer Beziehung sehe, dann erkenne ich nicht nur ihre Bedürfnisse, Wünsche und Interessen und schenke ihnen besondere Aufmerksamkeit. Vielmehr interessiere ich mich in besonderer Weise *für meine demenzbetroffene Tante.* Ich interessiere mich *für sie* – und nicht nur für bspw. ihre Wünsche (eingeschlossen der Wünsche, die sich etwa ständig ändern oder meinen eigenen Wünschen entgegenstehen). Ich berücksichtige vielmehr bspw. auch bestimmte Gewohnheiten oder Eigenarten meiner Tante

---

211 Vgl. dazu auch Sevenhuijsen 1998. Sevenhuijsen beschreibt Pflege als ›[…] an ability and a willingness to ›see‹ and to ›hear‹ needs, and to take responsibility for these needs being met […]‹ (Sevenhuijsen 1998, 83).

212 Sparrow & Sparrow 2006, 149, Verweis auf Sparrow 2002.

und schenke ihnen meine Aufmerksamkeit. Damit sind – ähnlich wie bei den Bedürfnissen, Wünschen und Interessen einer demenzbetroffenen Person – auch solche Gewohnheiten oder Eigenarten gemeint, die mich bspw. irritieren oder stören.

Wenn ich meine Tante sehe, dann sehe ich sie ›als Ganzes‹ und nehme auf bestimmte Weise Anteil an ihrem Leben. Ich stehe ihr – ihren Bedürfnissen, Wünschen und Interessen sowie etwa ihren Gewohnheiten und Eigenarten – nicht gleichgültig gegenüber, sondern bin ihr auf diese bestimmte Weise ›zugewandt‹. Wenn ich meiner Tante auf diese Weise zugewandt bin, dann bedeutet dies nicht nur etwas für meine Haltung, mit der ich ihr begegne, sondern auch etwas für meine Handlungen: Das, was ich in der Beziehung zu meiner Tante tue oder unterlasse, werde ich *um ihretwillen* tun oder unterlassen – *sie* gibt mir Gründe für mein Verhalten. In einer gelingenden Betreuungsbeziehung berücksichtige ich meine demenzbetroffene Tante um ihrer selbst willen. Ich sehe sie anders als andere Menschen und berücksichtige sie auf besondere Weise. Das stiftet Beziehung, insofern darin zum Ausdruck kommt, dass ich mich in meiner Deliberation zu ihr in Beziehung setze.

Auch in gelingenden Beziehungen zwischen kognitiv nicht veränderten Personen können diese Beziehungen u. a. dann intrinsischen Wert haben, wenn ich mich für mein Gegenüber in besonderer Weise *interessiere*. Es scheint allerdings einen relevanten Unterschied zu dem ›gesehen-werden‹ in Betreuungsbeziehungen zu geben: In gelingenden Beziehungen zwischen kognitiv nicht veränderten Personen spielt es eine Rolle, inwiefern mein Interesse an meinem Gegenüber in gewisser Weise *angemessen* oder *berechtigt* ist. Meine ›zugewandte‹ Haltung bspw. meinen Nachbarn gegenüber wird von diesen womöglich nicht in besonderer Weise geschätzt, sondern eher als *übergriffig* empfunden. Dies ist deshalb der Fall, weil sich meine Nachbarn selbst – *ohne mein Zutun* – bspw. für ihre Bedürfnisse und Wünsche einsetzen und dafür sorgen können, dass andere sie erkennen und ihnen Aufmerksamkeit schenken. Möglicherweise würden meine Nachbarn meinem Interesse eher ›kritisch‹ gegenüber stehen und bspw. annehmen, dass ich bestimmte Zwecke mit meinem Interesse (bspw. an ihren Bedürfnissen und Wünschen) verfolge und etwa bestimmte Informationen über sie erhalten will. Bei meiner demenzbetroffenen Tante ist das anders – sie kann sich nicht mehr bspw. für ihre Bedürfnisse und Wünsche ›stark‹ machen, sodass es an mir als ihrem Beziehungspartner liegt, sie in besonderer Weise zu sehen.

Kognitiv nicht veränderte Personen stehen häufig in Kooperationsbeziehungen zueinander. Eine Betreuungsbeziehung mit einer demenzbetroffenen Person unterscheidet sich von einer Kooperationsbeziehung in folgender zentraler Hinsicht: Wenn ich mit meiner Tante *kooperiere*, dann verfolgen wir einen gemeinsamen Zweck. In einer gelingenden Betreuungsbeziehung hingegen gibt es einen solchen gemeinsamen Zweck nicht – eine demenzbetroffene Person kann aufgrund der kognitiven Veränderungen, die mit einer Demenzerkrankung einhergehen, keine Zwecke mehr ›verfolgen‹.

In *Fallbeispiel 17* ›sieht‹ die Betreuungsperson Daniela das Bedürfnis des demenzbetroffenen Herrn Geigers, *gebraucht zu werden* oder sich auf bestimmte Weise *in die Beziehung einzubringen.* Die Beziehung ist intrinsisch wertvoll, weil sie Herrn Geiger Raum gibt, gesehen zu werden – und zwar nicht primär als eine Person, die an Demenz erkrankt ist, sondern als Beziehungspartner mit eigenen Bedürfnissen, Wünschen und Interessen. Betrachten wir ein weiteres Fallbeispiel, das eine Betreuungsbeziehung schildert, die *nicht* gelingt – das Beispiel findet sich in dem Buch ›*In Ruhe verrückt werden dürfen. Für ein anderes Denken in der Altenpflege*‹[213]:

Fallbeispiel 19
›Schwester Gerda betritt das Zimmer von Frau Müller, um das Frühstück zu servieren. Sie redet mit der Bewohnerin, ohne diese anzusehen.
Gerda: *Guten Tag, Frau Müller.*
Frau M.: *Kennen Sie mich?*
Gerda: *Ja, klar. Ich seh Sie doch jeden Tag. Was machen die Kinder?*
Frau M.: *Ich bin stolz auf meine Kinder. Der Junge hat studiert. Das Mädchen ist in Amerika, hat einen Arzt geheiratet. Ich habe gute Kinder.*
Gerda: *So, Frau Müller. Ihr Frühstück ist fertig. Guten Appetit.*
Gerda verläßt das Zimmer.‹[214]

Die Autoren Schützendorf und Wallrafen-Dreisow (2012) merken an, dass ›[d]ie Pflegerin […] gar nicht mehr hin [hört], was Frau Müller fragt oder sagt. Sie hat die Gewohnheit der Bewohnerin im Sinne einer reibungslosen Pflege instrumentalisiert […]‹[215]. Die Autoren weisen darauf hin, dass die Betreuungsperson Gerda sich (trotz ihrer Fragen) nicht tatsächlich für Frau Müller interessiert – sie schenkt ihr keine besondere Aufmerksamkeit. Dass Frau Müller in *Fallbeispiel 19* von der Betreuungsperson Gerda gut *versorgt* wird, scheint kaum strittig. Es ist aber fraglich, ob es sich um eine Betreuungsbeziehung handelt, die gelingt. Gerda scheint Frau Müller nicht um ihretwillen zu berücksichtigen. Sie erbringt eine bestimmte Versorgungsleistung – diese hat allerdings mit Frau Müller selbst nur wenig zu tun.

Frau Müller oder meine Tante um ihretwillen zu berücksichtigen, meint dabei nicht, bspw. ihren Interessen nachzukommen oder ihre Wünsche zu erfüllen.[216]

213　Schützendorf & Wallrafen-Dreisow 2012.
214　Schützendorf & Wallrafen-Dreisow 2012, 103 (Hervorhebungen Schützendorf & Wallrafen-Dreisow).
215　Schützendorf & Wallrafen-Dreisow 2012, 103.
216　Klar scheint, dass es zumindest keine (moralische) *Pflicht* ist, Wünsche zu erfüllen. Vgl. dazu auch Deutscher Ethikrat 2012: ›Wer aus persönlicher Verbundenheit einen Angehörigen betreut oder pflegt, wird sich zur Erfüllung von Wünschen regelmäßig in besonderer Weise

Ich schenke meiner Tante auch dann besondere Berücksichtigung, wenn ich ihr bspw. einen bestimmten Wunsch nicht erfülle – ich sehe sie auch dann, wenn ich *nicht* alles tue, um bspw. ihr Wohlbefinden zu steigern (etwas, das durchaus in ihrem Interesse liegen mag).

(Inwiefern) passt der hier beschriebene Aspekt des ›gesehen-werden‹ zu den Überlegungen von Schermer (2007)? Schermer (2007) beschreibt Beziehungen dann als wertvoll, wenn sie *authentisch* sind. Meiner Ansicht nach trifft das zu und gemeint ist das Folgende: In einer gelingenden Betreuungsbeziehung hat ein Mensch mit Demenz Raum, mir als *der Mensch, der er ist,* und ich ihm als *der Mensch, der ich bin,* zu begegnen. Erst dadurch, dass eine demenzbetroffene Person diesen Raum hat, kann ich sie als ein Gegenüber mit ›einzigartigen‹ Bedürfnissen, Wünschen und Interessen, aber auch mit bestimmten Gewohnheiten, Eigenarten, Neigungen, Schwächen usw. sehen. Varga und Guignon ([2014] 2020) bezeichnen *eine Person* als authentisch, wenn sie in Übereinstimmung mit bspw. ihren Wünschen handelt – sie ist gewissermaßen ›sie selbst‹.

> ›[…] the characterization [as authentic] describes a person who acts in accordance with desires, motives, ideals or beliefs that are not only hers (as opposed to someone else's), but that also express who she really is.‹[217]

Ich möchte an dieser Stelle nicht behaupten, dass Menschen mit Demenz in Übereinstimmung mit ihren Wünschen, Motiven, Idealen oder Überzeugungen handeln können – dass das (zumindest meistenteils) nicht der Fall ist, dürfte kaum strittig sein. Vielmehr möchte ich die Idee dessen, was eine authentische Person ausmacht, auf Betreuungsbeziehungen übertragen. In *authentischen Beziehungen* haben die Beziehungspartner die Möglichkeit, als *diejenigen, die sie (aktuell) sind,* gesehen zu werden. In einer gelingenden Betreuungsbeziehung werden demenzbetroffene Personen aber nicht nur auf diese bestimmte Weise gesehen, sondern sie sind auch in bestimmter Hinsicht ›gemeint‹. Wie ist das zu verstehen?

Gemeint-sein

In einer gelingenden Beziehung hat ein Mensch mit Demenz die Möglichkeit, die Begegnung gewissermaßen (mit-)zugestalten. In gelingenden Betreuungsbeziehungen sind Menschen mit Demenz als Beziehungs*partner* und nicht als bloße Beziehungs*beteiligte* ›gemeint‹. Anders als Beziehungsbeteiligte haben die Beziehungspartner in einer gelingenden Beziehung Gemeinsamkeiten und können

---

ethisch verpflichtet fühlen. Das ist seine Motivation. Sie gibt anderen, auch dem Betroffenen, jedoch keinen Anspruch darauf, dass der Angehörige alle Wünsche erfüllt.‹ (Deutscher Ethikrat 2012, 61).
217 Varga & Guignon [2014] 2020.

etwas miteinander teilen. Was können meine demenzbetroffene Tante und ich in unserer Beziehung teilen?

Dass ich etwas mit meiner Tante teilen kann, setzt zunächst voraus, dass ich sie in unserer Beziehung nicht nur als eine Person sehe, die von mir aufgrund ihrer kognitiven Veränderungen getrennt ist, sondern als ein Gegenüber, das Gemeinsamkeiten mit mir hat. Das, was wir teilen können, sind unsere *Erlebnisse* oder *Erfahrungen*. Meine Tante mag zwar bspw. bestimmte Wünsche haben, die vollständig unabhängig von meinen Wünschen sind, aber allein die Tatsache, dass wir beide Wünsche haben und ›wissen‹ wie sich es ›anfühlt‹, wenn Wünsche erfüllt oder frustriert werden, ist etwas, das uns gemeinsam ist und verbindet.

Bestimmte Erfahrungen, wie bspw. die Erfahrung, einer anderen Person Trost zu spenden oder von ihr Trost zu empfangen oder die Erfahrung, eine Person zu berühren oder von ihr berührt zu werden, sind emotionale oder leibliche Erfahrungen, die Menschen teilen. Das, was u. a. intrinsisch wertvoll an gelingenden Betreuungsbeziehungen sein kann, ist, dass demenzbetroffene Personen in diesen Beziehungen die Möglichkeit haben, Erfahrungen, die Menschen gemeinsam sind, zu teilen.[218] Das Teilen von emotionalen oder leiblichen Erfahrungen dient dabei keinem weiteren Zweck – es ist als solches, als ›Gut der Gemeinsamkeit‹[219] wertvoll. Besonders deutlich zeigt sich dieses Gut der Gemeinsamkeit in *Fallbeispiel 18*. Cyrille Offermans findet über das gemeinsame Singen mit seiner Mutter Zugang zu ihrer Erlebniswelt – er setzt sich nah neben sie und hält ihre Hand. Auch wenn Cyrille Offermans‹ Mutter sich womöglich nicht *kognitiv* an den Namen ihres Sohnes erinnern kann, so scheint sie sich *leiblich* an seine Stimme zu erinnern.

Sind auch Beziehungen zwischen kognitiv nicht veränderten Personen u. a. deshalb intrinsisch wertvoll, weil die Beziehungspartner Erfahrungen miteinander teilen können? Es scheint so zu sein, dass Menschen dadurch, dass sie Erfahrungen machen, die ihnen gemeinsam sind, auf bestimmte Weise miteinander verbunden sein können. Das, was Beziehungen zwischen kognitiv nicht veränderten Personen intrinsisch wertvoll machen *kann*, ist aber nicht nur das Teilen von Erfahrungen, sondern vielmehr auch das Teilen von bspw. bestimmten Gewohnheiten, Vorlieben, Interessen, Aktivitäten, Erlebnissen usw.

---

218 ›[…] if we care for someone, we reach out to take their hand, stroke their brow, wipe away their tears, or shed tears ourselves for them, when appropriate (Gaita, 1999). […]. [E]ntities which do not understand the facts about human experience and mortality that make tears appropriate will be unable to fulfil this caring role. Sometimes the only appropriate response to another's suffering is the acknowledgement that we too share these frailties, as for instance, when our friend's suffering moves us to tears.‹ (Sparrow & Sparrow 2006, 154, Verweis auf Gaita 1999, 263–268).
219 Leist 2005, 129. Leist spricht über das Gut der Gemeinsamkeit im Kontext von Freundschaften.

Die Beziehung zu meiner Nachbarin mag auch deshalb intrinsisch wertvoll sein, weil wir Erfahrungen miteinander teilen können. Das Teilen von Erfahrungen scheint aber nur eine von vielen anderen (möglichen) Quellen der Werthaftigkeit unserer Beziehung zu sein – mit einer kognitiv nicht veränderten Person kann ich viele andere Dinge (neben Erfahrungen) teilen und dies kann meine Beziehung zu dieser Person intrinsisch wertvoll machen.

Wenn ich mit meiner demenzbetroffenen Tante in unserer Beziehung Erfahrungen teilen möchte, dann geht damit eine bestimmte Haltung einher, die das Folgende zum Ausdruck bringt: Ich mache meiner Tante in unserer Beziehung ein Beziehungs*angebot* – ich biete an, etwas mit ihr zu teilen und begegne ihr in dem Bewusstsein, etwas mit mir gemeinsam zu haben. Ich bin meiner Tante auf besondere Weise zugewandt, wenn ich ihr das Angebot mache, mit mir in Beziehung zu sein – mein Angebot kennzeichnet, dass ich keine bestimmte Verhaltensweise, Handlung oder Äußerung von ihr fordere oder erwarte.[220]

›Was wichtig ist und immer wichtiger wird, ist der direkte Kontakt. Das Miteinandersein, einfach und erwartungslos. Das ist es, was bleibt: die Momente. Nicht mehr, und auch nicht weniger. Alles ist jetzt.‹[221]

Es ist der ›direkte Kontakt‹, dem besondere Bedeutung im Umgang mit demenzbetroffenen Personen zukommt – gelingende Betreuungsbeziehungen sind intrinsisch wertvoll, weil sie ein spezielles ›Miteinandersein‹ darstellen. Menschen mit Demenz werden durch dieses Miteinandersein nicht nur gesehen und sind gemeint, sondern sie werden auch gehalten.

Bevor ich darauf eingehe, inwiefern demenzbetroffene Personen durch gelingende Betreuungsbeziehungen gehalten werden und inwiefern auch dies ein intrinsischer Wert der Beziehung ist, möchte ich auf einige mögliche Missverständnisse eines ›gemeint-sein‹, wie ich es oben beschrieben habe, eingehen. Zunächst ist das Folgende klarzustellen: Dass Menschen miteinander emotionale oder leibliche Erfahrungen teilen, reicht nicht dafür aus, dass sie in einer gelingenden Beziehung miteinander stehen. Beziehungen können bspw. durchaus

---

220 Gegen das von Klare (2012) beschriebene ›erwartungslose Miteinandersein‹ scheinen sich Sparrow und Sparrow (2006) zu wenden. Sie sprechen davon, dass Beziehungen deshalb wertvoll sind, weil sie Menschen ermöglichen, geteilte Erfahrungen zu haben und ›etwas über die Welt zu lernen‹. ›We have a duty to see the world as it is. It is a sad thing to be deceived about the world; it is a bad thing to perpetuate and prolong such deception ourselves.‹ (Sparrow & Sparrow 2006, 155). Es ist unklar, was damit genau gemeint ist – insbesondere ist fraglich, woher eine solche *Pflicht* kommen sollte. Es scheint unplausibel eine Pflichtverletzung anzunehmen, wenn bspw. ein autistisches Kind seine Umgebung anders (als bspw. andere Kinder) wahrnimmt. Selbst wenn geteilte Erfahrungen in gelingenden Betreuungsbeziehungen möglich sind und kognitiv nicht veränderte Personen dabei etwas über die Welt, wie *sie* sie wahrnehmen, lernen, ist unklar, ob auch demenzbetroffene Personen etwas über *diese* Welt lernen können oder sollen.

221 Klare 2012, 245.

sehr leiblich sein, ohne dass der Beziehungspartner in dem obigen Sinne gemeint ist. Daneben ist es durchaus möglich, dass mein Beziehungspartner in unserer Beziehung gewissermaßen gemeint ist, wir aber *nicht* in einer gelingenden Beziehung miteinander stehen. Angenommen ich kann meine demenzbetroffene Tante nicht leiden. Als ich an ihr Bett trete, beschimpft sie mich und tritt nach mir. Meine Wut staut sich so an, dass ich in ihr Glas mit Wasser spucke, bevor ich es ihr zum Trinken reiche. Ich räche mich gewissermaßen an meiner Tante – und es ist sie, die ›gemeint‹ ist.

Ein solches ›gemeint-sein‹ ist klarerweise keine Eigenschaft einer gelingenden, sondern eher einer zerrütteten Betreuungsbeziehung. Zunächst ist zu diesem Fallbeispiel anzumerken, dass ich *drei* Aspekte einer gelingenden Beziehung betrachte – in einer gelingenden Beziehung ist meine Tante nicht nur gemeint, sondern sie wird auch in der Beziehung auf bestimmte Weise gesehen und gehalten. Unter dem ›gemeint-sein‹, von dem ich hier spreche und das gelingende Betreuungsbeziehungen u. a. intrinsisch wertvoll macht, verstehe ich ein *mit Wohlwollen* ›gemeint-sein‹. Meine Tante ist in einer gelingenden Beziehung mit mir (im obigen Sinne) ›gemeint‹, wenn ich ihr mit Wohlwollen begegne. Im geschilderten Fallbeispiel will ich meiner Tante eher etwas Böses bzw. es geht mir gar nicht um sie, sondern um mich selbst und darum, meine Wut abzubauen. Außerdem, so könnte man meinen, räche ich mich in dem Fallbeispiel nicht an meiner Tante als ›Ganzes‹, sondern vielmehr an dem Teil meiner Tante, der mich beschimpft.

Nicht nur der Aspekt des ›gemeint-sein‹ verlangt eine wohlwollende Haltung der Betreuungsperson – alle drei Aspekte des intrinsischen Werts einer Betreuungsbeziehung, die hier diskutiert werden, setzen eine *wohlwollende* oder *zugewandte Haltung* der Betreuungspersonen voraus – sie leiten sich gewissermaßen aus ihrem Wohlwollen ab. Der intrinsische Wert der Betreuungsbeziehung besteht, wenn man so will, in dem Erfolg dieser wohlwollenden Haltung. D. h.: Der intrinsische Wert der Beziehung besteht nicht darin, dass Betreuungspersonen *beabsichtigen*, eine demenzbetroffene Person bspw. auf bestimmte Weise *zu meinen*, sondern darin, dass demenzbetroffene Personen in gelingenden Betreuungsbeziehungen auf bestimmte Weise *gemeint sind*.

In einer gelingenden Betreuungsbeziehung mit meiner Tante wird sie mit Wohlwollen gesehen, ist wohlwollend gemeint und wird wohlwollend gehalten. Im Folgenden möchte ich den zuletzt genannten Aspekt näher betrachten.

Gehalten-werden

Wenn man davon spricht, dass Menschen mit Demenz in gelingenden Betreuungsbeziehungen gehalten werden (und dass u. a. darin der intrinsische Wert der Beziehung besteht), dann könnte damit zunächst das Folgende gemeint sein: In gelingenden Betreuungsbeziehungen können sich Menschen mit Demenz auf besondere Weise geborgen fühlen und dies stellt einen besonderen intrinsischen Wert der Beziehung dar. Entscheidend für ein Gefühl von Geborgenheit scheint eine gewisse Nähe zwischen den Beziehungspartnern zu sein – es ist anzunehmen, dass sich meine Tante nur dann geborgen in meiner Anwesenheit fühlen wird, wenn sie (zumindest) den Eindruck hat, dass wir uns auf bestimmte Weise nahe stehen. Es ist durchaus möglich, dass sich meine Tante, zu der ich jahrzehntelang eine innige, positive Beziehung hatte, in meiner Anwesenheit entspannt und sich geborgen fühlt (und zwar unabhängig davon, ob sie um diese jahrzehntelange innige, positive Beziehung ›weiß‹ oder ob ich lediglich bspw. einen vertrauten Eindruck auf sie mache).

Mir erscheint ein solches Verständnis von ›gehalten-werden‹ zu eng und zwar aus dem folgenden Grund: Man würde auch dann davon sprechen wollen, dass meine Tante und ich in einer gelingenden Beziehung miteinander sind (und dass diese Beziehung intrinsisch wertvoll ist, weil in ihr meine demenzbetroffene Tante gehalten wird), wenn sie mich *nicht* auf irgendeine Weise ›erkennt‹ – ich kann auch dann in einer gelingenden Beziehung (die intrinsischen Wert hat) mit meiner Tante sein, wenn sie weder um unsere (ursprüngliche) Beziehung weiß, noch den Eindruck hat, dass wir uns auf besondere Weise nahe stehen. Auch in diesem Fall kann sie durch unsere Beziehung auf bestimmte Weise gehalten werden. Genauso kann ich auch dann in einer gelingenden Beziehung mit meiner Tante sein, wenn sie sich in meiner Anwesenheit *nicht* (oder zumindest nicht dauerhaft) geborgen fühlt – sie kann auch dann durch unsere Beziehung auf bestimmte Weise gehalten werden, wenn sie das Gefühl von Geborgenheit in unserer Beziehung nicht (dauerhaft) hat.

Was kann dann gemeint sein, wenn die Rede davon ist, dass Menschen mit Demenz durch gelingende Betreuungsbeziehungen ›gehalten‹ werden? Und: Inwiefern sind gelingende Betreuungsbeziehungen intrinsisch wertvoll, weil demenzbetroffene Personen ›gehalten‹ werden?

Der entscheidende Unterschied zwischen einer gelingenden Betreuungsbeziehung und einem bloßen Versorgungskontakt liegt nicht darin, dass ich als Betreuungsperson in einer gelingenden Beziehung eine bestimmte Absicht – und zwar die Absicht, meinem Beziehungspartner auf besondere Weise ›etwas Gutes zu tun‹ – habe. Klarerweise kann ich auch in einem bloßen Versorgungskontakt diese Absicht haben.[222] Vielmehr liegt der entscheidende Unterschied in der Kontakt*intensität* – in einer gelingenden Betreuungsbeziehung bin ich meinem

---

222 Vgl. Held 2006: ›[…] a mere intention to be benevolent would not be enough to make one a caring person. On the other hand, merely going through the motions of a caring activity and doing the work […] would not be caring either.‹ (Held 2006, 54).

Gegenüber gewissermaßen ›anders‹ zugewandt als in einem bloßen Versorgungskontakt.

Der Unterschied zwischen einem bloßen Versorgungskontakt und einer gelingenden Betreuungsbeziehung besteht zunächst darin, dass es in einem Versorgungskontakt lediglich darum geht, eine andere Person zu versorgen. In einer gelingenden Betreuungsbeziehung hingegen geht es darum, sie um *ihretwillen* zu versorgen. Zudem bin ich in gelingenden Betreuungsbeziehungen auf bestimmte Weise *präsent* – erst meine emotionale und leibliche Präsenz ermöglichen eine solche Beziehung bzw. eine gelingende ›Leibbegegnung‹ – meine demenzbetroffene Tante kann meine leibliche Nähe spüren und sie wird sich leiblich an bspw. meinen Geruch, meine Stimme oder meine Art sie zu umarmen, erinnern.

Eine solche besondere Präsenz und Haltung der Betreuungsperson zeigt sich bspw. in der Betreuungsbeziehung aus *Fallbeispiel 18* – in der Begegnung mit seiner Mutter versucht Cyrille Offermans nicht, ihr ihre Situation zu ›erklären‹, sondern er singt ein Lied, das ihr vertraut ist – seine Mutter erkennt das Lied (oder die Stimme ihres Sohnes) leiblich. Es sind solche Begegnungen, durch die Menschen mit Demenz gewissermaßen gehalten werden. In einer gelingenden Beziehung mit meiner Tante bringe ich nicht zum Ausdruck, dass ich da bin, um sie zu versorgen – vielmehr eröffne ich ihr die Möglichkeit zu einer emotionalen oder leiblichen Begegnung mit mir.

Meine Präsenz zeigt sich dabei nicht an bestimmten ›Aktivitäten‹ – wenn ich meiner Tante die Möglichkeit eröffne, mir emotional oder leiblich zu begegnen, dann muss ich dies bspw. nicht *explizit* aussprechen; dass ich mich dazu zur Verfügung stelle, kommt vielmehr durch meine Haltung, die meine schwerstdemenzbetroffene Tante gewissermaßen spüren wird, zum Ausdruck.

> ›The difference [...] may often be like that between persons who feel they must constantly talk with a partner for the relationship to be close, which is not a problem if the partner feels the same way.‹[223]

Es sind bestimmte Situationen denkbar, in denen der Aspekt des ›gehaltenwerden‹ auch in der Beziehung zwischen kognitiv nicht veränderten Personen einen intrinsischen Wert darstellt. Dies ist etwa dann der Fall, wenn ich bspw. meiner Schwester emotional oder leiblich nah bin und sie damit etwa tröste. Eine solche besondere emotionale oder leibliche Präsenz ist aber *nur in bestimmten innigen (Nahbereichs-)Beziehungen* angemessen. Gelingende Beziehungen zwischen kognitiv nicht veränderten Personen sind *nicht* deshalb wertvoll, weil die Beziehungspartner in der Beziehung auf die beschriebene Weise gehalten werden. Vielmehr mag ein ›gehalten-werden‹ wie ich es in der Beziehung mit einer demenzbetroffenen Person beschrieben habe, in gelingenden Beziehungen zwi-

---

223 Held 2006, 50.

schen kognitiv nicht veränderten Personen von den Beziehungspartnern als Eingriff in einen ›privaten‹ Schutzbereich gelten. Emotionale oder leibliche Nähe stellt – wenn es sich nicht gerade um eine Nahbereichsbeziehung wie bspw. eine Liebesbeziehung handelt – *keinen* besonderen intrinsischen Wert einer Beziehung zwischen kognitiv nicht veränderten Personen dar – vielmehr kann eine solche Nähe als *übergriffig* beschrieben werden.

Es bleibt mit Blick auf den intrinsischen Wert einer Betreuungsbeziehung das Folgende festzuhalten: In einer gelingenden Betreuungsbeziehung mit meiner Tante verfolgen wir – anders als in einer Kooperationsbeziehung – keinen gemeinsamen Zweck. Gelingende Betreuungsbeziehungen zu Menschen mit Demenz sind intrinsisch wertvoll, weil *(1)* sie diesen Menschen Raum geben, als Beziehungs*partner* (mit bspw. eigenen Bedürfnissen, Wünschen und Interessen) *gesehen* zu werden – ich interessiere mich *für meine Tante* und tue oder unterlasse etwas um ihretwillen. *(2)* Meine demenzbetroffene Tante ist in einer solchen Beziehung zu mir als Beziehungspartner, der Erfahrungen emotional und leiblich teilen kann, (wohlwollend) *gemeint* – ich begegne ihr offen bzw. erwartungslos und in dem Bewusstsein, dass wir etwas gemeinsam haben. *(3)* Meine Tante wird durch das Angebot, Teil dieser Beziehung zu sein, *gehalten* – in unserer Beziehung bin ich auf bestimmte Weise präsent, sodass wir uns emotional und leiblich begegnen können.

Bevor wir den Einsatz von Therapierobotern in der Demenzpflege aus der entwickelten beziehungsethischen Perspektive betrachten, wollen wir uns nochmals in Erinnerung rufen, was wir bisher gesehen haben:

Es gibt ethische Vorbehalte gegenüber dem Einsatz von Therapierobotern in der Demenzpflege. Ich möchte verstehen, worin diese Vorbehalte genau bestehen. Dazu habe ich mir zunächst angeschaut, was Kritiker gegen den Robotereinsatz vorbringen. Die Einwände werden, wie wir gesehen haben, in Argumenten formuliert, die nicht ›funktionieren‹. Als Resultat der Prüfung der bisherigen Contra-Argumente können wir das Folgende festhalten: Die diskutierten Einwände gegen den Einsatz von Therapierobotern in der Betreuung demenzbetroffener Personen lassen noch nicht den Schluss zu, dass es *grundsätzlich* moralisch verwerflich ist, die Roboter einzusetzen. Dass die diskutierten Einwände nicht funktionieren, liegt zum Teil daran, dass das, was sie ›sachlich‹ behaupten – wie bspw. dass Personen getäuscht werden – nicht zutrifft, etwa weil man das, was behauptet wird, mit demenzbetroffenen Personen nicht mehr machen kann. Zum Teil liegt es aber auch daran, dass etwa das Täuschen gar nicht moralisch verwerflich ist, weil das, was Täuschungen moralisch unzulässig macht, im Fall von Menschen mit Demenz nicht eintreten kann. Das Scheitern der Argumente heißt allerdings *nicht*, dass das ethische Unbehagen, das hinter diesen Argumenten steht, gegenstandslos ist – es wurde nur gezeigt, dass die

Argumente gewissermaßen nicht ›passgenau‹ für demenzbetroffene Personen sind.

Ich möchte das kurz noch einmal exemplarisch am *Täuschungs-Argument* veranschaulichen und nehme dieses Argument, weil es in der Debatte zentral ist. Das *Täuschungs-Argument* besagt, dass der Robotereinsatz in der Pflege von demenzbetroffenen Personen eine Form von Täuschung darstellt und dass er *deshalb* moralisch unzulässig ist.[224] Es wurde gezeigt, dass hier ein Begriff von Täuschung verwendet wird, der nur wenig plausibel ist. Das *Täuschungs-Argument* setzt nämlich einen ausgedünnten Täuschungsbegriff voraus, der den folgenden zwei Bedingungen nicht genügt: etwas ist nur dann eine Täuschung im ethisch relevanten Sinne, wenn dadurch (1) in der getäuschten Person eine falsche Überzeugung hervorgerufen wird und (2) seitens der handelnden Person eine Täuschungsabsicht vorliegt. Wenn der Täuschungsbegriff so ausgedehnt wird, dass es für das Vorliegen einer Täuschung weder notwendig ist, dass in einer anderen Person eine falsche Überzeugung hervorgerufen wird, noch dass der Täuschende eine Täuschungsabsicht hat, dann braucht es über das bloße Vorliegen einer Täuschung hinausgehende oder davon verschiedene Gründe, um Täuschungen als moralisch unzulässig zu beschreiben – jedenfalls würde die Täuschung in diesem eher weiten Sinne für sich genommen den Robotereinsatz noch nicht moralisch kritikwürdig machen. Die Gründe, die uns üblicherweise davon überzeugt sein lassen, dass Täuschungen zumindest moralisch problematisch sind – weil sie bspw. eine Beeinträchtigung der Selbstbestimmung von Personen bedeuten – greifen bei einem solchen Verständnis des Täuschungsbegriffs jedenfalls nicht mehr.

Das ›Scheitern‹ der betrachteten Contra-Argumente hat einen bestimmten Grund, den ich dargestellt und zum Anlass genommen habe, um den Vorschlag zu machen, auf eine andere normative Bezugsebene zu wechseln: Ich habe einen Wechsel von der *individualethischen* Perspektive auf die *beziehungsethische* Perspektive vorgeschlagen. Meines Erachtens ist es diese Ebene, die die normative Basis für den Umgang mit demenzbetroffenen Personen stiftet. Die normative Referenzbasis der moralischen Bewertung des Robotereinsatzes besteht demnach nicht oder jedenfalls nicht ausschließlich im demenzbetroffenen Individuum und seinen Fähigkeiten oder Eigenschaften. Sie besteht vielmehr in der Verfasstheit und ggf. der Veränderung der Betreuungsbeziehung, die zwischen (mindestens) zwei Individuen besteht, von denen eines nicht demenzbetroffen ist. Schauen wir uns noch einmal an, was ich unter einer beziehungsethischen Perspektive verstehe und was hier genau der normative Maßstab ist:

---

224 Vgl. Sharkey & Sharkey 2010, 2011, 2012a, 2012b, 2012c, Sparrow 2002, Sparrow & Sparrow 2006.

Das, was ggf. moralisch problematisch an dem Einsatz von Therapierobotern ist und uns berechtigterweise ethisches Unbehagen bereitet, wird meiner Ansicht nach sichtbar, wenn man erstens anerkennt, dass Menschen mit Demenz in besonderer Weise beziehungs*abhängig* und beziehungs*fähig* sind. Dabei geht es mir nicht um bloße Versorgungsverhältnisse, sondern um etwas, das aufgrund seiner besonderen ›Struktur‹ und lebensweltlichen sowie evaluativen Bedeutung ein normativer Maßstab sein kann – es geht mir, mit anderen Worten, um eine *gelingende* Betreuungsbeziehung. Wie bereits erläutert, erweist sich das Person-Sein von Menschen mit Demenz als ein in-Beziehung-Sein. Ich habe vorgeschlagen, unter ›Beziehungsfähigkeit‹ die Fähigkeit demenzbetroffener Personen zu verstehen, ihrem Gegenüber emotional oder leiblich zu antworten – eine Fähigkeit, die demenzbetroffenen Personen (zumindest bis zu einem stark fortgeschrittenen Stadium ihrer Erkrankung) durchaus erhalten bleibt.

Zweitens wird das, was den Robotereinsatz kritikwürdig macht – in den Fällen, in denen er kritikwürdig ist – sichtbar, wenn wir davon ausgehen, dass das Gut, das hier moralisch maßgeblich ist, eine intrinsisch wertvolle Betreuungsbeziehung ist, die, weil und insofern sie intrinsischen Wert hat, etwas prima facie Schützenswertes ist. Ich habe klar gemacht, worin der intrinsische Wert einer solchen Beziehung besteht – er besteht meines Erachtens darin, dass demenzbetroffene Personen in gelingenden Betreuungsbeziehungen auf bestimmte Weise gesehen werden, gemeint sind und gehalten werden.

Drittens wird das ethische Unbehagen gegenüber dem Robotereinsatz sichtbar, wenn man den Fokus darauf lenkt, wie sich der Robotereinsatz auf das auswirkt, was den intrinsischen Wert dieser Beziehung stiftet. Wenn ich hier von den Auswirkungen des Robotereinsatzes auf die Betreuungsbeziehung spreche, dann nehme ich eine konsequentialistische Perspektive ein – ich richte meinen Blick auf den Einfluss, den der Robotereinsatz auf den Wert der Betreuungsbeziehung hat und damit gewissermaßen auf dessen ›normative‹ Folgen. In dieser Arbeit sollen die tatsächlichen Wirkungen des Robotereinsatzes auf demenzbetroffene Personen *nicht* untersucht werden. Die Folgen, d. h. die Effekte, die der Robotereinsatz mit Blick auf die demenzbetroffenen Personen hervorruft, sind Gegenstand umfangreicher empirischer Untersuchungen, die zu unterschiedlichen Schlüssen kommen und unterschiedliche Effekte untersuchen. Ich habe bereits deutlich gemacht, dass so manches darauf hindeutet, dass der Einsatz von Therapierobotern dazu führen kann, dass sich demenzbetroffene Personen besser fühlen und es ihnen auch tatsächlich besser geht.

Ich möchte auf etwas anderes fokussieren und das Folgende deutlich machen: In den Fällen, in denen der Robotereinsatz – aus der beziehungsethischen Perspektive, die uns hier interessiert – kritikwürdig ist, ist er es wegen der Folgen, die er für die Beziehung hat. Schauen wir uns das genau an.

4 Einsatz von Therapierobotern aus beziehungsethischer Perspektive

Ob wir zurecht ethisches Unbehagen beim Robotereinsatz haben, hängt meines Erachtens von zwei Dingen ab: Zum einen hängt es davon ab, welche Folgen der Einsatz *tatsächlich* hat. Das ist, wie bereits angedeutet, offensichtlich eine empirische Frage, die mit den Mitteln dieser Untersuchung nicht abschließend geklärt werden kann. Klar scheint aber, dass der Einsatz nicht unter allen Umständen dieselben Folgen hat. Ob der Robotereinsatz moralisch kritikwürdig ist, hängt aber noch von etwas anderem ab – und das ist das, was hier im Fokus steht. Zur Bewertung der Folgen müssen wir uns nämlich meines Erachtens fragen, welchen Einfluss der Robotereinsatz auf den Wert der Beziehung, d. h. auf diejenigen Aspekte, die den Wert der Beziehung ausmachen, hat.

4.1 Manipulationsvorwurf

Was möchte ich im Folgenden tun? Wie bereits angedeutet, nutze ich das Ergebnis, dass die Contra-Argumente nicht einschlägig sind, *nicht*, um den Robotereinsatz als moralisch unbedenklich zu beschreiben. Ich überlege vielmehr, ob und wenn ja wie sich das berechtigte ethische Unbehagen, das den Argumenten zugrunde liegt und in den Einwänden zum Ausdruck kommt, so konzeptualisieren lässt, dass man es versteht und es eine überzeugende ethische Kritik am Einsatz von Therapierobotern formuliert. Dazu möchte ich die bisher vorgestellten Einwände gegen den Robotereinsatz nun aus der entwickelten beziehungsethischen Perspektive in den Blick nehmen. Dabei ist zu fragen, welches Bild sich ergibt, wenn man den Fokus der ethischen Deliberation von den Fähigkeiten oder Eigenschaften der demenzbetroffenen Person auf die Gelingensbedingungen der Betreuungsbeziehung in einer Situation fortgeschrittener Demenz richtet und die Contra-Argumente in diesem Sinne neu konzeptualisiert. Lässt sich das ethische Unbehagen gegenüber dem Robotereinsatz argumentativ ›materialisieren‹, wenn wir auf die Beziehungsebene fokussieren? Meines Erachtens ist das möglich und meine These wird sein, dass sich das ethische Unbehagen gegenüber dem Robotereinsatz, in den Fällen, in denen es berechtigt ist, am besten im Sinne eines Manipulationsvorwurfs darstellen lässt. Anders formuliert: Unter bestimmten Umständen stellt der Einsatz von Robotern eine Form der Manipulation einer demenzbetroffenen Person und des entsprechenden Beziehungsgeschehens dar, die insofern moralisch kritikwürdig ist, als die Betreuungsbeziehung einen intrinsischen Wert hat, der durch die Manipulation bzw. einen mit der Manipulation verbundenen Haltungswechsel der manipulierenden Person[225] beeinträchtigt wird. Ich möchte also, ausgehend von der Prämisse, dass das ethische Unbehagen etwas Richtiges trifft und ernst zu nehmen ist, die These vertreten, dass in den Fällen, in denen der Robotereinsatz moralisch problematisch ist, dieses Problem etwas mit der Tatsache zu tun hat, dass eine demenzbetroffene Person manipuliert wird.

Im Folgenden ist zu klären, worin diese Form der Manipulation besteht und inwiefern dadurch das negativ tangiert ist, was die Beziehung intrinsisch wertvoll macht. Dabei geht es meines Erachtens im Kern darum, dass eine Betreuungsperson aus einem lebendigen Kontakt ›auf Augenhöhe‹ tritt und (primär) eine Begegnung so gestaltet, dass eine demenzbetroffene Person bestimmte verhaltens- oder gefühlsmäßige Reaktionen zeigt. Das möchte ich im Folgenden explizieren.

4.1.1 Begriff der Manipulation

> ›[…] we may play upon their fears, desires, and weaknesses
> to get them to do things we want them to do.‹[226]

Das, was zurecht ethisches Unbehagen auslöst, wenn wir an den Einsatz von Therapierobotern in der Demenzpflege denken, ist ein Phänomen, das sich

---

225 Wenn hier von ›Haltung‹ die Rede ist, erinnert das an tugendethische Ansätze. Es wurde bereits erläutert, dass die Haltung der Betreuungsperson in einer gelingenden Betreuungsbeziehung die zentrale Rolle spielt – eine Betreuungsbeziehung gelingt dann, wenn eine Betreuungsperson einer demenzbetroffenen Person mit einer zugewandten, wohlwollenden Haltung begegnet. Ein besonders starker Fokus auf die Bedeutung des anderen findet sich etwa in Arbeiten des französischen Philosophen Emmanuel Lévinas. Lévinas beschreibt die Beziehung mit dem anderen als eine Beziehung, die von einer nicht aufhebbaren Asymmetrie gekennzeichnet ist. Er charakterisiert sie als eine Beziehung, in der ich eine *nicht endende Verantwortung* dem anderen gegenüber habe und ihm gegenüber immer ›schuldig‹ bin (vgl. Lévinas 2005; zur Interpretation von und Kritik an Lévinas' Position vergleiche etwa Remmers 2017, 78–82). Hier gibt es einen wesentlichen Unterschied zu dem, was ich vor Augen habe. Mir geht es nicht darum, dass eine Betreuungsperson die Betreuungsbeziehung nicht verlassen darf und ausschließlich bei ihrem Gegenüber ›sein‹ muss. Ich werde auf diesen Punkt bei der Diskussion des Überforderungseinwands (Kapitel 4.2.3) zurückkommen.
226 Wood 2014, 18.

schwer fassen lässt. Wir haben schon gesehen, dass es sich nicht als Täuschung beschreiben lässt. Aus beziehungsethischer Perspektive kann das Unbehagen, das Kritiker des Einsatzes von Therapierobotern äußern, (anders als aus individualethischer Perspektiv e) meines Erachtens eingefangen werden. Ich möchte nun verdeutlichen, dass dieses ethische Unbehagen aus einem Umstand resultiert, den ich unter den Begriff der *Manipulation* fasse.[227]

Ich möchte im Folgenden zunächst erläutern, was ich damit meine, und dann anschließend deutlich machen, was an dieser Manipulation zurecht ethisches Unbehagen bereitet. Es bedarf also zunächst einiger Klarstellungen zum hier gewählten Begriff der Manipulation.

Eine ›Manipulation‹ ist ein komplexes Phänomen, über das man viel sagen und sehr allgemein sprechen kann. Von einer Manipulationen sprechen wir üblicherweise dann, wenn eine Person eine andere Person mit einem bestimmten Mittel zu einem bestimmten Zweck ›manipuliert‹. Dem geläufigen Sprachgebrauch zufolge lassen sich manipulative Akte folgendermaßen grob charakterisieren: Eine Manipulation ist eine *bestimmte Form der Einflussnahme* – üblicherweise nimmt eine Person auf eine andere Person auf bestimmte Weise Einfluss. Das ist allerdings noch ein sehr weiter Begriff. Menschen sind soziale Wesen und beeinflussen sich als solche ständig auf verschiedenste Weise. Sie sind von anderen Menschen abhängig und daher in gewissem Sinne darauf angewiesen, andere Menschen dazu zu bewegen (etwa durch Bitten, Kooperationsangebote usw.), für sie Dinge ›bereitzustellen‹, die sie sich wünschen oder be-

---

227 Misselhorn, Pompe und Stapleton (2013) diskutieren, ob der Robotereinsatz eine unzulässige emotionale Manipulation von Personen ist. ›There is an emotional manipulation of the user by the designer of the robot. [Fußnote nicht mitzitiert]. This is an offense against the person's rational nature, since the workings of this mechanism depend on the suspension of rational reflection and control. For this reason, interaction with Paro goes against a person's autonomy and dignity. From this perspective, giving Paro to older adults for purposes of social interaction may count as an act of disrespect. [Fußnote nicht mitzitiert].‹ (Misselhorn, Pompe & Stapleton 2013, 129). Wie bereits beschrieben, greifen meines Erachtens die Gründe, die Misselhorn, Pompe und Stapleton (2013) gegen den Robotereinsatz anführen, nicht, wenn es um *demenzbetroffene* Personen geht. Misselhorn, Pompe und Stapleton (2013) kommen ebenfalls zu dem Schluss, dass der Einsatz von Therapierobotern *keine* Täuschung darstellt und begründen dies wie folgt: ›[…] the interference [of imagination and belief] leads to an oscillation between real and imaginative perception which produces a feeling of creepiness. If this is correct, then it underpins the view that imaginative perception is a distinct state and does not involve the erroneous belief that a social robot really has feelings. As a consequence, social interaction with Paro does not rest on deceit. Playing with Paro is not necessarily undignified because it does not undermine the autonomy of normal subjects by deceiving them.‹ (Misselhorn, Pompe & Stapleton 2013, 129, vgl. auch Misselhorn 2009). Personen können sich bestimmte ›erdachte‹ Dinge vorstellen, ohne davon überzeugt zu sein, dass diese Dinge *tatsächlich* so sind. Wie Misselhorn, Pompe und Stapleton (2013) selbst betonen, trifft eine solche Beschreibung allerdings ausschließlich auf Personen zu, die kognitiv *nicht* verändert sind.

nötigen (oder deren Unterlassung sie von anderen Menschen wünschen oder benötigen). Man spricht üblicherweise dann von einer Manipulation, wenn die manipulierende Person beabsichtigt, einen bestimmten Manipulationseffekt zu erreichen. Es geht also nicht nur darum, auf jemanden Einfluss zu nehmen, sondern die manipulierende Person hat dabei ein *bestimmtes Einflussziel* vor Augen und ergreift dazu bestimmte Mittel, die ihr geeignet erscheinen, um dieses Ziel zu erreichen. Wenn wir im Alltag von Manipulationen sprechen, meinen wir üblicherweise, dass eine Person eine andere Person zu einem bestimmten von ihr beabsichtigten Verhalten, Gefühl oder Gedanken bringt, indem sie ihr Gründe dazu gibt und dabei ihre eigenen Absichten verbirgt.[228] In vielen Manipulationsfällen verbirgt die manipulierende Person ihre Absicht, weil sie glaubt, dass sich das Manipulationsziel nur erreichen lässt, wenn die von ihr manipulierte Person nicht bemerkt, dass sie manipuliert wird.[229]

Der Begriff der Manipulation ist üblicherweise negativ konnotiert.[230] Warum hat der Begriff der Manipulation häufig bereits einen negativen Beiklang? Wenn

---

228 In der allgemeinen Debatte um Manipulationen von Personen ist strittig, ob es *unabsichtliche* Manipulationen geben kann. Baron (2014) und Manne (2014) sind Vertreter der Auffassung, dass die manipulierende Person (zumindest) keine ›komplexen‹ Absichten (etwa die Absicht, die manipulierte Person auf ›Abwege‹ zu führen) für das Vorliegen einer Manipulation bedarf (vgl. dazu auch Noggle 2018).

229 Es muss nicht unbedingt so sein, dass die manipulierende Person ihre Absicht verbirgt. Wir sprechen in manchen Fällen auch dann von einer Manipulation, wenn die manipulierende Person ihre Absicht nicht zu verbergen versucht und wir (als manipulierte Personen) ›wissen‹, dass wir manipuliert werden. Auch Werbemacher manipulieren uns bspw., indem sie dafür sorgen, dass wir zu einem bestimmten, von ihnen beworbenen Produkt greifen. Ihre Absichten sind dabei durchaus erkennbar. Typische Manipulationsfälle beschreibe ich als solche Fälle, in denen die manipulierende Person ihre Absichten zu verbergen versucht.

230 Unserem herkömmlichen Verständnis zufolge ist der Manipulationsbegriff ein bereits normativ aufgeladener Begriff. Mit Blick auf die normative ›Aufladung‹ des Begriffs können zwei Lesarten unterschieden werden: In einer strengen Lesart sind manipulative Handlungen *immer* moralisch unzulässig. D. h.: Entweder sind Manipulationen per definitionem moralisch falsch oder Manipulationen sind zwar nicht per definitionem moralisch falsch, können aber niemals gerechtfertigt sein. Einer schwächeren Lesart zufolge sind Manipulationen *grundsätzlich* falsch. D. h.: Der Manipulationsbegriff impliziert, dass es moralische Gründe dafür gibt, die manipulative Handlung zu unterlassen (zum moralischen Status von Manipulationen vergleiche etwa Baron (2014), 106–111). Wenn man einen bereits normativ aufgeladenen Manipulationsbegriff – und insbesondere die strenge Lesart – zugrunde legt, dann scheint es methodologisch wenig überzeugend, in einem ersten Schritt zu überlegen, was unter dem Begriff der Manipulation zu verstehen ist, und erst in einem zweiten Schritt den deontischen Status manipulativer Handlungen zu prüfen (vgl. Coons & Weber 2014, 5). Im Folgenden möchte ich dennoch versuchen, zunächst zu erläutern, wie ich den Manipulationsbegriff verstehe und erst in einem zweiten Schritt diskutieren, wie eine Manipulation aus beziehungsethischer Perspektive zu bewerten ist. Dies erscheint mir aus folgendem Grund sinnvoll: Auch wenn man sich dahingehend einig ist, dass eine bestimmte Handlung manipulativ ist, kann man noch lange darüber streiten, ob bzw. aus welchem Grund sie ggf. moralisch kritikwürdig ist. Wenn das richtig ist, dann ist die Beschreibung einer Handlung als ›manipulativ‹ *konzeptuell* unabhängig von dem deontischen Status der

Menschen das Handeln einer anderen Person als manipulativ bezeichnen, ist das oft im Sinne einer moralischen Kritik gemeint[231] – es gilt als moralisch kritikwürdig, wenn jemand eine andere Person bewusst manipuliert.[232] Dass der Manipulationsbegriff negativ besetzt ist, hat etwas damit zu tun, was die manipulierende Person tut. Das, was wir oft als Manipulation bezeichnen, kennzeichnet, dass die manipulierende Person ihre Absichten verbirgt und die manipulierte Person die Zwecke, zu denen sie manipuliert wird, nicht teilen würde (wenn sie um sie wüsste). Wenn wir von Manipulationen sprechen, meinen wir üblicherweise, dass die manipulierende Person die ›freie‹ Entscheidungsfindung der manipulierten Person erschweren oder verunmöglichen will – sie verhindert absichtlich, dass sich die manipulierte Person nach ›rationalen‹ oder ›guten‹ Gründen entscheiden kann. Bei einer Manipulation werden der manipulierten Person keine Handlungsmöglichkeiten entzogen, aber ihre Entscheidungen werden durch die manipulierende Person maßgeblich beeinflusst – sie tut etwas, das sie aus Sicht der manipulierenden Person tun soll, *weil* sie manipuliert wird. Wenn ich eine andere Person manipuliere, dann mache ich etwas mit ihr aus einem Grund, der dieser (anderen) Person (zumindest in den meisten Fällen) verborgen ist – *ich selbst* bin der Grund, aus dem ich etwas mit einer anderen Person mache. Ich habe eine Idee davon, wie sich die von mir manipulierte Person bspw. verhalten soll und ergreife geeignete Maßnahmen, um mein ›Ziel‹ zu erreichen. Dabei spielt das, was die manipulierte Person will, keine Rolle – ich berücksichtige ausschließlich das, was ich erreichen möchte.

Ein Blick auf unsere alltagssprachliche Verwendung des Begriffs der Manipulation ist hilfreich, um sich dem Phänomen, das ich hier als Manipulation bezeichne, zu nähern. Was ist für manipulative Einflussnahmen charakteristisch und was unterscheidet sie von anderen Formen der Einflussnahme?

Fischer (2017) kennzeichnet in seinem Buch ›*Manipulation – Zur Theorie und Ethik einer Form der Beeinflussung*‹ Manipulationen wie folgt: Eine manipulierende Person (›Manipulator‹) manipuliert genau dann eine andere Person, wenn

> ›[…] (I) der Manipulator die zu manipulierende Person in einer Weise handeln lässt, der gemäß sie der Manipulator – er tut dies bewusst oder unbewusst – handeln lassen

---

Handlung, d.h. von der Frage, ob sie moralisch gerechtfertigt sein kann oder nicht (vgl. Coons & Weber 2014, 5 ff.). Das zweischrittige Vorgehen, das ich hier vorschlage, ist auch dann sinnvoll, wenn man die schwache Lesart des Manipulationsbegriffs zugrunde legt. Obwohl Manipulationen möglicherweise grundsätzlich moralisch problematisch sind, ist es möglich, dass sie gerechtfertigt sind (zu einem normativ nicht aufgeladenen Konzept von Manipulation vergleiche etwa Wood (2014)).

231 Die Kritik kann in zwei Hinsichten unberechtigt sein: Zum einen ist sie dann unberechtigt, wenn gar keine Manipulation vorliegt. Zum anderen ist sie unberechtigt, wenn zwar eine Manipulation vorliegt, aber daran nichts moralisch Kritikwürdiges ist.

232 Dabei geht es nicht um eine Eigenschaft von *Handlungen*, sondern um eine *Charaktereigenschaft*.

möchte, [Fußnote nicht mitzitiert] *(2) der Manipulator die zu manipulierende Person nicht zwingt oder mit bloßen falschen Versprechungen dazu bringt, in der intendierten Weise zu handeln. Die manipulierte Person wählt freiheitlich die Handlung, was einschließt, dass sie auch hätte anders handeln können.‹*[233]

Eine Manipulation führt die manipulierte Person zu einer bestimmten von der manipulierenden Person beabsichtigten Handlung (vgl. *Kriterium 1*). Die manipulierte Person wird dabei nicht etwa bewusst aufgefordert – vielmehr gibt die manipulierende Person ihr Gründe dafür, sich auf eine bestimmte Weise zu verhalten. Die Handlungen der manipulierten Person erscheinen ihr als freie Wahl – sie erfolgt, ohne dass die manipulierende Person die manipulierte Person zu ihrer Wahl zwingt (oder etwa der manipulierten Person droht) (vgl. *Kriterium 2*).[234] Eine Person wird von einer anderen Person manipuliert, wenn zudem

›[…] *(3) der Manipulator direkt oder indirekt* [Fußnote nicht mitzitiert] *und gezielt die affektive Anziehungskraft von Zwecken betroffener Akteure ändert, so dass diese geneigt sind, auf deren Grundlage zu handeln. Dies geschieht entweder durch die Einführung neuer angenehmer Zwecke oder durch die Schaffung eines situativen Kontextes, in dem ein bereits vorhandener Zweck verstärkt angenehm oder unangenehm erscheint.‹*[235]

Fischer (2017) spricht davon, dass die manipulierende Person die ›Anziehungskraft‹ von bestimmten ›Zwecken‹ oder ›situativen Kontexten‹ verändert. Was ist gemeint? Angenommen ich veranstalte eine Party und beabsichtige, dass sich die Partygäste näherkommen – ich manipuliere die Situation, indem ich das Licht ausschalte und eine Gelegenheit dazu schaffe, dass sich die Gäste näherkommen – ich modelliere absichtlich eine Situation. Damit steigt die Wahrscheinlichkeit, dass sich meine Partygäste auf eine bestimmte von mir beabsichtigte Weise verhalten – die Wahrscheinlichkeit steigt, dass sie sich tatsächlich näherkommen (*Kriterium 3*).[236] Ich verfolge einen bestimmten Zweck, von dem ich annehme, dass ich ihn nicht erreichen kann, wenn ich ihn offenlege – d.h.: Ich

233 Fischer 2017, 42f. (Hervorhebungen Fischer).
234 Vgl. Fischer 2017, 211.
235 Fischer 2017, 73 (Hervorhebungen Fischer).
236 Vgl. Fischer 2017, 211. Eine zentrale und viel diskutierte Charakterisierung des Manipulationsbegriffs findet sich bei Noggle (1996): Er charakterisiert eine manipulative Einflussnahme als den Versuch, ein Ziel zu erreichen, das Ideale oder rationale Standards (in Bezug auf Wünsche, Überzeugungen und Gefühle) der manipulierenden Person verfehlt – die manipulierende Person würde ihre Einflussnahme selbst nicht akzeptieren (vgl. dazu auch Coons & Weber 2014). In der Debatte um Manipulationen bei Personen wird diskutiert, ob eine Manipulation einer Person auch dann vorliegen kann, wenn sowohl das Mittel als auch das Ziel der Einflussnahme rationale Standards erfüllen (vgl. etwa Coons & Weber 2014, Gorin 2014a, Manne 2014). Außerdem wurde an Noggles Position vielfach kritisiert, dass sie keine paternalistischen Manipulationen einfangen kann (vgl. Gorin 2014b). Ob Handlungen auch dann als manipulativ beschrieben werden können, wenn es *keine* manipulierende Person gibt, ist ebenfalls strittig (vgl. etwa Baron 2014, Wood 2014).

gehe davon aus, dass das Verbergen meiner Absicht zum Erreichen meines Manipulationszwecks beiträgt.

Ich möchte im Folgenden ausdrücklich nicht die individualethische, ›opfer-zentrierte‹ Perspektive – die darauf fokussiert, was mit der manipulierten (de-menzbetroffenen) Person geschieht und was davon aus moralischer Perspektive zu halten ist – einnehmen. Mir geht es um den Einfluss, den der Robotereinsatz auf die Betreuungsbeziehung hat – ich bezeichne ihn als manipulativ. Anders formuliert: Ich gehe hier der Frage nach, woher das ethische Unbehagen ge-genüber dem Robotereinsatz (in den Fällen, in denen wir es berechtigterweise haben) überhaupt rührt. Ich habe bereits angedeutet, dass es meines Erachtens daher rührt, dass etwas auf der Beziehungsebene geschieht – das, was auf der Beziehungsebene passiert, nenne ich eine Form der Manipulation einer de-menzbetroffenen Person und des entsprechenden Beziehungsgeschehens. Ich werde im Folgenden nicht der Frage nachgehen, *was der manipulierten (de-menzbetroffenen) Person widerfährt*, sondern, *was auf der Beziehungsebene passiert*.

4.1.2 Therapieroboter als eine Form der Manipulation einer demenzbetroffenen Person

Warum wähle ich den Begriff der Manipulation? Der Robotereinsatz kann mich als Betreuungsperson einer demenzbetroffenen Person – wie ich im Folgenden erläutern werde – zu einer bestimmten *Haltung* gegenüber dieser Person ver-leiten. Diese Haltung hat viel zu tun mit der Haltung, die ich einnehme, wenn ich eine andere Person manipuliere. Ich möchte nun erläutern, welche Haltung ich einnehme, wenn ich eine andere Person manipuliere und wie ich den Begriff der Manipulation verwende.

Diejenigen, die Therapieroboter in der Pflege von demenzbetroffenen Per-sonen einsetzen, wissen – im Unterschied zu den demenzbetroffenen Personen selbst –, dass es sich bei den Robotern um programmierte Maschinen ohne jede Empfindungsfähigkeit handelt, und es schon darum keinerlei Gründe gibt, bspw. um das Wohlergehen der Roboter besorgt zu sein. Menschen mit Demenz sind diesbezüglich hingegen nicht verlässlich klar orientiert. Wenn Betreuungsper-sonen demenzbetroffene Personen mit einem Roboter in Kontakt bringen, ist davon auszugehen, dass sie den Roboter für ein echtes Tier halten. Diesen Effekt nutzen Betreuungspersonen, um die Person in ihrer Unruhe zu besänftigen, in ihrer Einsamkeit zu trösten, aus ihrer Sprachlosigkeit zu befreien, sie gleichsam zu ihrem eigenen Wohl aus ihrer Isolation herauszuholen und in die Interaktion zu bringen. Allgemeiner formuliert, beabsichtigt man, dass sich diese Personen auf eine bestimmte Weise verhalten oder fühlen, und zwar auf eine andere Weise.

Inwiefern bzw. unter welchen Bedingungen hier eine Manipulation erfolgt, will ich im Folgenden deutlich machen, um anschließend zu zeigen, warum – aus beziehungsethischer Perspektive betrachtet – diese Manipulation im spezifischen Kontext dieser Beziehung moralisch kritikwürdig ist, bzw. das ist, was am Robotereinsatz moralisch problematisch ist und zurecht ethisches Unbehagen auslöst.[237]

Das folgende Beispiel schildert einen Fall, an dem sich das ethische Unbehagen, das wir meines Erachtens (zumindest bei einigen Robotereinsätzen) haben sollten, gut veranschaulichen lässt. Das ethische Unbehagen, das sich in einer solchen Situation regt, hat etwas damit zu tun, dass derjenige, der den Roboter zum Einsatz bringt, eine Beziehung, die intrinsischen Wert hat, beschädigt. Wie kommt es zu einer solchen Beschädigung der Beziehung? Schauen wir uns zunächst die entsprechende Situation an.

Fallbeispiel 20
Ich besuche meine demenzbetroffene Tante im Seniorenpflegeheim. Sie sitzt im Aufenthaltsraum mit anderen Bewohnern des Pflegeheims – auch sie haben z. T. Besuch von ihren Angehörigen. Neben meiner Tante steht eine Betreuungsperson, die ihr die Roboterrobbe Paro auf ihren Schoß legt. ›Du hast Besuch! Schau' mal, ich habe dir jemanden aus der Nordsee mitgebracht!‹, sagt sie. Die Betreuungsperson zeigt auf den Roboter und fordert meine Tante auf, ihn zu streicheln. Meine Tante sagt, dass sie keine Schafe mag. ›Dann sing' dem Schaf doch mal was vor! Du singst doch so schön!‹, erwidert die Betreuungsperson. Meine Tante wendet ihren Oberkörper von der Betreuungsperson ab und summt leise das Lied ›Der Mond ist aufgegangen‹. ›Super, da freut sich das Schaf! Gut machst du das!‹, sagt die Betreuungsperson und lässt mich mit meiner Tante allein.

---

237 Wenn es um die moralische Bewertung von Manipulationen bei *demenzbetroffenen* Personen geht, dann ist ein Blick in die allgemeine Debatte um Manipulationen hilfreich. In der Tat lassen sich dort Überlegungen finden, die mir als Ausgangspunkt dienen: Wenn es um die moralische Bewertung von Manipulationen bei Personen geht, finden sich in der Literatur vorrangig Überlegungen dazu, ob bzw. inwiefern (a) Manipulationen der manipulierten Person schaden, (b) manipulative Handlungen die Autonomie der manipulierten Person beeinflussen und (c) die manipulierende Person die manipulierte Person nicht angemessen als *Person* behandelt. Daneben finden sich in der Literatur aber auch einige andere Vorschläge: Baron (2003) ist der Auffassung, dass das, was Manipulationen unzulässig macht, etwas mit dem Charakter oder mit Eigenschaften der manipulierenden Person zu tun hat. Greenspan (2003) meint, dass Manipulationen dann moralisch unzulässig sind, wenn sie die ›Bedingungen‹ der Beziehung zwischen der manipulierenden und der von ihr manipulierten Person missachten (vgl. dazu auch Noggle 2018). Diese Überlegungen können fruchtbar gemacht werden, wenn es um Manipulationen bei demenzbetroffenen Personen geht. Ich möchte im Folgenden dafür argumentieren, dass die moralische Bewertung von Manipulationen bei Menschen mit Demenz davon abhängt, auf welche Weise sie die Betreuungsbeziehung verändern. Das, was Manipulationen moralisch kritikwürdig macht, sind die damit verbundenen Haltungen oder Eigenschaften der manipulierenden Person – es sind, wie ich zeigen möchte, diese Eigenschaften, die die Betreuungsbeziehung auf bestimmte Weise gefährden.

Ich möchte an diesem *möglichen* Szenario deutlich machen, wie sich der Robotereinsatz in der Praxis darstellen *könnte*. Das, was hier zurecht ethisches Unbehagen auslöst, kann aus individualethischer Perspektive nicht erklärt werden – es ist *nicht* die Täuschung, die uns Grund für ethisches Unbehagen liefert, sondern ein bestimmter Haltungswechsel der Betreuungsperson. Sie reagiert nicht auf meine Tante, sondern auf deren Reaktionen auf die Roboterrobbe. Der Begriff, der mir am geeignetsten erscheint, um das zum Ausdruck zu bringen, was hier passiert und uns zurecht Unbehagen verursacht, ist der Begriff der Manipulation. Sehen wir uns das Phänomen der Manipulation, das ich hier vor Augen habe, im Einzelnen an. Was sind ›typische‹ Bestandteile einer solchen Manipulation?

Meines Erachtens kennzeichnet eine Manipulation einer demenzbetroffenen Person erstens ein *Wechsel des Fokus' der Begegnung*, zweitens eine *Veränderung der Haltung der manipulierenden Person gegenüber der demenzbetroffenen Person* und drittens eine *Verschiebung der Machtbalancen in der Beziehung*. Im Folgenden möchte ich diese Aspekte erläutern.

Wenn eine Betreuungsperson eine demenzbetroffenen Person manipuliert, dann verschiebt sie den Fokus der Begegnung – er liegt gewissermaßen nicht mehr darauf, was die Betreuungsperson und die demenzbetroffene Person gemeinsam erleben können, sondern darauf, was die Betreuungsperson für einen Menschen *mit Demenz* tun kann, damit sich dieser besser fühlt.[238] Bei einer Manipulation wechselt die manipulierende Person ihre Haltung und manipuliert die Begegnung so, dass das passiert, was sie beabsichtigt – sie bringt dazu das Instrument, das das ermöglichen soll, mit – sie ›versetzt‹ ihr Gegenüber in eine Situation, in der es auf eine bestimmte (von ihr beabsichtigte) Weise bspw. handelt.

Auch andere Praktiken, die im Umgang mit demenzbetroffenen Personen üblich sind, sind auf einen bestimmten Zweck gerichtet – und zwar darauf, dass sich Menschen mit Demenz besser fühlen bzw. es ihnen besser geht. Das ist etwa dann der Fall, wenn ich als Betreuungsperson eine demenzbetroffene Person wasche oder ihr Essen anreiche. Roboter kommen üblicherweise dann zum Einsatz, wenn *keine* Versorgung demenzbetroffener Personen stattfindet – sie werden vielmehr in der ›Beziehungszeit‹ eingesetzt. D. h: Therapieroboter werden in der Zeit eingesetzt, in der demenzbetroffene Personen in einer Beziehung, die intrinsischen Wert hat, sein können.[239]

---

238 Möglicherweise werden einige der Auffassung sein, dass nichts gegen einen solchen Fokuswechsel spricht. Ich werde noch genauer darauf zurückkommen, was meines Erachtens daran moralisch problematisch ist.

239 Vgl. auch Remmers 2018: ›Ethisch relevante Probleme ergeben sich dann, wenn Pflegebeziehungen in ganz elementaren Bereichen (körperliche Nähe, subtile, differenzierte Wahrnehmung, therapeutisch bedeutsame Berührung) technisch substituiert werden sollen.‹

Bei einer Manipulation einer demenzbetroffenen Person nimmt eine Betreuungsperson eine bestimmte Haltung gegenüber dieser Person ein. Die Haltung, die sie einnimmt, ist kein bewusster Entschluss. Vielmehr geht mit einer Manipulation eine bestimmte, zusätzliche Aufgabe – und zwar eine Koordinations- und Gestaltungsaufgabe – einher, die einen bestimmten Blick von der manipulierenden Person auf die von ihr manipulierte Person und die Beziehung zu ihr verlangt. Während eine Täuschung eine Tat ist, die sich durch eine Absicht auszeichnet, ist eine Manipulation ein Verhalten, das durch eine bestimmte *Haltung* gegenüber einer anderen Person gekennzeichnet ist. Wenn die Aufgabe der Betreuungsperson nicht mehr primär darin besteht, Beziehungs*partner,* sondern Beziehungs*koordinator* zu sein, dann erfordert das eine Haltung von ihr, die dadurch gekennzeichnet ist, dass sie auf Distanz zu der demenzbetroffenen Person geht. Wenn eine Betreuungsperson primär eine Koordinationsaufgabe in der Beziehung zu einer demenzbetroffenen Person hat, dann verlangt das von ihr, dass sie die Beziehung gewissermaßen ›von außen‹ betrachtet. Wenn eine Betreuungsperson eine demenzbetroffene Person manipuliert, dann passiert also erstens das Folgende: Die Betreuungsperson ist vorrangig damit beschäftigt, die Begegnung mit der demenzbetroffenen Person zu gestalten und zu koordinieren. Damit ist zweitens verbunden, dass die Betreuungsperson in gewisser Weise aus dem Kontakt mit der demenzbetroffenen Person herausgeht. In einer gelingenden Betreuungsbeziehung besteht dieser Kontakt in einer spontanen, lebendigen Begegnung, die keinen bestimmten Verlauf nimmt. Wenn eine Person aus einer solchen lebendigen Begegnung heraustritt, um diese auf bestimmte Weise zu gestalten und zu koordinieren, dann hat sie einen anderen Blick auf ihr Gegenüber – und zwar einen distanzierteren Blick. Wenn ich als Betreuungsperson einer demenzbetroffenen Person (in einer gelingenden Betreuungsbeziehung) ihr Essen anreiche, dann ›gestalte‹ ich unsere Begegnung auch auf bestimmte Weise. Das, was in der Begegnung passiert, scheint aber nicht nur von mir (und dem, was ich ›erreichen‹ möchte) und meiner Gestaltung der Begegnung, sondern insbesondere auch von meinem Beziehungspartner abzuhängen. In einer gelingenden Betreuungsbeziehung habe ich primär mein Gegenüber im Blick.

Eine Manipulation einer demenzbetroffenen Person kennzeichnet drittens eine Verschiebung der Machtbalancen in der Beziehung. Wie ist das zu verstehen? Fischer (2017) beschreibt Manipulationen als ›Beziehungsphänomen‹[240] und als ›[...] Machtmittel, das Machtbalancen innerhalb von Beziehungen zu

---

(Remmers 2018, 171). Gerade weil Therapieroboter in dieser ›Beziehungszeit‹ – in der es (u. a.) wesentlich um die (emotionale und körperliche) Präsenz der Betreuungspersonen geht – eingesetzt werden, sind sie moralisch problematisch.

240 Fischer 2017, 182.

verschieben vermag [...]‹[241]. Macht ist die ›Spielstärke‹[242] der Beziehungspartner in der Beziehung. Der Beziehungspartner, der Macht über den anderen Beziehungspartner hat, kann die Handlungen seines Gegenübers gewissermaßen lenken. Potentiale für Machtausübungen bestehen dann, wenn ein Beziehungspartner auf bestimmte Weise von dem anderen Beziehungspartner abhängig ist.[243]

> ›Wenn man nun jemanden dazu bringt, in einer Weise zu handeln, auf die er sonst ohne die spezifische Beziehung, die Interdependenz, nicht gehandelt hätte, wird [...] Macht ausgeübt. [...]. Wenn eine an der Beziehung beteiligte Person stärker von der anderen abhängig ist, besteht ein Machtunterschied. Derjenige, der vor hat zu manipulieren, erfreut sich für einen bestimmten Fall oder einen bestimmten Bereich einer übergeordneten Stellung.‹[244]

Manipulationen dienen als Machtmittel innerhalb von Beziehungen – und sie sind dann besonders leicht für die manipulierende Person durchzuführen, wenn die Spielstärke der Beziehungspartner in der Beziehung ungleich verteilt ist. In der Beziehung mit meiner demenzbetroffenen Tante, die ich betreue, ist die Spielstärke ungleich verteilt. So kann ich – anders als meine Tante – bspw. aus unserer Beziehung austreten. Meine demenzbetroffene Tante ist aufgrund der physischen, emotionalen und kognitiven Veränderungen, die mit einer Demenzerkrankung einhergehen, von unserer Beziehung – wie wir bereits gesehen haben – in besonderer Weise abhängig. Wenn ich meine Tante manipuliere, dann verwende ich meine Spielstärke in unserer Beziehung, um gewissermaßen nicht mehr in Kontakt mit meiner Tante zu sein – ich gestalte unsere Begegnung so, dass sie eine bestimmte verhaltens- oder gefühlsmäßige Reaktion zeigt.[245] Bei einer Manipulation einer Betreuungsbeziehung nutzt eine Betreuungsperson in besonderer Weise ihr Wissen um die spezifische emotionale und kognitive Verfasstheit der demenzbetroffenen Person – sie verwendet ihr Wissen dazu, aus einer lebendigen Begegnung mit einer demenzbetroffenen Person hinauszutreten.[246]

---

241 Fischer 2017, 182.
242 Fischer 2017, 180.
243 Vgl. Fischer 2017, 180f., Verweis auf Elias 2006, 95f., 119.
244 Fischer 2017, 180f.
245 Dies ist etwa dann der Fall, wenn ich mit meiner demenzbetroffenen Tante an einer Demenzbushaltestelle auf einen Bus warte. Das, was ich tue, tue ich *nur* deshalb, weil ich weiß, dass meine Tante demenzbetroffen ist – ihre Spielstärke ist eine andere als meine. Ich komme auf diesen Punkt zurück.
246 Mir ist bewusst, dass – wenn wir den Begriff der Manipulation in diesem Sinne verwenden – wir möglicherweise ein ähnliches Problem wie auch schon beim *Täuschungs-Argument* haben: Mit meinem Manipulationsbegriff sind auch etwa andere Praktiken, die im Umgang mit demenzbetroffenen Personen geläufig sind, ggf. Fälle einer Manipulation. Ich komme darauf ebenfalls noch zurück.

Wir haben uns nun das Phänomen der Manipulation anhand einer Situation angesehen, in der zurecht ethisches Unbehagen besteht. Woher kommt nun dieses berechtigte Unbehagen? Meines Erachtens rührt es daher: Wenn wir unseren Blick auf die Beziehungsebene wenden, sehen wir, dass es eine *Spannung* zu dem gibt, was den intrinsischen Wert von Betreuungsbeziehungen ausmacht. Ich möchte im Folgenden verdeutlichen, dass eine Manipulation einer demenzbetroffenen Person und des entsprechenden Beziehungsgeschehens den intrinsischen Wert der Betreuungsbeziehung nachteilig tangiert und Gründe für ethisches Unbehagen stiftet. Meines Erachtens werden demenzbetroffene Personen nämlich bei einer solchen Manipulation nicht *gehalten*, sondern *geführt*. Sie werden nicht in besonderer Weise *gesehen*, sondern sie werden *beobachtet*. Sie sind nicht als Beziehungspartner *gemeint*, sondern werden *umsorgt* und in einen ›wohligen‹ Zustand versetzt. Im Folgenden möchte ich deutlich machen, wie das zu verstehen ist und inwiefern die intrinsischen Werte einer Betreuungsbeziehung gefährdet sind, wenn aus einem bestimmten, lebendigen Kontakt eine Form der technischen Koordination einer Begegnung wird.

4.1.3 Beziehungsethische Analyse – Spannung mit den intrinsischen Wertquellen der Beziehung

Ich möchte zunächst noch einmal präzisieren, um was es mir im Folgenden geht: In der individualethischen Perspektive, die im *Täuschungs-Argument* eingenommen wird, müsste die Frage, um die es im Folgenden gehen soll, nicht lauten ›Inwiefern tangiert eine Manipulation einer demenzbetroffenen Person den intrinsischen Wert der Beziehung nachteilig?‹ – sie müsste vielmehr lauten ›Ist eine Manipulation einer demenzbetroffenen Person moralisch unzulässig?‹. Wie bereits dargestellt wurde, stiftet diese Frageperspektive allerdings nur wenig Orientierung für den Umgang mit demenzbetroffenen Personen. Dies gilt auch für den Manipulationsvorwurf. Man könnte meinen, dass man Menschen mit Demenz gar nicht manipulieren kann, weil sie ohnehin bspw. nicht verstehen können, welche Absichten ihre Betreuungspersonen haben. Das, was Manipulationen üblicherweise moralisch kritikwürdig macht – wie insbesondere die Einschränkung der Autonomie von Personen – kann hier, wie wir schon beim *Täuschungs-Argument* gesehen haben, gar nicht gefährdet werden, weil es nicht vorliegt. Aus diesem Grund habe ich einen Perspektivenwechsel vorgeschlagen. Statt zu sehen, was die Manipulation an ggf. moralisch Kritikwürdigem mit der demenbetroffenen Person macht, geht es mir darum, wie sich der Vorgang des Manipulierens auf die Beziehung auswirkt und in welcher Weise er diejenigen Aspekte nachteilig tangiert, die diese Beziehung wertvoll und prima facie schützenswert machen. Das soll im Einzelnen erläutert werden. Bevor ich dazu komme, möchte ich aber das Folgende klarstellen:

Ich möchte hier *nicht* die These vertreten, dass der Robotereinsatz *notwendig* den intrinsischen Wert einer Betreuungsbeziehung bedroht und deshalb moralisch kritikwürdig ist – diese These ist nur wenig überzeugend. Es sind nämlich klarerweise auch Situationen denkbar, in denen bisher gelingende Betreuungsbeziehungen trotz Robotereinsatz *nicht* beschädigt werden. Betreuungsbeziehungen können auch *mit* Robotereinsatz gelingen und intrinsischen Wert haben – d. h. auch dann, wenn eine Betreuungsperson einen Roboter in der Pflege von einer demenzbetroffenen Person zum Einsatz bringt, kann die demenzbetroffene Person in relevanter Weise gesehen werden, gemeint sein und gehalten werden.

Die folgenden Fallbeispiele sollen veranschaulichen, dass der Robotereinsatz Betreuungsbeziehungen nicht auf bestimmte Weise ›stören‹ muss. In beiden Fallbeispielen besucht die Betreuungsperson Frau Becker (B) die demenzbetroffene Frau Dachs (D) mit dem Therapieroboter Paro.

Fallbeispiel 21
B: *›Guten Morgen, Frau Dachs! Heute habe ich Ihnen etwas mitgebracht. Das ist Paro.‹*
D: *(betrachtet Paro und streichelt ihn)*
B: *›Wissen Sie, was das ist?‹*
D: *(schweigt)*
B: *›Das ist auch schwierig, das wüsste ich jetzt so spontan auch nicht.‹ (Frau Becker hält die Hand von Frau Dachs) ›Wie geht es Ihnen denn heute?‹*
D: *›Sie müssen mir helfen.‹*
B: *›Ich bin für Sie da.‹*

Fallbeispiel 22
B: *›Ich setze mich mal dazu – darf ich das?‹*
D: *›Da!‹ (streichelt Paro, lächelt)*
B: *›Ist das schön?‹*
D: *(nickt) ›Du bist ein Schätzlein, ich hab‹ dich doch so gern!‹*
B: *›Würden Sie sich freuen, wenn wir nochmal wiederkämen?‹*
D: *(nickt)*

Die Fallbeispiele zeigen, dass es durchaus Robotereinsätze gibt, die zumindest auf den ersten Blick keine Gründe für ethisches Unbehagen stiften. Warum gibt es hier (zunächst) keinen Grund für Unbehagen? In beiden Fallbeispielen beabsichtigt Frau Becker, ein bestimmtes Gefühl in Frau Dachs hervorzurufen. Nur weil Frau Becker Frau Dachs mit einem Therapieroboter besucht, geht damit nicht notwendig eine Änderung der Haltung, die sie Frau Dachs gegenüber einnimmt, einher. Frau Becker mag zwar beabsichtigen, bestimmte ›Symptome‹ der Demenzerkrankung von Frau Dachs zu lindern. Der Fokus der Begegnung und ihre Haltung scheinen sich aber durch den Robotereinsatz nicht zu verändern. Frau Becker ist Frau Dachs nach wie vor auf bestimmte Weise zugewandt

– sie zeigt Interesse an Frau Dachs und ist emotional und leiblich (etwa durch Berührungen) für sie präsent – es scheint Frau Becker nicht primär darum zu gehen, Frau Dachs in einen bestimmten Zustand zu versetzen. Frau Becker bietet Frau Dachs den Therapieroboter als etwas, das für sie von Interesse sein könnte, an – er ist ein ›Beschäftigungsangebot‹ und bietet ein Thema als Gesprächseinstieg. Frau Becker scheint keine bestimmte Reaktion von Frau Dachs auf den Roboter zu *erwarten*. Nicht nur Frau Becker gestaltet die Beziehung, sondern auch Frau Dachs – sie gestalten *gemeinsam* ihre Begegnung. Das Gespräch nimmt keinen bestimmten, erwartbaren Verlauf, sondern wird gewissermaßen spontan von den Beziehungspartnern gestaltet. Wenn wir ein *solches* Setting vor Augen haben, dann erscheint der Robotereinsatz nicht moralisch kritikwürdig – er steht nicht in prinzipiellem Widerspruch zu den Aspekten, von denen ich oben behauptet habe, dass sie den Wert einer gelingenden Betreuungsbeziehung ausmachen.

Mir geht es hier *nicht* um solche Fälle, in denen es keine Gründe für ethisches Unbehagen beim Robotereinsatz gibt. Ich habe ausschließlich solche Fälle des Robotereinsatzes im Blick, die Gründe für ethisches Unbehagen stiften. In den Fällen, in denen sich ethisches Unbehagen rührt, ist es meines Erachtens berechtigt und zwar deshalb, weil eine gelingende Betreuungsbeziehung mit einer demenzbetroffenen Person durch den Robotereinsatz (als einer Manipulation) gestört oder beschädigt wird. Worin nun besteht eine solche Störung oder Beschädigung der Beziehung genau?

Meines Erachtens werden Menschen mit Demenz bei einer Manipulation nicht mehr auf eine bestimmte Weise *gesehen* und *gehalten* und sind nicht mehr auf eine bestimmte Weise *gemeint*. Im Folgenden sollen die drei Aspekte des intrinsischen Werts einer Beziehung erneut gesondert voneinander in den Blick genommen und deutlich gemacht werden, dass der Robotereinsatz (in den Fällen, in denen er kritikwürdig ist) meines Erachtens deshalb kritikwürdig ist, weil er die Betreuungsbeziehung verändert und ihren intrinsischen Wert nachteilig tangiert.

Wie bereits beschrieben, werden in einer gelingenden Betreuungsbeziehung demenzbetroffene Personen auf besondere Weise *gesehen* – ich (als Betreuungsperson) *berücksichtige* meine demenzbetroffene Tante in besonderer Weise, indem ich mich etwa für ihre Bedürfnisse und Wünsche interessiere und ihnen meine Aufmerksamkeit schenke. Mein Interesse ist dadurch gekennzeichnet, dass ich das, was ich tue oder unterlasse, um *meiner Tante willen* tue oder unterlasse – ich tue nicht nur etwas *für* sie, sondern *wegen* ihr. Anders als in einer *Kooperations*beziehung verfolgen wir in unserer Beziehung keinen gemeinsamen Zweck – man könnte zwar sagen, dass ich mir ihre Zwecke zu eigen mache, sodass wir einen gemeinsamen Zweck *haben*. Meine Tante kann ihre Zwecke aber, wie bereits dargestellt, (aufgrund der Veränderungen, die mit einer Demenzer-

krankung einhergehen) anders als ich nicht *verfolgen*. Inwiefern ist der Robotereinsatz deshalb kritikwürdig, weil er ein Risiko für diesen Aspekt des intrinsischen Werts einer Betreuungsbeziehung darstellt?

Wenn eine Betreuungsperson eine demenzbetroffene Person mit einem
Therapieroboter besucht, dann sind sie gewissermaßen nicht mehr ›unter sich‹ –
ein dritter ›Interaktions‹-Partner kommt in der Beziehung hinzu. Wenn eine
Betreuungsperson nicht (primär) die demenzbetroffene Person, sondern einen
zusätzlichen Interaktionspartner und das, was sie mit ihm ›erreichen‹ möchte, im
Blick hat, dann ändert sich der Fokus der Begegnung. Nur weil ein Roboter als
dritter Interaktionspartner in der Beziehung hinzukommt, heißt das nicht, dass
die Betreuungsperson den Bedürfnissen, Wünschen und Interessen der demenzbetroffenen Person keine besondere Aufmerksamkeit mehr schenkt – sie
mag sich in unveränderter Weise etwa für ihre Bedürfnisse und Wünsche in-
teressieren. Was tatsächlich passiert, mag von Kontext zu Kontext unterschiedlich sein. Darum geht es mir hier aber auch nicht. Ich habe eine Situation vor
Augen, die zurecht ethisches Unbehagen auslöst – ich überlege hier, woher dieses
Unbehagen kommt. Es resultiert meines Erachtens aus dem Umstand, dass die
Betreuungsperson – durch das Hinzukommen eines dritten Interaktions-Part-
ners – ggf. nicht in gleicher Weise etwas *mit* der demenzbetroffenen Person tut.
Die Betreuungsperson und die demenzbetroffene Person schauen nicht ›gleichermaßen‹ auf den Roboter, weil die Betreuungsperson ihn *kontrolliert*. Falls
die Betreuungsperson überwiegend mit dem Roboter beschäftigt ist, dann geht
sie aus dem Kontakt und das stört den Aspekt des ›gesehen-werden‹. Das ist es,
was uns in solchen Fällen zurecht ethisch beunruhigt. Wenn ein Therapieroboter
›zwischen‹ der Betreuungsperson und der demenzbetroffenen Person steht, dann
gibt uns das einen Grund für ethisches Unbehagen, weil die Betreuungsperson
vorrangig mit dem ›Einsatz‹ des Roboters beschäftigt ist und damit, die Reaktionen der demenzbetroffenen Person auf den Roboter zu *beobachten*.

Wenn sich der Blick der Betreuungsperson auf die demenzbetroffene Person
verändert, dann ist das ggf. moralisch problematisch – die demenzbetroffene
Person ist in der Beziehung auf eine andere Weise *gemeint*. Wie ist das zu verstehen? Unter diesem Aspekt des intrinsischen Werts von gelingenden Betreuungsbeziehungen wurde bisher das Folgende verstanden: Wenn die Betreuungsbeziehung mit meiner Tante intrinsisch wertvoll ist, dann liegt das daran,
dass ich sie nicht nur als einen Menschen mit Demenz, der von mir getrennt ist,
sehe, sondern als einen Menschen, der etwas (wie bspw. bestimmte Erlebnisse)
mit mir teilen kann. Gelingende Betreuungsbeziehungen sind (u. a.) deshalb
intrinsisch wertvoll, weil sie Menschen mit Demenz Raum geben, geteilte Erlebnisse zu machen – ein solches Teilen von Erlebnissen ist als *Gut der Ge-*

meinsamkeit[247] wertvoll. Eine Betreuungsperson bietet einer demenzbetroffenen Person an, mit ihr in Beziehung zu sein, etwas mit ihr zu teilen und begegnet der Person in dem Bewusstsein, dass sie etwas gemeinsam haben. Das Beziehungsangebot der Betreuungsperson kennzeichnet, dass sie bspw. keine bestimmte Handlung von der demenzbetroffenen Person fordert oder erwartet.

Wenn eine Betreuungsperson erwartet, dass eine demenzbetroffene Person eine bestimmte verhaltens- oder gefühlsmäßige Reaktion zeigt – und dazu verleiten die Roboter ggf. – dann ist das moralisch problematisch, weil die demenzbetroffene Person und die Betreuungsperson keine Möglichkeit mehr haben, ein Erlebnis oder eine Erfahrung zu *teilen*.[248] Wenn die Personen (ausschließlich) unterschiedliche Erlebnisse oder Erfahrungen machen, dann wird der Aspekt des ›gemeint-sein‹ gestört. Geteilte Erlebnisse oder Erfahrungen können zwischen der demenzbetroffenen Person und ihrer Betreuungsperson Nähe schaffen. Wenn es keine geteilten Erlebnisse (mehr) gibt, dann wird das, was sie voneinander trennt, ›*sichtbarer*‹. Was ist damit gemeint?

Meines Erachtens ist das ethische Unbehagen gegenüber dem Robotereinsatz, da, wo es zu Recht besteht, darauf zurückzuführen, dass die Roboter eine Haltung provozieren, die dem entgegensteht, was die Beziehung wertvoll macht. Wenn ich als Betreuungsperson einer demenzbetroffenen Person in dem Bewusstsein begegne, dass es etwas gibt, das uns voneinander trennt, dann richtet sich mein Blick auf die Unterschiede zu dieser Person und nicht auf die Gemeinsamkeiten mit ihr. Die Demenzerkrankung rückt gewissermaßen mehr in den Vordergrund und wird sichtbarer – und das nicht nur für mich und (je nach Schwere der Demenz) für die demenzbetroffene Person, sondern auch für Dritte, die Zeuge des Robotereinsatzes werden. Angenommen ich beobachte wie die Betreuungsperson Frau Becker (B) Frau Dachs (D) mit dem Therapieroboter Paro besucht und höre das folgende Gespräch:

Fallbeispiel 23
D: ›Wo haben Sie den denn aufgegabelt?‹
B: ›Der ist mir zugelaufen.‹
D: ›Der hat dem Weihnachtsmann den weißen Bart geklaut!‹ (Pause) ›Braucht der eine warme Decke?‹
B: ›Ich glaube der friert nicht.‹ (Pause) ›Möchten Sie mal ›Ei‹ machen?‹

---

247 Vgl. Leist 2005, 129.
248 Erfahrungen, die ich mit einer demenzbetroffenen Person teilen kann, sind insbesondere *emotionale* und *leibliche* Erfahrungen – so ›wissen‹ meine demenzbetroffene Tante und ich bspw. wie es sich anfühlt, jemanden zu trösten oder getröstet zu werden. Wir beide kennen Leidenschaften wie bspw. Zorn und Emotionen wie Freude oder Angst. Es sind solche emotionalen und leiblichen Erfahrungen, die uns gemeinsam sind. Zur Unterscheidung von Gefühlen in (u. a.) Leidenschaften und Emotionen vergleiche Hastedt (2005), 11–25.

D: ›Ja, wo haben Sie den denn aufgegabelt?‹
B: ›Zugelaufen ist der mir!‹

Worauf ist das ethische Unbehagen zurückzuführen? Wenn Frau Becker Frau Dachs auf diese Weise mit dem Therapieroboter Paro in Kontakt bringt, dann ist das problematisch, weil Frau Dachs in ihrer Verwirrtheit exponiert wird – nicht nur der Blick von Frau Becker, sondern auch mein Blick (als dritte Person, die den Robotereinsatz beobachtet) wird auf die Demenzerkrankung von Frau Dachs gelenkt. *Dass* mir als beobachtende Person, die Zeuge des Robotereinsatzes bei bspw. Frau Dachs wird, die Demenzerkrankung von Frau Dachs dadurch sichtbarer wird, ist zunächst nur wenig problematisch. Die Veränderungen, die mit einer Demenzerkrankung einhergehen, verlangen von mir einen bestimmten, gewissermaßen besonders ›sensiblen‹ Umgang mit den betroffenen Personen – dass andere mir dies vor Augen führen, ist nicht problematisch, sondern eher angemessen.

Es geht hier nicht um die Wahrnehmung einer bloßen Differenz zwischen Frau Dachs und mir. Es sind viele Situationen denkbar, in denen mir Differenzen bewusst werden – etwa dann, wenn ich beobachte, wie Frau Dachs einen Teddy füttert, sie sich nicht ohne Hilfe waschen kann oder wenn sie ihr Zimmer im Pflegeheim nicht als solches erkennt. Auch in solchen Situationen rückt die Demenzerkrankung von Frau Dachs in den Vordergrund und mir werden Differenzen sichtbar. Bei dem Robotereinsatz geht es um eine bestimmte Form der Wahrnehmung einer Differenz zwischen Frau Dachs und mir. Die Differenz wird für mich dadurch sichtbar, dass Frau Dachs mir *auf eine bestimmte Weise* ›präsentiert‹ wird – wenn ich dazu verleitet werde, einen anderen Blick auf sie zu haben und primär auf ihre Demenzerkrankung und auf das, was mich von ihr trennt, zu blicken, dann ist das moralisch problematisch und zwar aus dem folgenden Grund: Ein solcher Blick auf Frau Dachs stört meines Erachtens den Aspekt des ›gemeint-sein‹. Ich *umsorge* sie und meine sie nicht als eine Person, die mein Beziehungspartner, sondern ein bloßer Beziehungsbeteiligter ist.

Wenn ich Zeuge eines bestimmten Umgangs mit Frau Dachs werde, ist damit noch nicht gesagt, *dass* ich mich in irgendeiner Weise bspw. über sie erhebe – es mag sein, dass ich mich unserer Gemeinsamkeiten erinnere und sich mein Blick auf sie nicht auf *diese* Weise verändert. Möglicherweise verleitet der Robotereinsatz nicht dazu, dass ich mich über sie erhebe und einen *herablassenden* Blick auf sie habe, sondern zu einem bspw. besonders *bemitleidenden* Blick – auch in diesem Fall trennt uns aber der Robotereinsatz auf gewisse Weise voneinander, weil unsere Gemeinsamkeiten sowohl hinter einem herablassenden als auch hinter einem bemitleidenden Blick verschwinden. Indem wir auf diese Weise voneinander getrennt sind, wird Frau Dachs in unserer Beziehung nicht mehr *gehalten*. Wie ist das zu verstehen?

Den Aspekt des ›gehalten-werden‹ habe ich bisher wie folgt beschrieben: Eine gelingende Betreuungsbeziehung unterscheidet sich von einem bloßen Versorgungskontakt durch die Kontakt*intensität* – in einer gelingenden Betreuungsbeziehung mit einer demenzbetroffenen Person bin ich auf besondere Weise präsent. Wenn eine gelingende Betreuungsbeziehung intrinsisch wertvoll ist, dann ist sie es (u. a.) deshalb, weil ich als Betreuungsperson einer demenzbetroffenen Person emotional und leiblich begegne – darin zeigt sich meine besondere Präsenz. Eine demenzbetroffene Person wird durch meine Bereitschaft zu dieser (emotionalen und leiblichen) Begegnung gehalten. Wenn ich in unserer Beziehung mein Gegenüber nicht mehr als ›ganze Person‹, sondern primär mein *demenzbetroffenes* Gegenüber im Blick habe und damit unsere Unterschiede statt unsere Gemeinsamkeiten betone, dann eröffne ich ihr nicht die Möglichkeit zu einer emotionalen und leiblichen Begegnung mit mir.

Wenn ich als Betreuungsperson eine demenzbetroffene Person manipuliere, dann bin ich auf andere Weise präsent. Wenn ich in der Begegnung mit einer demenzbetroffenen Person nicht primär darauf achte, was *ich* mit dieser Person mache, sondern auch darauf, was der *Therapieroboter* mit ihr ›macht‹, dann ist das moralisch problematisch, weil der Aspekt des ›gehalten-werden‹ gestört wird. Während Therapieroboter als ›Hilfsinstrument‹ in Betreuungsbeziehungen dienen sollen (etwa dadurch, dass sie ein ›gemeinsames‹ Thema bieten und damit einen Gesprächseinstieg erleichtern können), scheinen sie zumindest auch das Potential zu haben, ein ›Störfaktor‹ in der Beziehung zu sein und können demenzbetroffenen Personen die Möglichkeit nehmen, in der Betreuungsbeziehung gehalten zu werden. Ich ›*führe*‹ sie gewissermaßen zu einer bestimmten Erfahrung – dabei weiß ich, dass ich *diese* Erfahrung nicht mit ihr teilen kann und zwar deshalb, weil ich selbst gewissermaßen ›Urheber‹ der Erfahrung bin.

Ich habe nun die einzelnen Aspekte des intrinsischen Wertes einer gelingenden Betreuungsbeziehung mit einer demenzbetroffenen Person gesondert voneinander in den Blick genommen und erläutert, dass der Einsatz von Therapierobotern in der Pflege von demenzbetroffenen Personen deshalb moralisch kritikwürdig ist, weil er den intrinsischen Wert der Betreuungsbeziehung nachteilig tangieren kann.

Bevor ich mich möglichen Einwänden gegen meine Position zuwende, möchte ich nochmals kurz zusammenfassen, was wir bisher gesehen haben. Zunächst habe ich erläutert, dass und inwiefern die diskutierten Contra-Argumente gegen den Einsatz von Therapierobotern in der Demenzpflege nicht funktionieren. Die Argumente nehmen eine individualethische Perspektive ein – sie sind, so könnte man sagen, nicht passgenau für den Kontext der Demenzpflege und werden den Besonderheiten der Personengruppe, um die es beim Einsatz von Therapierobotern geht, nicht gerecht. Ich habe deshalb vorgeschlagen, von der individualethischen Perspektive auf die beziehungsethische Perspektive zu wechseln, d. h., das Handeln nicht an normativ relevanten Fähigkeiten und entsprechenden Ansprüchen von Personen zu orientieren, sondern daran, ob bzw. wie es gelingen kann, (Betreuungs-)Beziehungen so zu gestalten, dass das Person-Sein von Menschen mit Demenz bewahrt und ermöglicht wird. Dieser Wechsel gewinnt dadurch zusätzlich an Überzeugungskraft, dass dem Gelingen von Beziehungen – hier insbesondere der Betreuungsbeziehung – für das Leben von demenzbetroffenen Personen eine Bedeutung zukommt, die sie für Menschen ohne entsprechende kognitive Beeinträchtigungen nicht hat.

Ich habe dann den Robotereinsatz aus der beziehungsethischen Perspektive in den Blick genommen und erläutert, inwiefern er in Spannung mit den intrinsischen Wertquellen der Betreuungsbeziehung stehen kann. Das, was meines Erachtens beim Robotereinsatz moralisch kritikwürdig ist (in den Fällen, in denen er moralisch kritikwürdig ist), ist die Tatsache, dass eine demenzbetroffene Person *manipuliert* wird. Wie im Folgenden noch zu sehen sein wird, werden Manipulationen üblicherweise deshalb moralisch kritisch gesehen, weil sie eine Missachtung der Autonomie der manipulierten Person bedeuten. Das ist bei einer *demenzbetroffenen* Person, die ›Opfer‹ einer Manipulation wird bzw. Adressat einer manipulativen Handlung ist, wie ich versucht habe, deutlich zu machen, jedoch nicht der Fall. Dennoch sind Verhaltensweisen, die als manipulativ gelten können, auch in ihrem Fall aus ethischer Perspektive kritisch zu betrachten und zwar aus dem folgenden Grund: Eine Manipulation ist ein Vorgang, der nicht nur etwas mit der *manipulierten* Person ›macht‹, sondern auch etwas, das die *manipulierende* Person selbst und insbesondere ihr Beziehungsverhalten betrifft. Eine Manipulation wirkt sich, anders formuliert, auf die Beziehungsebene aus – und es ist diese Ebene, die meines Erachtens der Fokus der normativen Aufmerksamkeit ist. Die Beziehung zwischen Personen nimmt infolge von manipulativem Verhalten Schaden. Insofern der Einsatz von Robotern manipulativ gestaltet wird, ist es das, was ihn aus meiner Sicht moralisch kritikwürdig macht. Im Folgenden möchte ich diese Überlegung bzw. den beziehungsethischen Ansatz als solchen mit drei möglichen Einwänden konfrontieren, die unterschiedlich weitreichend sind.

4.2 Kritische Auseinandersetzung mit möglichen Einwänden

Es liegt erstens der Verdacht nahe, dass für eine Manipulation dasselbe gilt, was ich mit Blick auf das *Täuschungs-Argument* kritisiert hatte. Man könnte, mit anderen Worten, meinen, dass das normativ aufgeladene Konzept der Manipulation im Fall von demenzbetroffenen Personen gar nicht anwendbar ist. Sollte sich diese These bestätigen, hieße das, dass der Manipulationsvorwurf nicht überzeugt und zwar deshalb, weil der Manipulationsbegriff – ähnlich wie der Begriff der Täuschung – für demenzbetroffene Personen nicht ›passgenau‹ ist.

Zweitens stellt sich die Frage, ob der Manipulationsvorwurf nicht gleichsam über sein eigentliches Ziel in dem Sinne ›hinausschießt‹, dass er nicht nur gegen den Robotereinsatz spricht, sondern auch viele andere Praktiken, die in der Demenzpflege üblicherweise angewendet werden, als moralisch kritikwürdig erscheinen lässt. Das wäre insofern ein Problem, als Betreuungspersonen von Menschen mit Demenz dann *ständig* ein ›schlechtes Gewissen‹ im Umgang mit diesen Menschen haben müssten – es gäbe dann (nahezu) keine Praktiken oder Umgangsformen in der Demenzpflege mehr, die moralisch unbedenklich wären.

Schließlich ließe sich drittens einwenden, dass die Konklusion des Argumentes – also die These, dass der Einsatz von Therapierobotern prima facie moralisch unzulässig ist, wenn er manipulativ ist – oder vielleicht sogar der beziehungsethische Ansatz generell in einem bestimmten Sinne zu anspruchsvoll sind, um in der Praxis der Demenzpflege normativ orientierend und handlungsleitend sein zu können. Dieser Einwand ist besonders grundlegend: Die Idee, dass Betreuungspersonen demenzbetroffenen Personen schulden, ständig in einem lebendigen Kontakt zu sein, ist möglicherweise ein viel zu hoher Anspruch, der sich nicht erfüllen lässt. Wenn klar ist, dass das, was in der Demenzpflege von Betreuungspersonen gefordert ist, ohnehin nicht geleistet werden kann, dann kann der entwickelte beziehungsethische Ansatz nicht überzeugen – er untergräbt dann vielmehr die Motivation derjenigen, die Menschen mit Demenz betreuen. Wenn das richtig ist – und die Konklusion des Arguments bzw. der beziehungsethische Ansatz als solcher in diesem Sinne zu anspruchsvoll sind – dann kann mein Vorschlag keine moralische Orientierung für den Umgang mit Menschen mit Demenz geben.

Der Einfachheit halber nenne ich diese drei Einwände den *Einwand der Einschlägigkeit*, den *Einwand der over-inclusiveness* und den *Überforderungseinwand*. Bevor ich diese Einwände im Einzelnen vorstelle und jeweils separat prüfen werde, möchte ich zuvor einen kurzen Blick zurückwerfen auf das Argument, gegen das sie sich richten und meine bisherigen Überlegungen nochmals zusammenfassen.

Meines Erachtens liegen diejenigen, die den Robotereinsatz als moralisch kritikwürdig beschreiben, nicht grundsätzlich falsch – gegen den Einsatz von Therapierobotern ist aus moralischer Perspektive tatsächlich etwas einzuwenden. Das gilt, wie bereits deutlich geworden ist, nicht in jedem konkreten Fall. In den Fällen, in denen wir diese Praxis zu Recht kritisieren, richtet sich diese Kritik auf die Tatsache, dass die Betreuungsperson, indem sie den Therapieroboter zum Einsatz bringt, manipulativ tätig wird – sie tritt aus dem Kontakt mit einer demenzbetroffenen Person. Ich habe verdeutlicht, dass die Haltung, die damit einhergeht, moralisch problematisch ist, weil sie die Betreuungsbeziehung auf bestimmte Weise stört – deswegen ist der Robotereinsatz, wenn er manipulativ ist, prima facie moralisch unzulässig. Werfen wir kurz nochmals einen genauen Blick auf das dabei zugrunde gelegte Verständnis von Manipulation, um den damit verbundenen Haltungswechsel präziser zu charakterisieren.

Der Begriff der Manipulation ist im Kontext des zwischenmenschlichen Handelns einschlägig und bezieht sich auf Verhaltensweisen, für die gilt, dass eine Person eine andere Person mithilfe bestimmter Mittel zu einem der handelnden Person bekannten und von ihr bestimmten Zweck beeinflusst. Es geht bei einer Manipulation, mit anderen Worten, nicht nur darum, auf eine andere Person irgendwie Einfluss zu nehmen. Vielmehr hat die manipulierende Person dabei ein *bestimmtes Ziel* vor Augen. Sie verfolgt eine Absicht und ergreift bestimmte Mittel, die ihr geeignet erscheinen, um diese Absicht zu verwirklichen und ihr Ziel zu erreichen. Wenn wir von Manipulation sprechen, geht es dabei üblicherweise darum, die betreffende Person zu einem bestimmten *Verhalten*, *Gefühl* oder *Gedanken* zu ›bewegen‹, indem man ihr Gründe dafür gibt, während man zugleich die eigenen Absichten verbirgt.

Das ist noch eine recht allgemeine Beschreibung, doch wir können sie mit Blick auf unseren konkreten Anwendungszusammenhang, also den Einsatz von Therapierobotern, folgendermaßen konkretisieren: Wenn Betreuungspersonen im Umgang mit demenzbetroffenen Personen solche Roboter zum Einsatz bringen, ist davon auszugehen, dass die Betreffenden den Roboter für ein echtes Tier halten. Dieser Effekt ist ausdrücklich beabsichtigt, insofern er eine Voraussetzung für positive verhaltens- oder gefühlsmäßige Reaktionen ist, die der Robotereinsatz bei Menschen mit Demenz auslösen soll. Das passt gut zu dem, was ich soeben über das Wesen der Manipulation gesagt habe: Bei einer erfolgreichen Manipulation reagiert die manipulierte Person so, wie die manipulierende Person es sozusagen vorgesehen hat. Dieser Vorgang beinhaltet, dass die Person, die den Roboter zum Einsatz bringt, sich auf ihr Ziel, also auf das, was sie mit Blick auf die demenzbetroffene Person erreichen möchte, ausrichtet. Sie fokussiert auf die Wirkung des Roboters. Das ist, wie ich deutlich gemacht habe, moralisch problematisch und zwar nicht deshalb, weil es ein Ausdruck von Missachtung gegenüber der demenzbetroffenen Person ist, sondern, weil jemand, der eine andere Person manipuliert, sein Gegenüber aus dem Blick verliert und den anderen gleichsam ›verlässt‹. Er oder sie entzieht sich dem Kontakt mit dem anderen und ist in diesem Sinne nicht mehr bei ihm.

An diesen, vergleichsweise vagen, Formulierungen wird bereits deutlich, dass es ausgesprochen schwierig ist, zu beschreiben, wie sich der entsprechende Haltungswechsel seitens der manipulierenden Person genau ausdrückt. Dennoch möchte ich mithilfe der folgenden Kennzeichnungen wenigstens versuchen, eine Annäherung an dieses Phänomen zu ermöglichen. Blicken wir dazu nochmals auf das bereits betrachtete *Fallbeispiel 20*:

Fallbeispiel 20
Ich besuche meine demenzbetroffene Tante im Seniorenpflegeheim. Sie sitzt im Aufenthaltsraum mit anderen Bewohnern des Pflegeheims – auch sie haben z. T. Besuch von ihren Angehörigen. Neben meiner Tante steht eine Betreuungsperson, die ihr die Roboterrobbe Paro auf ihren Schoß legt. ›Du hast Besuch! Schau' mal, ich habe dir jemanden aus der Nordsee mitgebracht!‹, sagt sie. Die Betreuungsperson zeigt auf den Roboter und fordert meine Tante auf, ihn zu streicheln. Meine Tante sagt, dass sie keine Schafe mag. ›Dann sing' dem Schaf doch mal was vor! Du singst doch so schön!‹, erwidert die Betreuungsperson. Meine Tante wendet ihren Oberkörper von der Betreuungsperson ab und summt leise das Lied ›Der Mond ist aufgegangen‹. ›Super, da freut sich das Schaf! Gut machst du das!‹, sagt die Betreuungsperson und lässt mich mit meiner Tante allein.

Ich habe soeben gesagt, dass es nicht ganz einfach ist, den Haltungswechsel zu beschreiben, der mit einer Manipulation einhergeht. Doch das Beispiel lässt erkennen, worum es dabei gehen könnte: Die Betreuungsperson, nennen wir sie der Einfachheit halber Schwester Klara, nimmt nicht mehr umfänglich wahr, was mit ihr und meiner demenzbetroffenen Tante passiert – sie blickt vielmehr primär auf das, was die Robbe bei meiner Tante auslöst. Sie provoziert entsprechende Reaktionen durch ihre ›Aufträge‹ und den taktilen Kontakt, den sie zwischen meiner Tante und der Robbe herstellt – ihre bewertenden Kommentare spiegeln zusätzlich die distanzierte Haltung wider – sie trifft Aussagen, die gewissermaßen nichts mit meiner Tante zu tun haben. Schwester Klara ›macht etwas‹ mit meiner Tante, statt mit ihr gemeinsam etwas zu ›erleben‹. Damit ist hier nicht gemeint, dass die Betreuungsperson und meine Tante (aufgrund der Manipulation) kein ›tieferes‹ gemeinsames Erlebnis haben; es ist nicht gemeint, dass sie gleichermaßen etwas gemeinsam wahrnehmen und teilen können – ein Teilen von tieferen gemeinsamen Erlebnissen setzt bspw. voraus, dass die Personen Bezug auf das Erlebnis nehmen und sich über das Erlebnis gewissermaßen ›austauschen‹ können. Das ist – wenn es um demenzbetroffene Personen geht – vielleicht ohnehin nicht möglich oder auch gar nicht notwendig, um dem intrinsischen Wert der Beziehung gerecht zu werden. Eine Betreuungsbeziehung ist meines Erachtens nicht intrinsisch wertvoll, weil eine demenzbetroffene Person und ihre Betreuungsperson tiefere gemeinsame Erlebnisse, die sie teilen können, machen. Worauf ich mit meiner Formulierung hinweisen möchte, ist lediglich, dass die Aufmerksamkeit von Schwester Klara primär darauf liegt, die Reaktionen meiner demenzbetroffenen Tante auf die Robbe zu beobachten. Als kritikwürdig erscheint ihr Verhalten dabei nicht deshalb, weil sie den Umstand ausnutzt, dass meine Tante sich ›täuscht‹ und nicht versteht, dass der Roboter kein echtes Tier ist, sondern, weil sie primär daran interessiert scheint, dass meine Tante eine von ihr beabsichtigte verhaltens- oder gefühlsmäßige Reaktion zeigt.

Ich habe im zweiten Kapitel dieser Arbeit die ›traditionelle‹ ethische Perspektive skizziert, wie sie sich in den geläufigen Einwänden gegen den Einsatz von Therapierobotern widerspiegelt. Im Zentrum dieser Perspektive steht die Frage, welchen Umgang eine Person einer anderen Person als moralisches Subjekt schuldet. Aus dieser Betrachtungsweise ist Schwester Klaras Verhalten vor allem deswegen moralisch kritikwürdig, weil sie meine demenzbetroffene Tante nicht angemessen *achtet*. Das gilt nicht nur für diesen Fall, sondern lässt sich ganz generell als wesentliches Problem von Manipulation beschreiben. Aus der traditionellen ethischen Perspektive müsste man das, was in *Fallbeispiel 20* moralisch irritierend ist, als eine Missachtung der Autonomie einer Person beschreiben. Die Betreuungsperson setzt ihren Zweck – nämlich, dass sich meine Tante bspw. freut – als Zweck meiner Tante. Ich habe in dieser Arbeit deutlich gemacht, dass mir diese traditionelle Perspektive nicht informativ scheint, wenn es um *demenzbetroffene* Personen geht.

Was in *Fallbeispiel 20* moralisch kritikwürdig ist, ist meines Erachtens etwas anderes: Schwester Klara ist gewissermaßen nicht *bei meiner Tante* – sie beachtet nicht das, was meine Tante sagt – während meine Tante den Roboter für ein Schaf hält und davon spricht, dass sie keine Schafe mag, fordert Schwester Klara sie auf, dem Schaf etwas vorzusingen. Es ist vorstellbar, dass meine Tante mit zunehmender Schwere ihrer Erkrankung nahezu verstummt ist – in einem solchen Fall ist es sicherlich wünschenswert, dass sie sich überhaupt äußert bzw. ein Lied singt. Was moralisch kritikwürdig ist, ist, dass Schwester Klara den Äußerungen meiner Tante gewissermaßen keine Berücksichtigung schenkt. Sie scheint einen *bestimmten* Verlauf der Begegnung zu erwarten und ist meiner Tante nicht ›zugewandt‹ – sie ist gewissermaßen nicht offen für das, was in der Begegnung passiert.

Man könnte meinen, dass diese Kritik nicht ganz fair ist. Mag sein, dass Schwester Klara sich vor allem darauf konzentriert, ob der Roboter bei meiner Tante den gewünschten Erfolg zeigt, d. h., ob ihre Manipulation erfolgreich ist. Doch der Zweck dieser Manipulation liegt ganz im Sinne meiner Tante und hat etwas mit ihrem Wohlbefinden zu tun. Schwester Klara bringt die Robbe nicht ins Spiel, um sich die Arbeit leichter zu machen, sondern, weil sie davon ausgeht, dass der ›Robbeneinsatz‹ dem Wohlergehen meiner Tante zuträglich ist. Mit anderen Worten: Der Manipulationszweck liegt im Fall von Therapierobotern im Interesse der manipulierten Person. Insofern könnte man denken, dass man gegen eine derart motivierte Fokusänderung nichts einwenden kann. Doch aus meiner Sicht ist es nicht so einfach. Das, was eine Manipulation meines Erachtens moralisch problematisch macht, ist nicht der Umstand, dass sie ggf. nicht im Interesse der manipulierten Person erfolgt. Worum es mir hier geht, ist, deutlich zu machen, dass das, was moralisch kritikwürdig ist, der mit einer Manipulation verbundene Haltungswechsel der manipulierenden Person ist.

Wenn eine Betreuungsperson eine demenzbetroffene Person manipuliert, dann wird die Begegnung gewissermaßen nicht von der Betreuungsperson und der demenzbetroffenen Person *gemeinsam* gestaltet. Wenn die verhaltens- oder gefühlsmäßigen Reaktionen der demenzbetroffenen Person nicht so ausfallen, wie die Betreuungsperson es erwartet, dann ändert sie das ›Setting‹ der Begegnung. Die Betreuungsperson ist, wie ich oben deutlich gemacht habe, nicht primär Beziehungs*partner*, sondern vor allem Beziehungs*koordinator* und das verlangt eine Haltung von ihr, die Distanz zu der demenzbetroffenen Person erfordert – sie beobachtet, ob die demenzbetroffene Person eine bestimmte von ihr beabsichtigte Reaktion zeigt.[249]

Wenn ich als Betreuungsperson eine demenzbetroffene Person manipuliere, dann ›nutze‹ ich meine Spielstärke in unserer Beziehung, um sie bspw. zu einer bestimmten verhaltens- oder gefühlsmäßigen Reaktion zu bringen. Der Begriff der ›Spielstärke‹ ist ein ungewöhnlicher Begriff, der im vorliegenden Kontext meines Erachtens aber dennoch informativ ist – es wurde bereits verdeutlicht, dass eine Person, die Handlungen ihres Beziehungspartners gewissermaßen lenken kann, wenn sie mehr Spielstärke oder Macht als er hat. Auch hier wird deutlich sichtbar, was für einen Unterschied es macht, ob man auf den Robotereinsatz aus individualethischer oder beziehungsethischer Perspektive blickt. Aus der traditionellen individualethischen Perspektive würde man sagen, dass eine Betreuungsperson ihr Wissen um die emotionale und kognitive Verfasstheit der demenzbetroffenen Person *ausnutzt*, um einen bestimmten Zweck zu erreichen. Aus der entwickelten beziehungsethischen Perspektive hingegen, scheint eher die Beschreibung angemessen, dass eine Betreuungsperson ihr Wissen dazu verwendet, um den Kontakt mit der demenzbetroffenen Person zu regulieren und aus der Distanz zu gestalten.

Festhalten lässt sich das Folgende: Eine Betreuungsperson, die überwiegend mit dem Einsatz eines Therapieroboters und den Reaktionen einer demenzbetroffenen Person auf den Roboter beschäftigt ist, geht aus dem Kontakt mit einer demenzbetroffenen Person hinaus. Der Robotereinsatz verleitet meines Erachtens dazu, einen anderen Blick auf eine demenzbetroffene Person zu haben – ich als Betreuungsperson blicke ggf. vorrangig darauf, wie eine demenzbetroffene Person auf das, was ich mit ihr mache, reagiert.

Ich habe oben bereits angekündigt, dass der Rückblick auf das Argument, den wir soeben vorgenommen haben, gleichsam zur Erinnerung dient und als Vorbereitung, um im Folgenden verschiedene Einwände gegen diese Überlegungen

---

249 Bei einer Manipulation mache ich als Betreuungsperson etwas mit einer demenzbetroffenen Person, damit diese auf eine bestimmte Weise reagiert. Das ist anders, wenn ich eine demenzbetroffene Person bspw. wasche. Ich kann eine Person waschen ohne eine manipulative Haltung einzunehmen – ich wasche die Person nicht, damit diese auf eine bestimmte Weise reagiert.

diskutieren zu können. Dabei geht es um erstens den *Einwand der Einschlägigkeit*, zweitens den *Einwand der over-inclusiveness* und drittens den *Überforderungseinwand*. Sehen wir uns die Überlegungen, die sich dahinter verbergen, nacheinander genauer an.[250]

4.2.1 Einwand der Einschlägigkeit

Der *Einwand der Einschlägigkeit* behauptet, dass Menschen mit Demenz nicht im relevanten Sinne manipulierbar sind. Manipulationen werden üblicherweise nur dann für moralisch unzulässig gehalten, wenn die Autonomie der manipulierten Person eingeschränkt wird – man versteht eine Manipulation traditionell als Missachtung der Autonomie einer Person.[251] Das, was eine Manipulation übli-

---

250 Bevor ich die genannten Einwände gegen meine Position näher betrachte, möchte ich mich an dieser Stelle noch dem folgenden möglichen Missverständnis zuwenden. Es könnte nämlich darauf hingewiesen werden, dass der Robotereinsatz gar nicht *tatsächlich* eine Betreuungsbeziehung auf die von mir geschilderte Weise verändert – es könnte kritisiert werden, dass meine Beschreibung *empirisch falsch* ist. Ich habe *nicht* behauptet, dass der Einsatz von Therapierobotern tatsächlich eine Betreuungsbeziehung auf eine bestimmte Weise verändert. Es ist gerade nicht so, dass bestimmte Veränderungen zwangsläufig eintreten – ich habe Fallbeispiele betrachtet, die Beispiele dafür sind, dass der Robotereinsatz *keinen* negativen Einfluss auf die Betreuungsbeziehung haben muss. Ich habe lediglich behauptet, dass – *wenn* der Robotereinsatz die Beziehung auf eine Weise verändert, die die intrinsischen Werte dieser Beziehung negativ berührt – diese Veränderung moralisch problematisch ist. Der Robotereinsatz ist nicht in allen Einsatzfällen moralisch problematisch – es sind durchaus Einsätze denkbar, die eine gelingende Betreuungsbeziehung mit einer demenzbetroffenen Person *nicht* negativ tangieren.

251 Ich habe bereits darauf hingewiesen, dass es auch solche Manipulationen einer Person geben kann, die durchaus moralisch zulässig sind. Dazu gehört das folgende Beispiel, das wohl die wenigsten moralisch kritisch sehen. Angenommen ich gehe zum Mittagessen in die Kantine und entscheide mich dafür, einen Salat zu essen. Möglicherweise ist meine Wahl z.B. der Präsentation des Salatbuffets – etwa der Beleuchtung oder der Platzierung des Buffets – geschuldet. Andere Personen können durchaus ein Interesse daran haben, dass ich mich gesund ernähre und dadurch z.B. seltener krankheitsbedingt meiner Arbeit nicht nachkommen kann. Ein bestimmtes Verhalten, das von *anderen* Personen gewünscht ist, tritt ein – ich entscheide mich dafür, einen Salat zu essen. Diejenigen, die mich dazu bringen wollen, dass ich einen Salat esse, nehmen eine bestimmte Haltung ein – sie wollen etwas Bestimmtes erreichen. Ich entscheide mich für den Salat, womöglich ohne erkennen zu können, dass ich mich vor allem *deshalb* dafür entscheide, weil das Salatbuffet mir auf eine bestimmte Weise präsentiert wird. Das Beispiel entstammt der Debatte um das sog. ›Nudging‹. Der Begriff wurde von Thaler und Sunstein (2009) geprägt. In ihrem Buch ›Nudge: Improving decisions about health, wealth, and happiness' zeigen sie (etwa anhand von experimentellen Studien aus der Wirtschaftsforschung), dass Menschen oftmals nicht imstande sind, für sie ›optimale‹ (Handlungs-)Entscheidungen zu treffen. Durch eine gezielte Einflussnahme (die aber nicht etwa auf Geboten oder Verboten beruht), können die (Handlungs-) Entscheidungen von Menschen ›korrigiert‹ werden. ›Nudging‹ ist eine verhaltensökonomische Methode, bei der die Handlungsoptionen von Personen so beeinflusst werden, dass sie sich für eine

cherweise falsch macht – die Einschränkung der Autonomie einer Person – so könnte gegen den Manipulationsvorwurf eingewendet werden, kann bei einer demenzbetroffenen Person nicht eintreten, weil es nicht vorliegt. Es liegt, mit anderen Worten, der Einwand nahe, dass der Manipulationsvorwurf mit einem ähnlichen Problem wie das *Täuschungs-Argument* konfrontiert ist, nämlich, dass Menschen mit Demenz gar nicht manipuliert werden *können*. Es könnte kritisiert werden, dass sich die Fähigkeiten oder Eigenschaften einer demenzbetroffenen Person aufgrund ihrer Erkrankung so wesentlich verändern, dass sie nicht (mehr) ›Opfer‹ einer Manipulation werden kann – so kann eine demenzbetroffene Personen bspw. nicht verstehen, welche Absichten ihre Betreuungsperson hat. Man könnte daher meinen, dass das *Manipulations-Argument* aus demselben Grund wie das *Täuschungs-Argument* scheitert – es scheint nicht passgenau für demenzbetroffene Personen zu sein.

Was ist von diesem Einwand zu halten? Er scheint zunächst durchaus berechtigt, denn Menschen mit Demenz können – zumindest ab einer bestimmten Schwere ihrer Erkrankung – nicht mehr als (vollständig) autonom bezeichnet werden. Es ist richtig, dass der Autonomie-Vorwurf bei einer demenzbetroffenen Person nicht vorgebracht werden kann. Eine Manipulation einer demenzbetroffenen Person kann nicht moralisch unzulässig sein, *weil* sie die Autonomie der Person einschränkt. Der *Einwand der Einschlägigkeit* setzt einen bestimmten *kognitivistischen* Begriff einer Manipulation voraus. Menschen mit Demenz können nur dann *nicht* manipuliert werden, wenn man unter einer Manipulation etwas versteht, das die manipulierende Person ausschließlich mit einer kognitiv nicht veränderten Personen tun kann. Wenn der Manipulationsbegriff – ähnlich wie der Täuschungsbegriff – etwa voraussetzt, dass die manipulierende Person in bestimmter Weise Einfluss auf die *Überzeugungen* der von ihr manipulierten Person nimmt, dann wäre dem *Einwand der Einschlägigkeit* zuzustimmen. Schwerstdemenzbetroffene Personen haben keine *kognitiven* Überzeugungen mehr – sie haben insbesondere keine ›stabilen‹ (kognitiven) Überzeugungen, d. h. solche Überzeugungen, die konstant über eine längere Zeitspanne bestehen. Wenn das richtig ist, dann wäre der Manipulationsvorwurf ebenso wenig passgenau für demenzbetroffene Personen wie das *Täuschungs-Argument*, das gegen den Einsatz von Therapierobotern vorgebracht wird.

---

bestimmte, gewünschte (und für sie optimale) Handlungsoption entscheiden. Ich möchte an dieser Stelle nochmals darauf hinweisen, dass es mir hier immer um *moralisch kritikwürdige* Manipulationen geht. Wenn wir den moralisch kritikwürdigen Begriff der Manipulation nehmen, dann fallen – anders als beim Täuschungsbegriff – auch demenzbetroffene Personen darunter. Das, was an Manipulationen moralisch kritikwürdig ist, ist die Tatsache, dass ich als Betreuungsperson auf bestimmte Weise aus dem Kontakt mit einer demenzbetroffenen Person trete.

Meines Erachtens können – wenn man das oben geschilderte Verständnis des Manipulationsbegriffs zugrunde legt – durchaus auch demenzbetroffene Personen manipuliert werden. Der Manipulationsbegriff, den ich verwende, ist vorteilhaft gegenüber dem Täuschungsbegriff, der dem *Täuschungs-Argument* zugrunde liegt, insofern wir bei dem *Kernbegriff* der Manipulation bleiben können. Der Begriff muss bei der Personengruppe der Demenzbetroffenen nicht überdehnt werden, damit diese als Opfer einer Manipulation gelten können. Der Kernbegriff der Manipulation impliziert nämlich (anders als der Täuschungsbegriff) erstens nicht, dass die manipulierende Person auf die *Überzeugungen* einer anderen Person einwirkt. Der Manipulationsbegriff setzt – anders als der Täuschungsbegriff – gerade nicht voraus, dass die manipulierende Person die Überzeugungen einer anderen Person manipuliert. Vielmehr wirkt sie auf das *Verhalten*, *Denken* oder die *Gefühle* einer anderen (demenzbetroffenen) Person ein. Zweitens impliziert der Kernbegriff der Manipulation nicht, dass sich die Manipulation *gegen die Interessen* der manipulierten Person richtet – eine Manipulation kann durchaus *im Interesse* der manipulierten Person erfolgen. Nach dem oben explizierten Verständnis des Manipulationsbegriffs können auch demenzbetroffene Personen ›Opfer‹ einer Manipulation sein.

Der *Einwand der Einschlägigkeit* beruht meines Erachtens auf einem Missverständnis und gibt mir die Gelegenheit, nochmals klarer deutlich zu machen, was genau das moralische Problem einer Manipulation demenzbetroffener Personen ist. Im Lichte des *Einwands der Einschlägigkeit* können wir klarer sehen, warum – anders als beim *Täuschungs-Argument* – der Manipulationsvorwurf auch bei demenzbetroffenen Personen greift. Eine Täuschung ist vorzugsweise dadurch moralisch verwerflich, dass die Autonomie einer anderen Person verletzt wird; eine Manipulation ist allerdings, wenn man so will, ein ›komplexeres Übel‹. Eine Manipulation einer demenzbetroffenen Person ist meines Erachtens nicht moralisch unzulässig, *weil sie etwas mit der Person* ›*macht*‹. Das Problem besteht *nicht* darin, dass die Autonomie der demenzbetroffenen Person verletzt wird, sondern vielmehr darin, dass die manipulierende Person einen Haltungswechsel vornimmt, der beziehungsgefährdend ist. Mit anderen Worten: Meiner Ansicht nach ist eine Manipulation nicht nur eine Autonomieverletzung, sondern zugleich ein Haltungswechsel der manipulierenden Person. Meine These ist, dass eine Manipulation einer demenzbetroffenen Person deshalb prima facie moralisch unzulässig ist, weil sie etwas beeinträchtigt, was der demenzbetroffenen Person geschuldet ist und zwar eine *gelingende Betreuungsbeziehung*. Meines Erachtens ist es der Haltungswechsel der Betreuungsperson, der die intrinsischen Wertquellen der Betreuungsbeziehung negativ berührt. Bei einer Manipulation einer demenzbetroffenen Person wird diese Person nicht *gehalten*, sondern *geführt*; sie wird *beobachtet* und nicht in besonderer Weise *gesehen*; sie wird *umsorgt* und in einen ›wohligen‹ Zustand versetzt und ist als bloßer Beziehungs*beteiligter* und nicht als Beziehungs*partner* gemeint. Mit einer Manipulation geht eine bestimmte (zusätzliche) Gestaltungs- und Koordinationsaufgabe der manipulierenden Person einher. Wenn die Aufgabe der Betreuungsperson primär darin besteht, Beziehungs*koordinator* zu sein, dann erfordert das eine bestimmte ›distanzierte‹ Haltung von ihr – als Beziehungskoordinator betrachtet sie die Beziehung zu einer demenzbetroffenen Person gewissermaßen ›von außen‹. Damit ist, wie ich versucht habe deutlich zu machen, keine physische Distanz gemeint. Vielmehr ist der Blick der Betreuungsperson auf die demenzbetroffene Person und auf die Begegnung mit ihr ›distanziert‹ – sie gestaltet die Begegnung und beobachtet primär, ob die demenzbetroffene Person bspw. bestimmte Gefühle zeigt. Es ist dieser Haltungswechsel, der die Betreuungsbeziehung mit einer demenzbetroffenen Person auf bestimmte Weise verändert und ihren intrinsischen Wert nachteilig tangiert.

Auch wenn sich der *Einwand der Einschlägigkeit* entkräften lässt, indem wir den Manipulationsbegriff auf die oben beschriebene Weise fassen, ist dieser Einwand nicht das einzige, das sich gegen meine Position einwenden lässt. Man könnte nämlich das Folgende kritisieren: Selbst wenn es möglich ist, eine demenzbetroffene Person zu manipulieren, ist das in diesem Fall nicht prima facie moralisch unzulässig. Schauen wir uns diesen Einwand näher an.

4.2.2   Einwand der over-inclusiveness

Der *Einwand der over-inclusiveness* lautet, verkürzt formuliert, dass – wenn man dem Manipulationsvorwurf zustimmt – nicht nur der Robotereinsatz, sondern sämtliche andere Umgangsformen mit Menschen, die mit Demenz leben, ebenfalls prima facie moralisch unzulässig sind. Wenn es richtig ist, dass auch eine demenzbetroffene Person manipuliert werden kann und eine Manipulation dieser Person immer prima facie moralisch unzulässig ist – weil der damit verbundene Haltungswechsel den intrinsischen Wert der Betreuungsbeziehung gefährdet – dann stellt sich die Frage, ob nicht auch viele andere Praktiken in der Demenzpflege aus ethischer Sicht als kritisch gelten müssten und zwar, weil sie dem Robotereinsatz in relevanter Hinsicht ähnlich sind. Mit anderen Worten: Wenn man den Robotereinsatz als eine Form der Manipulation beschreibt, dann stellen auch andere Umgangsformen mit demenzbetroffenen Personen, die in der Praxis der Demenzpflege geläufig und möglicherweise sogar unvermeidlich sind, eine Manipulation dar. Wenn aber der Robotereinsatz moralisch kritikwürdig ist und das auch für andere typische Umgangsformen mit demenzbetroffenen Personen gilt, dann sollten wir konsequenterweise auch diese Umgangsformen moralisch kritisch sehen.

Inwiefern ist das ein Einwand gegen meine Position? Es könnten sich zwei verschiedene Einwände hinter dieser Kritik verbergen. Der eine Einwand könnte das Folgende meinen: Wenn bereits der Robotereinsatz moralisch unzulässig ist, dann sind sämtliche Umgangsformen mit demenzbetroffenen Personen ebenfalls moralisch unzulässig. Wenn das richtig ist, dann lähmt das gewissermaßen den Betreuungsalltag – es gibt dann nämlich keine Umgangsformen mit demenzbetroffenen Personen mehr, die moralisch unproblematisch sind. Betreuungspersonen müssten mit Blick auf sämtliche Praktiken und Umgangsformen mit demenzbetroffenen Personen moralisches Unbehagen haben, was die Betreuung von Menschen mit Demenz für ihre Betreuungspersonen noch herausfordernder oder belastender machen würde als sie es ohnehin ist. Wenn es dauerhaft angebracht ist, ein schlechtes Gewissen in der Betreuung von demenzbetroffenen Personen zu haben, dann trägt das sicherlich nicht dazu bei, dass Betreuungspersonen motiviert ihrer Arbeit nachgehen.

Mit Blick auf diesen Einwand möchte ich zunächst das Folgende festhalten: Es ist davon auszugehen, dass der Robotereinsatz *nicht die einzige* Form der Manipulation einer demenzbetroffenen Person ist. Es ist sicher richtig, dass es auch andere Umgangsformen in der Betreuung von Menschen mit Demenz gibt, die wir unterlassen sollten – und zwar deshalb, weil sie tatsächlich mit dem gleichen Problem wie der Robotereinsatz konfrontiert sind. Ich habe nichts dagegen, zuzugestehen, dass es auch andere Praktiken in der Demenzpflege gibt, die – aus dem gleichen Grund wie der Robotereinsatz – moralisch kritikwürdig sind. Es stehen bspw. auch die folgenden Praktiken in der Demenzpflege regelmäßig in der ethischen Kontroverse: In der Demenzpflege kommen u. a. virtuelle Zugabteile und Demenzbushaltestellen zum Einsatz.[252] Meines Erachtens ist der entwickelte beziehungsethische Ansatz besser als die üblichen Ansätze geeignet, um das zu beschreiben, was an diesen Praktiken moralisch kritikwürdig ist. Schauen wir uns das am Beispiel von virtuellen Zugabteilen an.

Bei einem virtuellen Zugabteil handelt es sich um einen Raum, der wie ein Zugabteil eingerichtet ist. Demenzbetroffene können in dem ›Zug‹ Platz nehmen und auf einem Flachbildschirm an der Seite – wie durch ein Fenster – vorbeiziehende Landschaften sehen. *Wenn* die genannte Praktik ebenfalls manipulativ ist – weil sie dazu führt, dass eine Betreuungsperson eine ›distanzierte‹ Haltung in dem oben beschriebenen Sinne einnimmt – dann sollten wir auch diese Praktik aus ethischer Perspektive kritisch betrachten. Meiner Einschätzung nach kann auch die Nutzung von virtuellen Zugabteilen Betreuungspersonen von Menschen mit Demenz dazu verleiten, aus dem Kontakt mit einer demenzbe-

---

252 Ähnlich wie der Robotereinsatz wird auch die Nutzung von bspw. virtuellen Zugabteilen (und von vergleichbaren Praktiken wie etwa von virtuellen Einkaufsläden) medial breit diskutiert (vgl. etwa Curendo 2014, Frankfurter Rundschau 2015).

troffenen Person zu treten und primär ihre Reaktionen auf die ›Reise‹ im virtuellen Zugabteil zu beobachten. Ob die Nutzung eines virtuellen Zugabteils allerdings tatsächlich mit einer Distanznahme einer Betreuungsperson verbunden ist, ist eine Frage der Gestaltung der jeweiligen Praxis.

Dass möglicherweise auch andere Umgangsformen mit demenzbetroffenen Personen mit dem gleichen Problem wie der Robotereinsatz konfrontiert sind, ist für meine Argumentation nicht problematisch, sondern eher *vorteilhaft* – sie ermöglicht uns, auch andere Umgangsformen mit demenzbetroffenen Personen mit Blick auf den Beziehungsaspekt zu kritisieren. Ein angemessener Umgang mit demenzbetroffenen Personen *im Allgemeinen* – und nicht nur ein ethisch verantwortlicher Einsatz von Therapierobotern in der Betreuung dieser Personen – bemisst sich meines Erachtens an den *Gelingensbedingungen der Betreuungsbeziehung* – die Achtung vor Personen gestaltet sich wesentlich als Sorge um und Pflege von diesen Beziehungen.

Es scheint also einige Praktiken und Umgangsformen in der Betreuung von Menschen mit Demenz zu geben, die – aus dem gleichen Grund wie der Robotereinsatz – moralisch kritikwürdig sind.

Der *Einwand der over-inclusiveness* fokussiert nicht nur auf solche Praktiken, die ethisch umstritten sind (wie bspw. virtuelle Zugabteile) – vielmehr sind nach dem *Einwand der over-inclusiveness* auch solche Praktiken, die üblicherweise *nicht* unter moralischem Verdacht stehen, kritisch zu sehen. Zwingt uns der entwickelte beziehungsethische Ansatz dazu, Praktiken, die bislang als moralisch einwandfrei galten, nun als moralisch kritikwürdig zu betrachten? Ist nicht auch der Einsatz von bspw. lebenden Tieren oder Therapiepuppen aus ethischer Sicht zu kritisieren, weil sie dem Robotereinsatz dahingehend ähnlich sind, dass sie tendenziell mit einer Distanznahme der Betreuungspersonen einhergehen und im moralisch kritikwürdigen Sinne manipulativ sind?

Es kann meines Erachtens prinzipiell sein, dass Praktiken, von denen wir bisher angenommen haben, dass sie moralisch einwandfrei sind, ebenfalls moralisch kritisch zu betrachten sind. Klarerweise ist es auch möglich, dass Praktiken, an die wir uns in bestimmter Hinsicht ›gewöhnt‹ haben – etwa weil sie ständig genutzt werden – moralisch kritikwürdig sind. Wenn der Manipulationsvorwurf aber dazu führt, dass man bspw. Handpuppenspiele in der Betreuung von Menschen mit Demenz nicht mehr einsetzen darf, dann scheint dies nur wenig überzeugend. Jeder, der schon einmal eine demenzbetroffene Person betreut hat, weiß, wie schwer es fallen kann, bspw. ein Gespräch mit der demenzbetroffenen Person zu beginnen oder eine Beschäftigungsmöglichkeit, die diese Person interessiert, zu finden. Wenn bereits bspw. Handpuppenspiele, Marionetten oder Kuscheltiere nicht mehr in der Demenzpflege eingesetzt werden dürfen, dann entfällt ein Großteil der Möglichkeiten, mit demenzbetroffenen Personen überhaupt in Kontakt zu treten.

Was ist von dieser Kritik zu halten? Meines Erachtens sind möglicherweise nicht *alle*, sondern nur *einige* Umgangsformen mit demenzbetroffenen Personen in relevanter Hinsicht dem Robotereinsatz ähnlich – bestimmte Umgangsformen in der Demenzpflege haben womöglich gar nicht die Tendenz, manipulativ zu werden.

Es ist sicher richtig, das sich in einer angemessenen Beziehungshaltung, die den intrinsischen Wertquellen gerecht wird, bestimmte Handlungen mit demenzbetroffenen Personen ausschließen – meines Erachtens schließen sich aber längst nicht *alle* Handlungen aus. Wenn eine Betreuungsperson einer demenzbetroffenen Person bspw. Tabletten gibt, dann kann sie das in einer unterschiedlichen Haltung tun. Es macht einen moralisch relevanten Unterschied, ob sie ihr etwa die Tabletten – aufgelöst in einem Glas Wasser – gibt, ohne dies weiter zu kommentieren oder ob sie ihr erklärt, dass in dem Wasser Medizin ist, die sie bspw. besser schlafen lässt – vermutlich wird die demenzbetroffene Person die Erklärung nicht verstehen. Darum geht es aber auch nicht – entscheidend ist die Haltung der Betreuungsperson. Ein bestimmter Umgang mit einer demenzbetroffenen Person kann prima facie moralisch falsch sein und zwar auch dann, wenn die demenzbetroffene Person diesen Umgang bspw. nicht als solchen wahrnimmt.

Das, was den Robotereinsatz moralisch unzulässig macht, ist, dass eine Betreuungsperson aus dem Kontakt mit einer demenzbetroffenen Person geht – das ist bei bspw. Handpuppenspielen womöglich gar nicht der Fall. Mit anderen Worten: Es könnte Umgangsformen mit demenzbetroffenen Personen geben, die nicht unter den Manipulationsvorwurf fallen. Im Folgenden möchte ich zwei Beispiele zur Plausibilisierung betrachten. Etwas, das üblicherweise nicht als moralisch kritikwürdig gilt, ist bspw. der Kontakt mit lebenden Tieren. Wie könnte man auf die Idee kommen, dass auch der Einsatz von lebenden Tieren in der Demenzpflege unter den Manipulationsvorwurf fällt? Man könnte zunächst meinen, dass man lebende Tiere – wie Therapieroboter – einsetzt, damit eine demenzbetroffene Person bestimmte verhaltens- oder gefühlsmäßige Reaktionen zeigt. Meines Erachtens besteht die wesentliche Differenz zwischen dem Einsatz eines Roboters und eines lebenden Tieres darin, dass bei dem Einsatz eines lebenden Tieres (wie bspw. eines Hundes) mein Fokus nicht ausschließlich darauf gerichtet sein kann, wie die demenzbetroffene Person reagiert. Ich als Betreuungsperson habe vielmehr bspw. auch das Verhalten des Hundes im Blick. In der Demenzpflege ist es u. a. auch üblich, Therapiepuppen einzusetzen – und der Einsatz wird gemeinhin (wie der Einsatz von lebenden Tieren) nicht kritisch gesehen. Müsste man – wenn man meinem Ansatz folgt – die Nutzung von etwa einer Handpuppe ebenfalls als manipulativ beschreiben? Meines Erachtens unterscheidet sich die Nutzung einer Handpuppe in relevanter Hinsicht von dem Einsatz eines Therapieroboters. Bei der Nutzung einer Handpuppe ist eine Betreuungsperson auf eine andere Weise involviert als es bei dem Einsatz eines Therapieroboters der Fall ist – sie ist nämlich bspw. die Stimme und die Bewegung der Puppe.

Meines Erachtens müssen also möglicherweise gar nicht sämtliche Praktiken, die im Umgang mit demenzbetroffenen Personen geläufig sind, moralisch kritisch betrachtet werden – und zwar deshalb nicht, weil sie sich in relevanter Hinsicht von dem Einsatz eines Therapieroboters unterscheiden und nicht unter den Manipulationsvorwurf fallen.[253]

Eine genaue Betrachtung des *Einwands der over-inclusiveness* macht das Folgende deutlich: Erstens ist es durchaus möglich, dass einige Umgangsformen mit demenzbetroffenen Personen aus beziehungsethischer Perspektive kritischer zu betrachten sind, als bislang angenommen. Zweitens müssen wir einige Umgangsformen in der Demenzpflege nicht kritisch betrachten, weil sie sich in relevanter Hinsicht vom Robotereinsatz unterscheiden.

Der *Einwand der over-inclusiveness* weist bereits auf ein grundsätzlicheres Problem des entwickelten beziehungsethischen Ansatzes hin. Dieses Problem hat etwas mit moralischer Überforderung zu tun. Es stellt sich die Frage, ob der entwickelte beziehungsethische Ansatz – insbesondere die Idee, dass wir Menschen mit Demenz schulden, ständig in Kontakt zu sein – nicht zu anspruchsvoll ist und sich in der Praxis gar nicht umsetzen lässt. Im Folgenden soll auch dieser Einwand näher betrachtet werden.

4.2.3 Überforderungseinwand

Es ist anzunehmen, dass insgesamt mehr Praktiken in der Demenzpflege (darunter auch solche, die bislang als unproblematisch galten) moralisch kritisch zu betrachten sind, wenn man dem entwickelten beziehungsethischen Vorschlag folgt. Werden Betreuungspersonen überfordert, wenn der Vorschlag verlangt, dass diese ständig in Kontakt mit einer demenzbetroffenen Person sind?

Der *Überforderungseinwand* stellt eine Kritik an dem entwickelten beziehungsethischen Ansatz dar und weist meines Erachtens auf etwas Wichtiges hin: Wenn moralische Ideale überfordernd sind, dann haben sie keine motivationale Kraft mehr. Wenn ich als Betreuungsperson ohnehin ständig Dinge mit demenzbetroffenen Personen tun *muss*, die moralisch kritikwürdig sind, dann

---

253 Ob sich die Nutzung von bspw. Handpuppen *tatsächlich* in relevanter Hinsicht von dem Einsatz eines Therapieroboters unterscheidet, ist allerdings eine empirische Frage, die sich mit den Mitteln dieser Untersuchung nicht abschließend klären lässt. Vielmehr bedarf es dazu eines genauen Blicks auf die Praxis. *Wenn* bestimmte Umgangsformen mit demenzbetroffenen Personen dem Robotereinsatz in relevanter Hinsicht ähnlich sind, dann sind sie meines Erachtens ebenfalls prima facie moralisch unzulässig.

stellt sich die Frage, warum ich beim Einsatz eines Therapieroboters eine Ausnahme machen sollte. Formuliere ich mit der beziehungsethischen Idee ein Ideal, das Betreuungspersonen von Menschen mit Demenz überfordert und deshalb nicht motivational wirkt?

Möglicherweise ist es in vielen Betreuungszusammenhängen schwierig, das zu machen, was moralisch richtig ist – und das ist prinzipiell ein Problem. Ich spreche hier allerdings davon, dass wir einen *prima facie* Grund haben, keine Therapieroboter in der Demenzpflege einzusetzen – ein Verzicht ist nicht *geboten*. Wenn eine Betreuungsperson aus dem Kontakt mit einer demenzbetroffenen Person tritt, dann bedeutet das nicht, dass sie das auf gar keinen Fall machen darf – es bedeutet vielmehr, dass das, was sie macht, prima facie moralisch unzulässig ist. Ich möchte im Folgenden kurz erläutern, was mit dem ›prima facie‹-Begriff gemeint ist.

Der schottische Philosoph William D. Ross beschreibt in seinem Buch ›*The right and the good*‹ prima facie Pflichten folgendermaßen:

> ›I suggest ›*prima facie*‹ duty‹ or ›conditional duty‹ as a brief way of referring to the characteristic (quite distinct from that of being a duty proper) which an act has, in virtue of being of a certain kind (e. g. the keeping of a promise), of being an act which would be a duty proper if it were not at the same time of another kind which is morally significant.‹[254]

Mit dem Begriff der prima facie Pflicht bezeichnet Ross (1930) eine Eigenschaft einer Handlung, die diese zur Pflicht macht – sie macht die Handlung allerdings nur dann zur Pflicht, solange die Handlung keine anderen ›entgegenstehenden‹ Eigenschaften hat. Prima facie Pflichten gelten, solange es keine gleichgewichtigen oder höhergewichtigen Pflichten gibt – sie sind moralische Gründe, die im strengen Sinne verpflichten, insofern sie nicht von anderen prima facie Pflichten übertrumpft werden.[255] Konflikte zwischen prima facie Pflichten sind mittels einer Gewichtung (qua Intuition) zu lösen.

---

254 Ross [1930] 2002, 19 (Hervorhebungen Ross).
255 Ross ([1930] 2002) teilt prima facie Pflichten wie folgt ein: (1) Pflichten, die aus vorhergehenden Handlungen meinerseits resultieren. Dazu gehören Pflichten der Treue und Pflichten der Wiedergutmachung. (2) Pflichten, die auf vorhergehende Handlungen anderer Personen beruhen, die mir gute Dienste erwiesen haben. Ross (1930) bezeichnet diese Pflichten als Pflichten der Dankbarkeit. (3) Pflichten, die auf der tatsächlichen oder möglichen Existenz einer Verteilung von Lust oder Glück (oder der Mittel dazu) beruhen, die nicht mit dem jeweiligen Verdienst übereinstimmt. Diese Pflichten werden als Pflichten der Gerechtigkeit bezeichnet. (4) Pflichten, die auf der bloßen Tatsache beruhen, dass außer uns andere Wesen auf der Welt sind, deren Situation wir in Hinsicht auf Tugend, Einsicht oder Lust verbessern können. Gemeint sind Pflichten der Wohltätigkeit. (5) Pflichten, die darauf beruhen, dass wir unsere eigene Situation in Hinsicht auf Tugend oder Einsicht verbessern können (Pflichten zur Selbstvervollkommnung). (6) Pflichten, anderen keinen Schaden zuzufügen (vgl. Ross [1930] 2002, 21).

›When I am in a situation, as perhaps I always am, in which more than one of these *prima facie* duties is incumbent on me, what I have to do is to study the situation as fully as I can until I form the considered opinion (it is never more) that in the circumstances one of them is more incumbent than any other; then I am bound to think that to do this *prima facie* duty is my duty *sans phrase* in the situation.‹[256]

In Situationen, in denen ich mehrere ›entgegenstehende‹ prima facie Pflichten habe, muss ich die Situation möglichst genau betrachten, um eine ›wohlüberlegte Meinung‹ darüber zu bilden, welche prima facie Pflicht gewichtiger ist und die andere Pflicht übertrumpft – es ist diese Pflicht, der ich nachkommen muss. Ich kann – wenn ich über die prima facie Richtigkeit oder Falschheit von verschiedenen möglichen Handlungen nachdenke – die *Wahrscheinlichkeit* erhöhen, pflichtgemäß zu handeln. Mein Handeln geht aber stets mit einem ›moralischen Risiko‹, das ich nicht ausschließen kann, einher.

›[…] we are more likely to do our duty if we reflect to the best of our ability on the *prima facie* rightness or wrongness of various possible acts in virtue of the characteristics we perceive them to have, than if we act without reflection. With this greater likelihood we must be content.‹[257]

Prima facie Pflichten geben nicht per se vor, was in einer bestimmten Situation zu tun ist. Meines Erachtens ist eine Manipulation einer demenzbetroffenen Person prima facie moralisch unzulässig. Gleichwohl lässt es sich womöglich nicht immer vermeiden, dass eine Betreuungsperson in manipulativer Weise tätig wird. Ich behaupte nicht, dass Betreuungspersonen den Robotereinsatz in allen Kontexten unterlassen *müssen*. Das, was von Betreuungspersonen gefordert ist, ist eine Gewichtung verschiedener prima facie Pflichten. Eine solche Gewichtung kann durchaus herausfordernd sein – das, was ›die Moral‹ von uns verlangt, kann aber meines Erachtens nicht grundsätzlich nicht geleistet werden. Auch wenn es prima facie moralisch unzulässig ist, eine demenzbetroffene Person zu manipulieren, kann es zulässig sein, dies zu tun – das ist dann der Fall, wenn es gewichtige Gründe dafür gibt. Ich behaupte zudem nicht, dass es immer prima facie moralisch unzulässig ist, einen Therapieroboter in der Demenzpflege einzusetzen – ich behaupte vielmehr, dass es prima facie moralisch unzulässig ist, einen Roboter *manipulativ* einzusetzen. Ich habe oben erläutert, dass die Manipulation meines Erachtens deshalb prima facie moralisch unzulässig ist, weil sie mit einem beziehungsgefährdenden Haltungswechsel der manipulierenden Person einhergeht.

Ist damit nicht die These verbunden, dass Betreuungspersonen (wenn es keinen gewichtigen Gegengrund gibt) nicht aus dem Kontakt mit einer demenz-

---

256 Ross [1930] 2002, 19 (Hervorhebungen Ross).
257 Ross [1930] 2002, 32 (Hervorhebungen Ross).

betroffenen Person treten dürfen? Und wenn ja: Ist das nicht vollständig überfordernd für Personen, die Menschen mit Demenz betreuen? Gegen den entwickelten beziehungsethischen Ansatz könnte eingewendet werden, dass nicht *jeder* Haltungswechsel – der ein ›aus-dem-Kontakt-treten‹ bedeutet – beziehungsgefährdend ist. Jede *professionelle* Haltung bedeutet u. a., auf Distanz zu einer anderen Person zu bleiben. An dem Ansatz könnte kritisiert werden, dass ich (insbesondere) jede professionelle Haltung als beziehungsgefährdend beschreibe – man könnte meinen, dass das, was ich für das Gelingen einer Betreuungsbeziehung voraussetze, zu anspruchsvoll ist, sich in der Praxis nicht umsetzen lässt und (zumindest) in professionellen Betreuungsbeziehungen auch gar nicht verlangt ist.

Dieser Einwand erscheint mir durchaus gewichtig und er enthält sicherlich einen wichtigen Hinweis: Es gibt sehr unterschiedliche Betreuungskontexte. Manche Betreuungskontexte sind professionell, andere persönlich, einige Betreuungsbeziehungen bestehen über Jahre hinweg, in anderen Betreuungsbeziehungen wechseln die Beziehungspartner in kurzen zeitlichen Abständen. Ich möchte zu diesem Einwand zunächst das Folgende anmerken: Dass die Praxis so komplex ist, ist immer eine Schwierigkeit der angewandten Ethik. Sobald man den Blick auf die konkreten Fragen in der Praxis richtet, gibt es sehr viele Aspekte zu berücksichtigen. Im Rahmen dieser Arbeit können nicht alle Aspekte aus der Praxis näher beleuchtet werden – mir geht es hier um moralische Orientierung für den Robotereinsatz (und ggf. andere Umgangsformen mit demenzbetroffenen Personen).

Möglicherweise lässt sich der Einwand, dass nicht *jeder* Haltungswechsel beziehungsgefährdend ist, dadurch entkräften, dass ich nochmals deutlich mache, welche Idee dem beziehungsethischen Vorschlag genau zugrunde liegt. Dazu gehe ich im Folgenden näher auf die Frage ein, inwieweit eine Betreuungsperson meines Erachtens aus dem Kontakt mit einer demenzbetroffenen Person gehen *darf*. Ich möchte zudem nochmals deutlich machen erstens, dass es meines Erachtens erlaubt ist, aus dem Kontakt mit einer demenzbetroffenen Person zu treten, wenn ich als Betreuungsperson einen gewichtigen Grund dafür habe und zweitens, dass ein ›aus-dem-Kontakt-treten‹ nicht immer prima facie moralisch unzulässig ist.

Es geht mir *nicht* darum, dass Betreuungspersonen unter gar keinen Umständen eine gelingende Betreuungsbeziehung ›verlassen‹ dürfen. Wenn sie Gründe, die entsprechend gewichtig sind, dafür haben, dann dürfen sie dies meines Erachtens durchaus tun. Es geht auch *nicht* darum, dass ich als Betreuungsperson immer bereits dann die Beziehung verlasse, wenn ich nicht *ausschließlich* bei meinem Beziehungspartner bin. Ich darf *auch* bei mir sein – schließlich sind an einer Betreuungsbeziehung *zwei* Personen beteiligt, die beide moralische Ansprüche haben. Ich als Betreuungsperson kann gute Gründe dafür haben, eine demenzbetroffene Person zu manipulieren und eine andere (distanzierte) Haltung ihr gegenüber einzunehmen. Diese Gründe können auch solche Gründe sein, die primär in *mir* als Betreuungsperson und nicht in der demenzbetroffenen Person liegen. Angenommen ich als Betreuungsperson bemerke im Betreuungsalltag, dass ich mich in der Betreuung einer demenzbetroffenen Person (etwa aufgrund meiner hohen Arbeitsbelastung) auf wesentliche Versorgungstätigkeiten konzentriere – ich verlasse eine gelingende Betreuungsbeziehung und wechsle in eine Versorgungsbeziehung. Eine reine Versorgungsbeziehung hat, wie bereits beschrieben, keinen besonderen intrinsischen Wert. Dennoch kann es durchaus gewichtige Gründe dafür geben, dass eine Betreuungsperson aus einem intrinsisch wertvollen Kontakt mit einer demenzbetroffenen Person hinaustritt.

Wenn ich als Betreuungsperson eine demenzbetroffene Person mit einem Therapieroboter in Kontakt bringe, dann kann der Grund des Einsatzes auch darin bestehen, dass ich die Distanz – die bei einem manipulativen Einsatz zwischen mir und einer demenzbetroffenen Person aufgebaut wird – gewissermaßen brauche, um überhaupt mit der Person in Kontakt sein zu können. Es sind klarerweise Situationen im Betreuungsalltag denkbar, in denen Betreuungspersonen aus einem lebendigen Kontakt mit demenzbetroffenen Personen heraustreten dürfen und möglicherweise sogar sollten, um bspw. mit stark herausforderndem Verhalten dieser Personen umzugehen.

Festzuhalten ist mit Blick auf den *Überforderungseinwand* zunächst das Folgende: Der Hinweis darauf, dass es in der Demenzpflege (nicht nur eines besonders nahen Kontakts, sondern auch) einer professionellen Haltung bedarf, ist sicher richtig. Eine professionelle Haltung kann von Betreuungspersonen verlangen, dass sie auf Distanz gehen. Es geht mir nicht darum, dass Betreuungspersonen ständig in einem nahen, lebendigen Kontakt mit einer demenzbetroffenen Person sind.

Der obige Einwand macht aber noch etwas anderes deutlich und zwar das Folgende: Das von mir vorgeschlagene normative Prinzip – *gesehen-werden*, *gemeint-sein*, *gehalten-werden* – muss in unterschiedlichen Betreuungskontexten unterschiedlich verwendet werden. Im Folgenden möchte ich näher darauf eingehen, was persönliche und professionelle Betreuungsbeziehungen unterscheidet und wie das normative Prinzip in den unterschiedlichen Betreuungsbeziehungen verwendet werden muss. Zuvor scheint es mir aber wichtig, zu wiederholen, welche Beziehungen ich überhaupt im Blick habe und worin der intrinsische Wert dieser Beziehungen meines Erachtens besteht, um nochmals deutlich zu machen, dass ich nicht etwa auf innige Nahbereichsbeziehungen fokussieren möchte.

Es wurde bereits erläutert, dass nicht alle Betreuungsbeziehungen intrinsisch wertvoll sind – ich habe lediglich *gelingende* Betreuungsbeziehungen im Blick.

Eine gelingende Betreuungsbeziehung ist auch dann möglich, wenn die Beziehungspartner in einem distanzierten Verhältnis zueinander stehen. Ich möchte in meiner Arbeit kein Ideal formulieren, das ausschließlich für persönliche Betreuungsbeziehungen gilt – vielmehr soll es auch für professionelle Betreuungsbeziehungen Geltung haben. Eine gelingende Betreuungsbeziehung setzt eine bestimmte Haltung der Betreuungsperson voraus – die Betreuungsperson ist einer demenzbetroffenen Person auf besondere Weise zugewandt. Meines Erachtens sind gelingende Betreuungsbeziehungen intrinsisch wertvoll, weil demenzbetroffene Personen in einer solchen Beziehung auf bestimmte Weise *gesehen werden*, *gemeint sind* und *gehalten werden*. Dabei ist die intrinsische Werthaftigkeit einer gelingenden Betreuungsbeziehung eine Sache von Graden – d. h.: Die drei Aspekte des intrinsischen Werts werden in einer gelingenden Betreuungsbeziehung graduell realisiert.

Erinnern wir uns noch einmal daran, wie diese Aspekte des intrinsischen Werts einer gelingenden Betreuungsbeziehung bisher beschrieben wurden, um anschließend klarer sehen zu können, wie sie in unterschiedlichen Betreuungskontexten verstanden werden müssen: Wenn eine Betreuungsbeziehung gelingt, dann sehe ich als Betreuungsperson eine demenzbetroffene Person auf besondere Weise – und zwar, indem ich mich für bspw. ihre Bedürfnisse und Wünsche interessiere. Das, was ich tue oder unterlasse, tue oder unterlasse ich *um ihretwillen* – ich tue etwas *wegen* ihr (und nicht *für* sie). In gelingenden Betreuungsbeziehungen haben Menschen mit Demenz Raum, etwas gemeinsam mit ihrem Beziehungspartner zu erleben – geteilte Erlebnisse oder Erfahrungen sind als *Gut der Gemeinsamkeit*[258] wertvoll. Ich als Betreuungsperson mache einer demenzbetroffenen Person in einer gelingenden Betreuungsbeziehung ein Beziehungsangebot – ich begegne ihr in dem Bewusstsein, dass es etwas gibt, dass wir gemeinsam haben können. Ich meine mein Gegenüber als Beziehungs*partner* und nicht als einen bloßen Beziehungs*beteiligten*. In einer gelingenden Betreuungsbeziehung ist die Kontakt*intensität* eine andere als in einer bloßen Versorgungsbeziehung. Ich als Betreuungsperson bin auf besondere Weise präsent und begegne einer demenzbetroffenen Person emotional oder leiblich – ich eröffne meinem Gegenüber die Möglichkeit, mit mir in (einem emotionalen oder leiblichen) Kontakt zu sein und sehe sie als ›ganze Person‹ und nicht bloß als ein *demenzbetroffenes* Gegenüber.

Was kennzeichnet nun persönliche und professionelle Betreuungsbeziehungen und wie sind die unterschiedlichen Aspekte des intrinsischen Werts der Betreuungsbeziehung in den unterschiedlichen Betreuungskontexten zu verwenden?

---

258 Vgl. Leist 2005, 129.

Persönliche und professionelle Betreuungsbeziehungen unterscheiden sich zunächst durch ihr Zustandekommen. Persönliche Betreuungsbeziehungen sind (anders als professionelle Betreuungsbeziehungen) zumeist freiwillig gewählt.[259] Damit ist noch nicht gesagt, dass der Grund für diese ›freie‹ Wahl etwa Sympathie für den Beziehungspartner ist. Vielmehr kann eine persönliche Betreuungsbeziehung auch bspw. aus Pflichtgefühl oder Mitleid eingegangen werden. Persönliche Betreuungsbeziehungen zeichnen sich häufig durch eine lange Dauer und eine hohe Intensität aus – sie sind zudem nicht auf eine bestimmte ›Beziehungsdauer‹ begrenzt.[260]

Professionelle Betreuungsbeziehungen sind in besonderer Weise aufgaben- bzw. zielorientiert. Sie sind primär an einen bestimmten Zweck gebunden – ihr Zustandekommen beruht nicht auf bspw. Sympathie für den Beziehungspartner. Das konstituierende Merkmal einer professionellen Betreuungsbeziehung ist vielmehr eine vertragliche Regelung. Die Leistungen, die eine professionelle Betreuungsperson erbringt, werden monetär abgegolten.[261]

Man könnte zudem denken, dass sich persönliche und professionelle Betreuungsbeziehungen durch das unterscheiden, was die Beziehungspartner in der jeweiligen Beziehung voneinander erwarten bzw. erwarten dürfen. Die moralischen Erwartungen, die wir an uns nahestehende Personen stellen, sind üblicherweise andere als die, die wir bspw. gegenüber Fremden haben. Es liegt die Idee nahe, dass persönliche Betreuungsbeziehungen dadurch gekennzeichnet sind, dass die Beziehung an die sie konstituierenden Personen gebunden ist und die Beziehungspartner gewissermaßen nicht ›austauschbar‹[262] sind. Diese Unterscheidung von persönlichen und professionellen Betreuungsbeziehungen ist allerdings nur wenig hilfreich, wenn es um Betreuungsbeziehungen mit de-

---

259 Vgl. etwa Büker & Lademann 2019, 19 (Büker und Lademann kennzeichnen *private Beziehungen* und *berufliche Beziehungen*), Höwler 2013, Lenz & Nestmann 2009, Rogall-Adam, Josuks, Adam & Schleinitz 2011. Es gibt persönliche Beziehungen, die freiwillig eingegangen werden (wie bspw. Freundschaften) und solche, die nicht freiwillig sind (wie bspw. persönliche Beziehungen zwischen Eltern und Kindern) (vgl. zu der Unterscheidung Honneth & Rössler 2016, 21). Diese Klassifizierung von persönlichen Beziehungen sagt allerdings noch nichts über die *Qualität* der Beziehung aus. Blum (2003) schlägt eine andere Unterscheidung von persönlichen Beziehungen vor: Er unterscheidet kategoriale Beziehungen von qualitativen Beziehungen. Kategoriale Beziehungen umfassen freiwillige und unfreiwillige Beziehungen – unabhängig von ihrer (affektiven) Qualität. So gibt es etwa auch kategoriale persönliche Beziehungen, die nicht affektiv besetzt (d. h. qualitativ) sind (vgl. Honneth & Rössler 2016, 21 f.).
260 Vgl. etwa Büker & Lademann 2019, 19, Höwler 2013, Lenz & Nestmann 2009, Rogall-Adam, Josuks, Adam & Schleinitz 2011.
261 Vgl. etwa Büker & Lademann 2019, 19, Höwler 2013, Lenz & Nestmann 2009, Rogall-Adam, Josuks, Adam & Schleinitz 2011.
262 Gemeint ist hier, dass der Wert der Beziehung (zumindest auch) von *einem bestimmten Beziehungspartner* abhängt.

menzbetroffenen Personen geht. Zumindest ab einer bestimmten Schwere der Erkrankung ist davon auszugehen, dass Menschen mit Demenz keine *bestimmten* Erwartungen mehr an ein *bestimmtes* Gegenüber haben. Schwerstdemenzbetroffene Personen können sich nicht mehr an ihnen besonders nahestehende Personen, die sie betreuen, *kognitiv* erinnern.

Dennoch sind persönliche Betreuungsbeziehungen oftmals in bestimmter Hinsicht ›besonders‹: Davon zeugen auch Berichte von Angehörigen demenzbetroffener Personen. Ich möchte dazu an dieser Stelle erneut zwei Schilderungen betrachten – bei den Schilderungen handelt es sich wiederum um eine von Geiger (2011), der eine Begegnung mit seinem demenzbetroffenen Vater beschreibt, und eine von Offermans (2007), der einen Kontakt mit seiner demenzbetroffenen Mutter schildert:

Fallbeispiel 24
›Oft sehe ich in dem armen, seines Verstandes beraubten Menschen den Vater früherer Tage. Wenn die Augen klar blicken und er mich anlächelt, was ja zum Glück sehr oft geschieht, dann weiß ich, dass sich auch für ihn mein Besuch gelohnt hat. Oft ist es, als wisse er nichts und verstehe alles. Einmal, als ich ihm die Hand gab, bedauerte er mich, weil die Hand kalt war, ich sagte, ich käme von draußen aus dem Regen. Er behielt meine Hand zwischen seinen Händen und sagte: »Ihr könnt tun, was ihr zu tun habt, ich werde derweil diese Hand wärmen.«‹[263]

Fallbeispiel 25
›Zuweilen frage ich sie noch, wie spät es sei, eigentlich nur, damit sie meine Stimme hört und dadurch ein Gefühl von Nähe hat. […]. Dann fühle ich ihren Puls, sie starrt auf die Schließe des Uhrenarmbands, ich drehe die richtige Seite nach oben und weise auf die Stellung des großen und kleinen Zeigers hin […]. [W]enn ich dann meine eigene Uhr neben ihre halte und feststelle, dass wir beide noch immer ganz richtig ticken, dann lacht sie zufrieden.‹[264]

Mir ist bewusst, dass die Fallbeispiele Beispiele für eine gelingende persönliche *Beziehung* und nicht für eine gelingende persönliche *Betreuungsbeziehung* sind. Sie machen aber meines Erachtens nochmals das Folgende deutlich: Es ist davon auszugehen, dass Menschen mit Demenz eine besondere Sensibilität für ihr Gegenüber haben[265] und sich emotional oder leiblich an bspw. die Menschen ›erinnern‹, mit denen sie ihr Leben größtenteils verbracht haben. Häufig erkennen demenzbetroffene Personen (bis zu einem fortgeschrittenen Stadium ihrer Erkrankung) ihr Gegenüber etwa am Geruch oder der Stimme – sie erinnern sich emotional oder leiblich an ihr Gegenüber und spüren bspw., dass es ein ihnen vertrautes Gegenüber ist.

---

263 Geiger 2011, 186f.
264 Offermans 2007, 119.
265 Vgl. Deutscher Ethikrat 2012, Kitwood [1997] 2013.

In den obigen Fallbeispielen sind die Angehörigen in besonderer Weise für die demenzbetroffene Person präsent. In *Fallbeispiel 25* spricht Cyrille Offermans davon, seiner Mutter ein ›Gefühl von Nähe‹ zu geben. Sie scheint die Stimme ihres Sohnes zu erkennen und sich durch sie zu entspannen. Cyrille Offermans nimmt die Hand seiner Mutter und ist in besonderer Weise physisch für sie präsent. Auch in *Fallbeispiel 24* gibt es offenbar eine besondere (emotionale) Bindung zwischen Arno Geiger und seinem demenzbetroffenen Vater. Arno Geiger sieht in seinem demenzbetroffenen Vater ›den Vater früherer Tage‹. Er erlebt die Begegnung mit seinem Vater als ›lohnend‹.

Menschen mit Demenz spüren oftmals eine besondere emotionale Vertrautheit zu angehörigen Personen, die sie betreuen. In gelingenden persönlichen Betreuungsbeziehungen sind sich die Beziehungspartner häufig besonders nah. In einer solchen Beziehung geht es oftmals nicht vorrangig darum, bestimmte Ziele (etwa bestimmte Versorgungsziele) zu erreichen. Anders als in einer professionellen Betreuungsbeziehung geht es in einer persönlichen Betreuungsbeziehung bspw. auch darum, dass ich als diejenige, die meine demenzbetroffene Tante betreut, eine besondere Verantwortung für sie trage, weil sie *meine* Tante ist. Dadurch, dass ich diese besondere Verantwortung habe, werde ich womöglich einiges tun, das bspw. über das Erbringen von bestimmten Versorgungsleistungen hinausgeht. In gelingenden persönlichen Betreuungsbeziehungen interessiere ich mich in besonderer Weise etwa für die Bedürfnisse und Wünsche meiner Tante, weil *ich* ihr Beziehungspartner bin. In einer solchen Betreuungsbeziehung mit meiner Tante tue oder unterlasse ich etwas um ihretwillen und biete ihr an, ihr emotional und leiblich zu begegnen.

Auch professionelle Betreuungsbeziehungen haben – insofern sie gelingen – intrinsischen Wert. In einer (persönlichen und professionellen) Betreuungsbeziehung mit einer demenzbetroffenen Person geht es vorrangig um den *Moment* der Begegnung – ob eine Betreuungsbeziehung gelingt, hängt nicht etwa von der Dauer der Begegnung ab oder davon, ob die Betreuungsperson eine ›vertraute‹, angehörige Person ist oder nicht.[266]
Betrachten wir dazu das folgende Fallbeispiel:

Fallbeispiel 26
›Er hat nun einen neuen höchst emotionalen Bezugspunkt. Eine Gefährtin, die nicht notgedrungen traurig ist, weil die vertrauten Gespräche, [...] verstummt sind, sondern den Kerl, so wie er ist, ganz einfach gern hat. Sie führt ihn aus, sie gehen einkaufen, die beiden schaffen sich bald ihre eigenen Rituale. Ob er nun brav war oder sie wieder

---

266 Meines Erachtens *können* gelingende persönliche Betreuungsbeziehungen in der oben geschilderten Weise ›besonders‹ sein. Damit ist aber erstens nicht gesagt, dass das auf *alle* gelingenden persönlichen Betreuungsbeziehungen zutrifft. Zweitens ist damit auch nicht gesagt, dass gelingende professionelle Betreuungsbeziehungen nicht intrinsisch wertvoll sind.

einmal beschimpft hat: Er weiß, am Ende des Tages wird es beim Metzger ein Wurst-weckle geben. Sie hat keine Scheu, sie wäscht ihn, zieht ihn an, sie verwaltet seine Tabletten, lässt sich nicht aus der Ruhe bringen, auch wenn er tobt [...].‹[267]

In *Fallbeispiel 26* berichtet Tilman Jens von dem Kontakt einer professionellen Pflegeperson zu seinem demenzbetroffenen Vater Walter Jens. Die Betreu-ungsperson im Fallbeispiel kann – dadurch, dass sie eben *nicht* in einer per-sönlichen Betreuungsbeziehung zu der Person, die sie betreut, steht – Walter Jens ›so wie er ist‹ begegnen. Es ist anzunehmen, dass es Angehörigen demenzbe-troffener Personen gewissermaßen ›schwerer‹ fällt, diesen Blick auf ihr de-menzbetroffenes Gegenüber einzunehmen – in persönlichen Betreuungsbezie-hungen ›vermisst‹ der nicht demenzbetroffene Beziehungspartner oftmals sein ursprüngliches Gegenüber, das es vor Ausbruch der Demenzerkrankung war.

In *Fallbeispiel 26* spricht Tilman Jens davon, dass die professionelle Betreu-ungsperson seinen Vater ›ganz einfach gern hat‹. Eine gelingende Betreuungs-beziehung kennzeichnet meines Erachtens nicht, dass einer Betreuungsperson die Person, die sie betreut, bspw. sympathisch ist – eine Betreuungsbeziehung kann vielmehr auch dann gelingen, wenn dies nicht der Fall ist, d. h. wenn sich die Beziehungspartner nicht sympathisch sind oder in besonderer Weise nahe ste-hen.[268]

Das obige Fallbeispiel macht meines Erachtens aber das Folgende deutlich: In der oben geschilderten professionellen Betreuungsbeziehung hat die Betreu-ungsperson eine bestimmte Rolle – sie ist für den demenzbetroffenen Walter Jens eine ›Gefährtin‹; sie beschäftigt sich mit ihm und übernimmt wesentliche Ver-sorgungsaufgaben. Ihre Haltung ist eine andere als die, die Tilman Jens gegen-über seinem Vater einnehmen kann – sie ist *distanzierter*.[269] Dass die Haltung distanzierter ist, bedeutet nicht, dass die Betreuungsbeziehung nicht intrinsisch wertvoll ist. Eine professionelle Betreuungsbeziehung ist dann nicht intrinsisch wertvoll, wenn die Betreuungsperson eine Distanz zu einer demenzbetroffenen Person einnimmt, die so ist, dass diese Person nicht mehr auf bestimmte Weise gesehen wird, gemeint ist und gehalten wird.

Offermans (2007) spricht davon, wie wichtig es ist, dass eine Betreuungsper-son ›auch ein Herz‹ für die Person, die sie betreut, hat und ›angemessen‹ auf sie reagiert.

---

267 Jens 2010, 150.
268 Damit möchte ich nicht ausschließen, dass bspw. Sympathie für eine demenzbetroffene Person eine wichtige Rolle dabei spielen kann, dass eine Betreuungsperson eine zugewandte Haltung gegenüber der demenzbetroffenen Person einnimmt. Ich fokussiere aber auf etwas anderes.
269 Vgl. etwa Büker & Lademann 2019, 19, Höwler 2013, Lenz & Nestmann 2009, Rogall-Adam, Josuks, Adam & Schleinitz 2011.

›Am wichtigsten ist, dass die Menschen, die [im Pflegeheim] arbeiten, auch ein Herz für die Insassen haben. Jedes freundliche Wort, jede ordentliche, angemessene Reaktion hat für meine Mutter das Gewicht eines Friedensangebots. Jedes gleichgültige Wort, jede ausschließlich professionelle Reaktion verstärkt die kriegerische Stimmung.‹[270]

Eine professionelle Betreuungsbeziehung hat dann intrinsischen Wert – und Betreuungspersonen reagieren dann ›angemessen‹ auf eine demenzbetroffene Person – wenn es Betreuungspersonen gelingt, eine demenzbetroffene Person nicht nur als einen Menschen *mit Demenz*, sondern auch als eine Person mit eigenen Bedürfnissen, Wünschen und Interessen zu sehen und sie diesen Bedürfnissen, Wünschen und Interessen ihre Aufmerksamkeit schenken. Ich habe bereits deutlich gemacht, dass damit *nicht* gemeint ist, dass etwa Interessen nachzukommen ist und Wünsche zu erfüllen sind. Eine demenzbetroffene Person kann auch dann in besonderer Weise berücksichtigt werden, wenn etwa eine professionelle Betreuungsperson einen Wunsch einer demenzbetroffenen Person nicht erfüllt. Es geht in einer gelingenden professionellen Betreuungsbeziehung vielmehr darum, nicht ausschließlich eine bloße Versorgungsleistung zu erbringen, sondern auch in einem Kontakt mit der demenzbetroffenen Person zu sein, der etwas mit *dieser* demenzbetroffenen Person – und *ihren* Bedürfnissen, Wünschen, Interessen und bspw. Eigenarten und Gewohnheiten – zu tun hat. In einer gelingenden professionellen (und persönlichen) Betreuungsbeziehung stehen Betreuungspersonen der Person, die sie betreuen, nicht gleichgültig gegenüber, sondern *sehen* sie auf besondere Weise – bspw., indem sie Anteil an dem nehmen, was eine demenzbetroffene Person emotional bewegt.

›[Patientenorientiertes pflegerisches] Handeln zeichnet sich durch ein echtes Interesse an der zu pflegenden Person, die Berücksichtigung der Individualität des Patienten und die Beachtung der jeweiligen Bedürfnisse, die Bereitschaft der Pflegenden zur Anteilnahme und durch eine »Haltung der Nichtgleichgültigkeit« aus (Pillen 2002, 167).‹[271]

Professionelle Betreuungsbeziehungen haben vorrangig einen bestimmten Zweck – so werden etwa bestimmte Versorgungsleistungen, die der Grundversorgung dienen, *für* eine demenzbetroffene Person erbracht. In einer gelingenden professionellen Betreuungsbeziehung geht es nicht primär darum, emotionale oder leibliche Erlebnisse mit einer demenzbetroffenen Person zu teilen. Worum es aber geht, ist, ihr in dem Bewusstsein zu begegnen, dass die demenzbetroffene Person trotz ihrer Erkrankung etwas mit ihrer Betreuungsperson gemeinsam hat. Ich habe bereits deutlich gemacht, dass anzunehmen ist, dass Menschen mit Demenz einen besonderen ›Spürsinn‹ für ihr Gegenüber haben und bemerken, in

---

270 Offermans 2007, 94.
271 Büker & Lademann 2019, 111, Verweis auf Pillen 2002.

welcher Haltung es ihnen begegnet.[272] In einer gelingenden professionellen Betreuungsbeziehung ist die Kontaktintensität (vermutlich häufig) eine andere als in einer gelingenden persönlichen Betreuungsbeziehung. Vor allem in einer gelingenden professionellen Betreuungsbeziehung geht es nicht darum, *ständig* (emotional und physisch) präsent für eine demenzbetroffene Person zu sein. Dabei ist ›Nähe in der Pflegebeziehung […] nicht per se etwas Positives, Distanz nicht per se etwas Negatives […]‹[273] – vielmehr kann in einer gelingenden (insbesondere) professionellen Betreuungsbeziehung nicht nur Nähe, sondern auch Distanz zwischen den Beziehungspartnern erforderlich sein. Die professionelle Betreuungsperson aus *Fallbeispiel 26* kann dem demenzbetroffenen Walter Jens nur deshalb ›eine Gefährtin‹ sein, die ihn so sieht ›wie er ist‹, weil ihr Blick ein distanzierterer ist als der Blick, den ihm nahestehende Personen auf ihn haben.

> ›Nähe und Distanz können sowohl positive als auch negative Wirkungen in der Pflegebeziehung entfalten. Für eine gelingende Pflegebeziehung bedarf es der Nähe *und* der Distanz. Es geht also keinesfalls um ein »entweder oder«, sondern um ein »sowohl als auch«.‹[274]

Eine gelingende (persönliche und insbesondere professionelle) Betreuungsbeziehung kennzeichnet Nähe und Distanz. Der intrinsische Wert einer Betreuungsbeziehung wird meines Erachtens dann negativ tangiert, wenn Menschen mit Demenz in einer solchen Beziehung nicht mehr auf bestimmte Weise gesehen werden, gemeint sind und gehalten werden. Eine Betreuungsbeziehung gelingt dann, wenn eine demenzbetroffene Person in einer solchen Beziehung nicht nur als Mensch mit Demenz, der eine bestimmte Reaktion zeigt, *gesehen* wird, sondern vielmehr als jemand, mit dem ich als Betreuungsperson etwas erlebe – eine demenzbetroffene Person ist in einer gelingenden Betreuungsbeziehung als Beziehungspartner *gemeint* und nicht ausschließlich als eine Person, die zu versorgen ist. Sie wird durch das Angebot einer Betreuungsperson, Teil einer solchen Beziehung zu sein, *gehalten.*

Eine professionelle Betreuungsbeziehung, die keinen besonderen intrinsischen Wert (mehr) hat, ist etwa eine solche Beziehung, wie sie in *Fallbeispiel 27* von Schützendorf und Wallrafen-Dreisow geschildert wird:

Fallbeispiel 27
›Die Mitarbeiterin erlebt den Umgang mit Frau Abel als eine außerordentliche Belastung, die sie kaum mehr ertragen kann. Ihre Bemühungen um eine gute Pflege werden von der Bewohnerin nicht honoriert, und sie empfindet das Verhalten von Frau Abel ihr

---

272 Auch wenn demenzbetroffene Personen *nicht* bemerken sollten, in welcher Haltung ihnen ihr Gegenüber begegnet, ist an dieser Haltung etwas moralisch falsch – sie ›verändert‹ die Person, die diese Haltung einnimmt.
273 Büker & Lademann 2019, 115.
274 Büker & Lademann 2019, 115 (Hervorhebungen Büker & Lademann).

gegenüber als gehässig, bösartig und hinterlistig. So ist sie längst dazu übergegangen, die Beziehung zu Frau Abel nur noch unter funktionalen Gesichtspunkten zu sehen.‹[275]

Die Betreuungsperson sieht die Beziehung zu Frau Abel ausschließlich unter ›funktionalen Gesichtspunkten‹. Ihre Betreuung ist ausschließlich darauf gerichtet, sie zu versorgen – es handelt sich hier nicht um eine gelingende Betreuungsbeziehung, sondern um eine reine Versorgungsbeziehung. Die Betreuungsperson erlebt das Verhalten von Frau Abel als stark belastend – sie kann Frau Abel nur noch begegnen, indem sie ihr gerade nicht auf besondere Weise ›zugewandt‹ ist.

Klarerweise haben auch nicht *alle* persönlichen Betreuungsbeziehungen einen besonderen intrinsischen Wert. Dass Betreuungsbeziehungen persönlich sind, sagt noch nichts über den Wert der Beziehung bzw. über die Qualität der Betreuung aus. Auch persönliche Betreuungsbeziehungen können reine Versorgungsbeziehungen sein oder sich zu reinen Versorgungsbeziehungen entwickeln. Klar scheint, dass Betreuungsbeziehungen, die *ausschließlich* darauf gerichtet sind, eine andere demenzbetroffene Person zu versorgen, keine *gelingenden* Betreuungsbeziehungen darstellen – es geht in reinen Versorgungsbeziehungen ausschließlich darum, bspw. bestimmte Dinge für eine demenzbetroffene Person bereitzustellen und nicht etwa darum, dieser Person auch in besonderer Weise zugewandt zu begegnen.

Wir haben mit Blick auf die Einwände, die gegen das *Manipulations-Argument* sprechen und den beziehungsethischen Ansatz generell kritisch beleuchten, das Folgende gesehen: Der *Einwand der Einschlägigkeit* beruht meines Erachtens auf einem Missverständnis. Ich habe deutlich gemacht, dass – wenn man den Manipulationsbegriffs in dem oben beschriebenen Sinne versteht – auch Menschen mit Demenz ›Opfer‹ einer Manipulation sein können. Mit Blick auf den *Einwand der over-inclusiveness* lässt sich Folgendes festhalten: Es ist erstens durchaus möglich, dass auch andere Umgangsformen (als der Robotereinsatz) mit demenzbetroffenen Personen moralisch unzulässig sind, weil auch sie manipulativ sind. Dass das möglicherweise so ist, ist für meine Argumentation nicht problematisch – die entwickelte beziehungsethische Perspektive ermöglicht uns, auch andere Umgangsformen mit demenzbetroffenen Personen mit Blick auf den Beziehungsaspekt kritisch zu betrachten. Zweitens sind möglicherweise gar nicht sämtliche Praktiken in der Demenzpflege dem Robotereinsatz in relevanter Hinsicht ähnlich. Wenn das richtig ist, dann fallen sie nicht unter den Manipulationsvorwurf. Der *Überforderungseinwand* ist meines Erachtens ein durchaus gewichtiger Einwand, der das Folgende deutlich macht: Gelingende persönliche Betreuungsbeziehungen unterscheiden sich von gelingenden professionellen

---

275 Schützendorf & Wallrafen-Dreisow 2012, 45.

Betreuungsbeziehungen. Die Haltung, die Betreuungspersonen (insbesondere in gelingenden professionellen) Betreuungsbeziehungen einnehmen, ist nicht ausschließlich von Nähe, sondern klarerweise auch von Distanz gegenüber der demenzbetroffenen Person, die sie betreuen, gekennzeichnet. Ich möchte nicht behaupten, dass diese Beziehungen, weil Betreuungspersonen eine *distanzierte* Haltung einnehmen, nicht in besonderer Weise intrinsisch wertvoll sind – insofern ist der Hinweis darauf, dass nicht jede professionelle distanzierte Haltung beziehungsgefährdend ist, sicher richtig. Persönliche und professionelle Betreuungsbeziehungen sind intrinsisch wertvoll, wenn ein ›aus-dem-Kontakt-treten‹ der Betreuungsperson nicht verhindert, dass Menschen mit Demenz in diesen Beziehungen auf bestimmte Weise gesehen werden, gemeint sind und gehalten werden.

5   Schlusswort

In der vorliegenden Arbeit wurde der Frage nachgegangen, wie der Einsatz von Therapierobotern in der Demenzpflege aus ethischer Perspektive zu bewerten ist. Dabei habe ich die öffentliche Diskussion zum Anlass genommen, um den Einsatz dieser Roboter moralphilosophisch zu untersuchen. Zum Abschluss sollen nun die wesentlichen Ergebnisse meiner Überlegungen zusammengefasst werden:

Was haben wir gesehen? Der Einsatz von Therapierobotern in der Demenzpflege stößt auf teils massiven ethischen Widerstand. Das ist zunächst gewissermaßen erstaunlich – schließlich deuten empirische Studien darauf hin, dass der Robotereinsatz zumindest zum Wohlergehen demenzbetroffener Personen beitragen kann. Personen, die sich z. B. seit langer Zeit nicht mehr (verbal) geäußert haben, finden ihre Sprache wieder, treten in Kontakt mit bspw. ihnen nahestehenden Personen und werden gleichsam aus ihrer Isolation geführt. Mit anderen Worten: Der Robotereinsatz kann bei Menschen mit Demenz positive Wohlergehenseffekte auslösen, die den Effekten ähnlich sind, die man von tiergestützten Therapien kennt. Es stellt sich also die folgende Frage: Wenn das Leid demenzbetroffener Personen durch den Robotereinsatz gemildert werden kann, warum ist der Einsatz dieser Technik dann überhaupt ethisch so stark umstritten?

Diejenigen, die den Einsatz von Therapierobotern kritisieren, äußern das Bedenken, dass diese Technologie grundlegende moralische Ansprüche von Personen verletzt und Personen entwürdigt werden. Zudem mache ich in meiner Arbeit das Folgende deutlich: Dass ausschließlich hedonistische Überlegungen im Umgang mit demenzbetroffenen Personen maßgeblich sein sollten, ist meines Erachtens nicht überzeugend – es scheint nicht (ausschließlich) ethisch maßgeblich zu sein, dass eine demenzbetroffene Person subjektive Wohlgefühle *hat*, sondern vielmehr *wie* dieses Wohlgefühl sichergestellt wird. Wenn es um einen ethisch verantwortlichen Umgang mit demenzbetroffenen Personen geht, ist die Orientierung am Wohlergehen allein nicht angemessen.

In Kapitel 2 der vorliegenden Arbeit wurden zunächst die wesentlichen ethischen Einwände, die in der öffentlichen und fachwissenschaftlichen Diskussion um den Einsatz von Therapierobotern in der Demenzpflege vorgebracht werden, identifiziert, dargestellt und in drei Argumenten – die ich das *Täuschungs-Argument*, das *Entwürdigungs-Argument* und das *Substitutions-Argument* nenne – verdichtet. Anschließend wurden diese ›Standardargumente‹ moralphilosophisch geprüft. Es wurde festgestellt, dass die betrachteten Contra-Argumente und insbesondere die moralphilosophischen Grundkonzepte in den jeweils implizierten Interpretationen das Phänomen der Demenz und die damit einhergehenden Persönlichkeitsveränderungen nicht angemessen erfassen können. Die moralphilosophische Analyse der Argumente macht das Folgende deutlich: Die ethischen Konzepte, die in den Contra-Argumenten vorausgesetzt werden, fokussieren wesentlich auf Eigenschaften oder Fähigkeiten von Personen, die schwerstdemenzbetroffene Menschen nicht mehr haben. Diejenigen, die bspw. vorbringen, dass der Robotereinsatz moralisch unzulässig ist, insofern er eine Täuschung darstellt, müssen einen ›ausgedünnten‹ Täuschungsbegriff voraussetzen – will man davon sprechen, dass auch eine *demenzbetroffene* Person getäuscht werden kann, dann dürfen Täuschungen nicht nur dann vorliegen, wenn in der getäuschten Person eine falsche *Überzeugung* hervorgerufen wird. Die Fähigkeit, Überzeugungen zu formen und zu ›halten‹, ist nämlich eine Fähigkeit, die demenzbetroffene Personen im Verlauf ihrer Erkrankung verlieren. Ich habe verdeutlicht, dass Täuschungen in diesem eher weiten Sinne den Robotereinsatz für sich genommen *nicht* moralisch unzulässig machen.

Den drei Standardargumenten gegen den Einsatz von Therapierobotern ist gemeinsam, dass sie eine individualethische Perspektive einnehmen – sie fragen danach, welchen Umgang ich einer demenzbetroffenen Person als einem moralischen Subjekt schulde. Ich habe deutlich gemacht, dass diese Perspektive dazu verleitet, eine demenzbetroffene Person als ein Gegenüber zu betrachten, das von mir in gewisser Weise getrennt ist und dessen normativ relevante Eigenschaften oder Fähigkeiten und damit korrespondierenden Ansprüche das Handeln orientieren.

Mit einem individualethischen Zugang kann man meines Erachtens *nicht* begründen, was an dem Einsatz von Therapierobotern in der Demenzpflege moralisch kritikwürdig ist. Diese Perspektive ist unzureichend, weil sie nicht den Umstand berücksichtigt, dass das Person-Sein von Menschen mit Demenz ausschließlich in Beziehungen möglich ist. In Kapitel 3 der vorliegenden Arbeit habe ich daher einen Wechsel von der subjektiven Anspruchsebene auf die intersubjektive Beziehungsebene vorgeschlagen und deutlich gemacht, dass sich meines Erachtens die Angemessenheit des Umgangs mit demenzbetroffenen Personen und des Robotereinsatzes daran bemisst, ob und wie es gelingen kann, Betreuungsbeziehungen so zu gestalten, dass das Person-Sein von Menschen mit Demenz bewahrt und ermöglicht wird. Ob (bzw. inwiefern) sich der Robotereinsatz ethisch verantwortlich gestalten lässt, hängt meines Erachtens *nicht* von den Eigenschaften oder Fähigkeiten einer demenzbetroffenen Person ab, sondern davon, welchen Einfluss der Einsatz auf die Betreuungsbeziehung hat.

Es wurde verdeutlicht, dass die Betreuungsbeziehung besondere Bedeutsamkeit für demenzbetroffene Personen hat und, dass diese Personen nicht nur in besonderer Weise *beziehungsabhängig*, sondern auch *beziehungsfähig* sind – eine gelingende Beziehung ist auch dann mit einer anderen (demenzbetroffenen) Person möglich, wenn diese Person die Kompetenzen, die üblicherweise mit Beziehungsfähigkeit verknüpft werden, *nicht* mehr hat. Die Beziehungsfähigkeit demenzbetroffener Personen zeigt sich meines Erachtens darin, dass auch diese Personen imstande sind, ihrem Gegenüber emotional oder leiblich zu antworten. Nachdem ich der (auch empirischen) Frage nach der Beziehungsfähigkeit demenzbetroffener Personen nachgegangen bin und die normative Relevanz und die ethischen Implikationen dieser Fähigkeit herausgestellt habe, wurden die Standardargumente gegen den Robotereinsatz aus der Perspektive des beziehungsethischen Ansatzes dargelegt und diskutiert. Dabei hat sich das Folgende gezeigt:

Aus ethischer Perspektive gibt es etwas, das herausfordernd und moralisch problematisch an dem Einsatz von Therapierobotern bei demenzbetroffenen Personen ist. Allerdings hat dies nichts damit zu tun, dass demenzbetroffene Personen etwa getäuscht oder infantilisiert, d. h. degradiert werden. Die Gründe, aus denen der Robotereinsatz üblicherweise für moralisch problematisch gehalten wird, ›eignen‹ sich nicht – sie passen nämlich nicht zum Kontext einer Betreuungsbeziehung. Wenn es um Gelingens- und Zulässigkeitsbedingungen des Robotereinsatzes geht – wir also herausfinden wollen, wie wir mit Therapierobotern umgehen sollen – dann müssen wir unseren Blick vielmehr auf den Einfluss dieses Einsatzes auf die Betreuungsbeziehung wenden. Ich habe vorgeschlagen, diesen Einfluss mit Blick auf drei unterschiedliche Aspekte des intrinsischen Werts der Beziehung zu betrachten. Es wurde erläutert, worin meines Erachtens genau dieser intrinsische Wert einer gelingenden Betreuungsbeziehung besteht. Meinen Vorschlag grenze ich zunächst von anderen Vorschlägen – mit Blick auf die Frage, was die Betreuungsbeziehung mit einer demenzbetroffenen Person wertvoll macht – ab. Diesen anderen Vorschlägen ist gemeinsam, dass sie den Wert der Betreuungsbeziehung als einen *instrumentellen* Wert begreifen. Etwas Bestimmtes, das an der Betreuungsbeziehung wertvoll und damit prima facie schützenswert ist, wird von diesen Vorschlägen meines Erachtens nicht erfasst. Die Betreuungsbeziehung ist nämlich nicht nur notwendiges Mittel zu einem wertvollen Zweck, sondern vielmehr intrinsisch wertvoll.

Der intrinsische Wert einer gelingenden Betreuungsbeziehung besteht meines Erachtens darin, dass eine demenzbetroffene Person in einer solchen Beziehung auf bestimmte Weise *gesehen wird, gemeint ist* und *gehalten wird*. In einer gelingenden Betreuungsbeziehung mit einer demenzbetroffenen Person hat diese Person Raum, als Beziehungs*partner* (mit bspw. eigenen Bedürfnissen, Wünschen und Interessen) *gesehen* zu werden – eine Betreuungsperson interessiert sich in besonderer Weise für ihr Gegenüber und unterlässt bestimmte Handlungen um seinetwillen. Eine demenzbetroffene Person ist in einer gelingenden Betreuungsbeziehung (wohlwollend) *gemeint*. Die Person, die sie betreut, begegnet ihr in dem Bewusstsein, dass es etwas gibt, das sie mit ihr gemeinsam hat. In einer gelingenden Betreuungsbeziehung ist eine Betreuungsperson auf bestimmte Weise emotional und leiblich präsent – eine demenzbetroffene Person wird durch das Angebot, Teil einer solchen Beziehung zu sein, *gehalten*.

In Kapitel 4 komme ich zu dem Ergebnis, dass der Robotereinsatz unter bestimmten Bedingungen moralisch kritikwürdig ist, die dadurch gekennzeichnet sind, dass in den entsprechenden Fällen eine demenzbetroffene Person und das entsprechende Beziehungsgeschehen in ethisch kritikwürdiger Weise manipuliert werden. Eine Manipulation ›macht‹ meines Erachtens nicht nur etwas mit der *manipulierten* Person, sondern insbesondere auch etwas mit der *manipulierenden* Person. Mit einer Manipulation ist ein bestimmter Haltungswechsel der manipulierenden Person verbunden – die manipulierende Person tritt auf bestimmte Weise aus dem Kontakt mit einer anderen (demenzbetroffenen) Person hinaus, sodass diese nicht mehr im obigen Sinne gesehen wird, gemeint ist und gehalten wird. Das, was eine Betreuungsperson macht, wenn sie eine demenzbetroffene Person manipuliert, wirkt sich auf die Beziehungsebene aus – und es ist diese Ebene, die meines Erachtens der Fokus der normativen Aufmerksamkeit ist.

Der Einsatz von Therapierobotern ist, mit anderen Worten, genau dann und nur dann prima facie moralisch unzulässig, wenn er manipulativ ist. Das ist ein Vorteil meines Argumentes gegenüber dem *Täuschungs-Argument*. Diejenigen, die das *Täuschungs-Argument* vorbringen, sind der Auffassung, dass der Robotereinsatz *immer* eine Täuschung darstellt und *immer* prima facie moralisch unzulässig ist. Wir dürfen – denjenigen, die das *Täuschungs-Argument* vorbringen, zufolge – Therapieroboter nur dann einsetzen, wenn so starke Gründe dafür sprechen, dass die moralisch kritikwürdige Täuschung nicht ausschlaggebend ins Gewicht fällt. Ich hingegen argumentiere dafür, dass das, was den Robotereinsatz moralisch kritikwürdig macht, die damit einhergehende Manipulation ist – diese hat meines Erachtens etwas mit der Art des Einsatzes zu tun und mit der Haltung der Person, die den Roboter einsetzt.

Das Person-Sein einer an Demenz erkrankten Person bedeutet ein in-Beziehung-Sein. Ausschließlich wir als Betreuungspersonen sind es, die gewissermaßen ›Kontrolle‹ über die Gestaltung der Betreuungsbeziehung mit einer demenzbetroffenen Person haben und es ist unsere Haltung, die bestimmt, ob die

Beziehung gelingt. Der Einsatz von Therapierobotern (bzw. der Umgang mit demenzbetroffenen Personen im Allgemeinen) hat sich daran zu orientieren, wie er sich auf das ›gute Leben‹ von Menschen mit Demenz, das nur in gelingenden Beziehungen möglich ist, auswirkt.

Literaturverzeichnis

Alzheimer Europe (Hrsg.) (2005). *Handbuch der Betreuung und Pflege von Alzheimer-Patienten*. Stuttgart: Thieme.

Alzheimer's Disease Society (ed.) (1996). *Opening the mind*. London: Alzheimer's Disease Society.

Andresen, S. (2017). *Kindeswohl. Was es zu sichern gilt und wer im Konflikt darüber entscheidet*. In M. Heimbach-Steins & A. M. Riedl (Hrsg.) *Kindeswohl zwischen Anspruch und Wirklichkeit. Theorie und Praxis im Gespräch*. 99–115. Paderborn: Schöningh.

Arneson, R. (1991). *Autonomy and preference formation*. In J. Coleman & A. Buchanan (eds.) *Harm's way: essays in honor of Joel Feinberg*. 42–73. Cambridge: Cambridge University Press.

Baisch, S., Kolling, T., Rühl, S., Klein, B., Pantel, J., Oswald, F. & Knopf, M. (2018). Emotionale Roboter im Pflegekontext. Empirische Analyse des bisherigen Einsatzes und der Wirkungen von Paro und Pleo. *Zeitschrift für Gerontologie und Geriatrie, 51*(1), 16–24.

Bakhurst, D. (1992). On lying and deceiving. *Journal of Medical ethics, 18*(2), 63–66.

Balzer, P., Rippe, K. P. & Schaber, P. (1998). *Menschenwürde vs. Würde der Kreatur*. Freiburg/München: Alber Verlag.

Banks, M. R. & Banks, W. A. (2002). The effects of animal-assisted therapy on loneliness in an elderly population on long-term care facilities. *The Journals of Gerontology Series A: Biological Sciences and Medical Sciences, 57*(7), M428–M432.

Baron, M. (2014). *The mens rea and moral status of manipulation*. In C. Coons & M. Weber (eds.) *Manipulation. Theory and practice*. 98–120. New York: Oxford University Press.

Baron, M. (2003). Manipulativeness. *Proceedings and Addresses of the American Philosophical Association, 77*(2), 37–54.

Baumann, H. (2015). Gibt es einen moralisch relevanten Unterschied zwischen Lügen und Irreführen? *Zeitschrift für Praktische Philosophie, 2*(1), 9–36.

Baun, M. M., Bergstrom, N., Langston, N. F. & Thoma, L. (1984). Physiological effects of human/companion animal bonding. *Nursing Research, 33*(3), 126–129.

Becker, S., Kaspar, R. & Kruse, A. (2010). *Heidelberger Instrument zur Erfassung der Lebensqualität demenzkranker Menschen (H.I.L.D.E.) – das Instrument in seinen konzeptionellen Grundlagen und in seiner praktischen Anwendung*. In A. Kruse (Hrsg.)

Lebensqualität bei Demenz? Zum gesellschaftlichen und individuellen Umgang mit einer Grenzsituation im Alter. 137–155. Heidelberg: Akademische Verlagsgesellschaft.

Becker, S., Kruse, A., Schröder, J. & Seidl, U. (2005). Das Heidelberger Instrument zur Erfassung von Lebensqualität bei Demenz (H.I.L.D.E). Dimensionen von Lebensqualität und deren Operationalisierung. *Zeitschrift für Gerontologie und Geriatrie, 38*(2), 108–121.

Bemelmans, R., Gelderblom, G. J., Jonker, P. & de Witte, L. (2012). Socially assistive robots in elderly care: a systematic review into effects and effectiveness. *Journal of the American Medical Directors Association, 13*(12), 114–120.

Bennett, J. (1976). *Linguistic behavior.* Cambridge: Cambridge University Press.

Berkman, L. F. & Syme, S. L. (1979). Social networks, host resistence, and mortality: a nine-year follow-up study of Alameda Country Residents. *American Journal of Epidemiology, 109*(2), 186–204.

Berlin-Institut für Bevölkerung und Entwicklung (Hrsg.) (2011). *Demenz-Report. Wie sich die Regionen in Deutschland, Österreich und der Schweiz auf die Alterung der Gesellschaft vorbereiten können.* Berlin. (Online: https://www.berlin-institut.org/fileadmin/user_upload/Demenz/Demenz_online.pdf, abgerufen am 09.10.2019).

Bickel, H. (2005). *Epidemiologie und Gesundheitsökonomie.* In C.-W. Wallesch & H. Förstl (Hrsg.) *Demenzen.* 1–15. Stuttgart/New York: Thieme.

Birren, J. E. & Schroots, J. J. E. (2006). *Autobiographical memory and the narrative self over the life span.* In J. E. Birren & K. W. Schaie (eds.) *Handbook of the Psychology of Aging.* 477–498. San Diego: Academic Press.

Blum, L. A. (2003). *Personal relationships.* In R. G. Frey & C. H. Wellman (eds.) *A companion to applied ethics.* 512–524. Oxford: Blackwell Publishing.

Bradford Dementia Group (1997). *Demenzpflege evaluieren. Die DCM Methode.*, Übersetzung: C. Müller-Hergl. Bradford: University of Bradford.

Brock, D. (1993). *Quality of life measures in health care and medical ethics.* In M. Nussbaum & A. Sen (eds.) *The quality of life.* 95–132. Oxford: Clarendon Press.

Brodie, S. J., Biley, F. C. & Shewring, M. (2002). An exploration of the potential risks associated with using pet therapy in healthcare settings. *Journal of Clinical Nursing, 11* (4), 444–456.

Broekens J., Heerink, M. & Rosendal, H. (2009). Assistive social robots in elderly care: a review. *Gerontechnology 8*(2), 94–103.

Buber, M. M. ([1983]1995). *Ich und Du.* Stuttgart: Reclam.

Büker, C. & Lademann, J. (2019). *Beziehungsgestaltung in der Pflege.* Stuttgart: Kohlhammer.

Caporael, L. R., Lukaszewski, M. P. & Culbertson, G. H. (1983). Secondary baby talk: judgements by institutionalized aged. *Journal of Personality and Social Psychology, 44* (4), 746–754.

Cayton, H. (2006). *From childhood to childhood? Autonomy and dependence through the ages of life.* In J. C. Hughes, S. J. Louw & S. R. Sabat (eds.) *Dementia: mind, meaning, and the person.* 277–286. Oxford: Oxford University Press.

Cherniak, C. (1981). Minimal rationality. *Mind 90*(358), 161–183.

Christman, J. ([2003] 2020). Autonomy in moral and political philosophy. In E. N. Zalta (ed.) *The Stanford Encyclopedia of Philosophy.* (Online: http://plato.stanford.edu/entries/autonomy-moral/, abgerufen am 22.10.2020).

Chignell, A. ([2010] 2018). The ethics of belief. In E. N. Zalta (ed.) *The Stanford Encyclopedia of Philosophy*. (Online: https://plato.stanford.edu/entries/ethics-belief/, abgerufen am 22.10.2020).

Coleman, M. T., Looney, S., O'Brien, J., Ziegler, C., Pastorino, C. A. & Turner, C. (2002). The eden alternative: findings after one year of implementation. *The Journals of Gerontology Series A: Biological Sciences and Medical Sciences, 57*(7), M422–M427.

Coons, C. & Weber, M. (2014). *Manipulation. Investigating the core concept and its moral status.* In C. Coons & M. Weber (eds.) *Manipulation. Theory and practice.* 1–16. New York: Oxford University Press.

Curendo (Hrsg.) (2014). *Neue Betreuungsform für Demenzkranke mithilfe eines virtuellen Zugabteils.* (Online: https://www.curendo.de/pflege/neue-betreuungsform-fuer-demen zkranke-mithilfe-eines-virtuellen-zugabteils/, abgerufen am 11.07.2019).

Davidson, D. (1975). *Thought and talk.* In S. Guttenplan (ed.) *Mind and language.* 7–23. Oxford: Clarendon Press.

Davidson, D. (1974). Belief and the basis of meaning. *Synthese, 27*(3/4), 309–323.

Davidson, D. (1973). Radical interpretation. *Dialectica, 27*(3/4), 313–328.

DeGrazia, D. (2014). On the moral status of infants and the cognitively disabled: a reply to Jaworska and Tannenbaum. *Ethics, 124*(3), 543–556.

DeGrazia, D. (2003). Identity, killing, and the boundaries of our existence. *Philosophy and Public Affairs, 31*(4), 413–442.

Dennett, D. (1981a). *Three kinds of intentional psychology.* In R. Healey (ed.) *Reduction, time and reality.* 37–61. Cambridge: Cambridge University Press.

Dennett, D. (1981b). Making sense of ourselves. *Philosophical Topics, 12*(1), 63–81.

Dennett, D. (1973). *Mechanism and responsibility.* In T. Honderich (ed.) *Essays on freedom of action.* 159–184. London: Routledge and Kegan Paul.

Dennett, D. (1971). Intentional systems. *Journal of Philosophy, 68*(4), 87–106.

Deutsche Alzheimer Gesellschaft e. V. Selbsthilfe Demenz (Hrsg.) (2020). *Informationsblatt 1: Die Häufigkeit von Demenzerkrankungen.* Berlin. (Online: https://www.deut sche-alzheimer.de/fileadmin/alz/pdf/factsheets/infoblatt1_haeufigkeit_demenzerkran kungen_dalzg.pdf, abgerufen am 20.10.2020).

Deutsche Alzheimer Gesellschaft e. V. Selbsthilfe Demenz (Hrsg.) (2017). *Informationsblatt 5: Die medikamentöse Behandlung von Demenzerkrankungen.* Berlin. (Online: http s://www.deutsche-alzheimer.de/fileadmin/alz/pdf/factsheets/Infoblatt5_Medikamente .pdf, abgerufen am 09.10.2019).

Deutscher Ethikrat (Hrsg.) (2020). *Robotik für gute Pflege.* Berlin. (Online: https://www.ethi krat.org/fileadmin/Publikationen/Stellungnahmen/deutsch/stellungnahme-robotik-fu er-gute-pflege.pdf, abgerufen am 20.08.2020).

Deutscher Ethikrat (Hrsg.) (2012). *Demenz und Selbstbestimmung.* Berlin. (Online: http s://www.ethikrat.org/fileadmin/Publikationen/Stellungnahmen/deutsch/DER_StnDe menz_Online.pdf, abgerufen am 09.10.2019).

Die WELT (Hrsg.) (2011). *Kuschelroboter ›Paro‹ empört Ethiker.* (Online: http://www.wel t.de/gesundheit/article13599509/Kuschelroboter-Paro-empoert-Ethiker.html, abgerufen am 05.09.2014).

Dilling, H., Mombour, W. & Schmidt, M. H. (Hrsg.) (2011). *Internationale Klassifikation psychischer Störungen. ICD-10 Kapitel V (F). Klinisch-diagnostische Leitlinien.* Bern: Huber.

Dostojewski, F. M. ([1848] 2007). *Белые ночи. Сентиментальный роман (Из воспоминаний мечтателя)* (russ. für *Weiße Nächte). Ein empfindsamer Roman (aus den Erinnerungen eines Träumers)*, Übersetzung: H. Röhl. Köln: Anaconda.

Dresser, R. (1986). Life, death, and incompetent patients: conceptual infirmities and hidden values in the law. *Arizona Law Review 28*(3), 373–405.

Dworkin, R. (1993). *Life's dominion. An argument about abortion and euthanasia.* London: Harper Collins.

Dworkin, R. (1988). *The theory and practice of autonomy.* Cambridge/New York: Cambridge University Press.

Elias, N. (2006). *Was ist Soziologie?* In N. Elias (Hrsg.) *Gesammelte Schriften*, Bd. 5. Frankfurt, Main: Suhrkamp.

Faulkner, P. (2013). *Lying and deceit.* In H. Lafollette (ed.) *International Encyclopedia of Ethics.* 3101–3109. Hoboken, NJ: Wiley-Blackwell.

Feil, N. & de Klerk-Rubin, V. (2013). *Validation. Ein Weg zum Verständnis verwirrter alter Menschen.* München: Reinhardt.

Fischer, A. (2017). *Manipulation. Zur Theorie und Ethik einer Form der Beeinflussung.* Berlin: Suhrkamp.

Frankfurter Rundschau (Hrsg.) (2015). *Menschen mit Demenz werden ausgegrenzt.* (Online: https://www.fr.de/wissen/menschen-demenz-werden-ausgegrenzt-11191816.html, abgerufen am 11.07.2019).

Fuchs, T. (2018). Leiblichkeit und personale Identität in der Demenz. *Deutsche Zeitschrift für Philosophie, 66*(1), 48–61.

Fuchs, T. (2008). *Leibgedächtnis und Unbewusstes. Zur Phänomenologie der Selbstverborgenheit des Subjekts.* In R. Kühn, J. E. Schlimme & K. H. Witte (Hrsg.) *Psycho-Logik.* Jahrbuch für Psychotherapie, Philosophie und Kultur 3, 33–50. Freiburg/München: Alber Verlag.

Fuchs, T. (2000). *Leib, Raum, Person. Entwurf einer phänomenologischen Anthropologie.* Stuttgart: Klett-Cotta.

Gaita, R. (1999). *A common humanity: thinking about love and truth and justice.* Melbourne: Text Publishing.

Gammonley, J. & Yates, J. (1991). Pet projects animal assisted therapy in nursing homes. *Journal of Gerontological Nursing, 17*(1), 12–15.

Geiger, A. (2011). *Der alte König in seinem Exil.* München: Carl Hanser Verlag.

Gorin, M. (2014a). Do manipulators always threaten rationality? *American Philosophical Quarterly 51*(1), 51–61.

Gorin, M. (2014b). *Towards a theory of interpersonal manipulation.* In C. Coons & M. Weber (eds.) *Manipulation. Theory and practice.* 73–97. New York: Oxford University Press.

Greenspan, P. (2003). The problem with manipulation. *American Philosophical Quarterly, 40*(2), 155–164.

Hart, S. & Semple, J. (1990). *Neuropsychology and the dementias.* London: Taylor & Francis.

Hastedt, H. (2005). *Gefühle. Philosophische Bemerkungen.* Stuttgart: Reclam.

Hawkins, J. (2014). Well-being, time and dementia. *Ethics, 124*(3), 507–542.

Held, V. (2006). *The ethics of care: personal, political, and global.* New York: Oxford University Press.

Helmchen, H. (2017). *Ethische Fragen bei demenziellen Erkrankungen.* In F. Erbguth & R. J. Jox (Hrsg.) *Angewandte Ethik in der Neuromedizin.* 189–200. Berlin: Springer.

Herman, B. (1993). *Leaving deontology behind.* In B. Herman (ed.) *The practice of moral judgement.* 208–240. Cambridge, MA: Harvard University Press.

Heuser, I. (2010). *Alzheimer und Demenz. Wissen, was stimmt.* Freiburg im Breisgau: Herder.

Honneth, A. & Rössler, B. (2016). *Einleitung: Von Person zu Person: Zur Moralität persönlicher Beziehungen.* In A. Honneth & B. Rössler (Hrsg.) *Von Person zu Person. Zur Moralität persönlicher Beziehungen.* 9–25. Frankfurt, Main: Suhrkamp.

Hooker, S., Freeman, L. H. & Steward, P. (2002). Pet therapy research: a historical review. *Holistic Nursing Practice, 16*(5), 17–23.

Höwler, E. (2013). Pflegebeziehung in Balance. Nähe und Distanz – Ein Problem in der Pflege. *Pflegezeitschrift 66*(10), 604–606.

Hughes, J. C. (2001). Views of the person with dementia. *Journal of Medical Ethics, 27*(2), 86–91.

Hülsken-Giesler, M. & Remmers, H. (2020). *Robotische Systeme für die Pflege.* Pflegewissenschaft und Pflegebildung, Bd. 17. Göttingen/Osnabrück: V&R unipress, Universitätsverlag Osnabrück, Vandenhoeck & Ruprecht.

Jaworska, A. & Tannenbaum, J. (2014). Person-rearing relationships as a key to a higher moral status. *Ethics, 124*(2), 242–271.

Jaworska, A. & Tannenbaum, J. ([2013] 2018). The grounds of moral status. In E. N. Zalta (ed.) *Stanford Encyclopedia of Philosophy.* (Online: http://plato.stanford.edu/entries/g rounds-moral-status/, abgerufen am 22.10.2020).

Jaworska, A. (2007a). Caring and full moral standing. *Ethics, 117*(3), 460–497.

Jaworska, A. (2007b). Caring and internality. *Philosophical and Phenomenological Research, 74*(3), 529–568.

Jaworska, A. (1999). Respecting the margins of agency: Alzheimer's patients and the capacity to value. *Philosophy and Public Affairs, 28*(2), 105–138.

Jennings, B. (2010). Rethinking dementia care in the ethics and the law. *Quinnipiac Probate Law Journal, 23*(4), 398–410.

Jennings, B. (2009). Agency and moral relationship in dementia. *Metaphilosophy, 40*(3/4), 425–437.

Jennings, B. (2006). The ordeal of reminding: traumatic brain injury and the ethics of care. *Hastings Center Report, 37*(2), 29–37.

Jennings, B. (2001). Freedom fading: on dementia, best interests, and public safety. *Georgia Law Review, 35*(2), 593–619.

Jennings, B. (2000). *A life greater than the sum of its sensations: ethics, dementia, and the quality of life.* In S. M. Albert & R. G. Logsdon *Assessing quality of life in Alzheimer's disease,* 165–178. New York: Springer.

Jens, T. (2010). *Demenz. Abschied von meinem Vater.* München: Goldmann.

Jobst, K. A. (1995). The use of scanning in diagnosis of dementia. *Presentation to the conference, The diagnosis of dementia,* Birmingham, 29 Juni.

Kadlac, A. (2010). Humanizing personhood. *Ethical Theory and Moral Practice, 13*(4), 421–437.

Kanamori, M., Suzuki, M. & Tanaka, M. (2002). Maintance and improvement of quality of life among elderly patients using a pet-type robot. *Japanese Journal of Geriatrics, 39*(2), 214–218.

Karenberg, A. (2009). Zur Geschichte des Persönlichkeitsbegriffs. *Die Psychiatrie – Grundlagen und Perspektiven, 6*(1), 16–22.

Kittay, E. (2005). At the margins of moral personhood. *Ethics, 116*(1), 100–131.

Kitwood, T. ([1997] 2013). *Der person-zentrierte Ansatz im Umgang mit verwirrten Menschen.* C. Müller-Hergl (Hrsg.) Bern: Huber.

Kitwood, T. (1997a). *Dementia reconsidered: the person comes first.* Buckingham: Open University Press.

Kitwood, T. (1997b). *The concept of personhood and its relevance for a new culture of dementia care.* In B. M. L. Miesen & G. M. M. Jones (eds.) *Care-giving in dementia. Research and applications, 2,* 3–13. London: Routledge.

Kitwood, T. & Bredin, K. (1992). Towards a theory of dementia care: personhood and well-being. *Ageing and Society, 12*(3), 269–287.

Kitwood, T. (1990a): Understanding senile dementia: a psychobiographical approach. *Free Associations, 19,* 60–76.

Kitwood, T. (1990b). Psychotherapy and dementia. *Psychotherapy Section Newsletter, 8,* 40–56.

Klare, J. (2012). *Als meine Mutter ihre Küche nicht mehr fand. Vom Wert des Lebens mit Demenz.* Berlin: Suhrkamp.

Klein, B. (2011). *Anwendungsfelder der emotionalen Robotik – Erste Ergebnisse aus Lehrforschungsprojekten an der Fachhochschule Frankfurt am Main.* In JDZB (Hrsg.) *Mensch-Roboter-Interaktion aus interkultureller Perspektive. Japan und Deutschland im Vergleich,* Bd. 62, 147–162, Berlin. (Online: http://www.jdzb.de/veroeffentlichungen /tagungsbaende/band-62/, abgerufen am 21.10.2020).

Klein, B. & Cook, G. (2009). Robotik in der Pflege – Entwicklungstendenzen und Potenziale. *Public Health Forum, 17*(4), 23e1–23e3.

Kongable, L. G., Buckwalter, K. C. & Stolley, J. M. (1989). The effects of pet therapy on the social behavior of institutionalized Alzheimer's clients. *Archives of Psychiatric Nursing, 3*(4), 191–198.

Korsgaard, C. M. (1996). *Creating the kingdom of ends.* Cambridge: Cambridge University Press.

Korsgaard, C. (1986). The right to lie. Kant on dealing with evil. *Philosophy and Public Affairs, 15*(4), 325–349.

Kruse, A. (2012a). *Sterben in Demenz.* In M. Anderheiden & W. U. Eckart (Hrsg.) *Handbuch Sterben und Menschenwürde,* Bd. 1, 649–670. Berlin/Boston: de Gruyter.

Kruse, A. (2012b). *Die Lebensqualität demenzkranker Menschen erfassen und positiv beeinflussen – eine fachliche und ethische Herausforderung.* In Deutscher Ethikrat (Hrsg.) *Demenz – Ende der Selbstbestimmung?* Berlin. (Online: http://www.ethikrat.org/dateien /pdf/tagungsdokumentation-demenz.pdf, abgerufen am 02.09.2016).

Kruse, A. (2012c). *Die ›Reste des Selbst‹ in den späten Phasen der Demenz – basale Prozesse der Selbstaktualisierung und der Selbstverantwortung.* In A. T. von Poser, T. Fuchs & J. Wassermann (Hrsg.) *Formen menschlicher Personalität. Eine interdisziplinäre Gegenüberstellung.* 145–170. Heidelberg: Universitätsverlag Winter.

Kruse, A. (Hrsg.) (2010). *Lebensqualität bei Demenz? Zum gesellschaftlichen und individuellen Umgang mit einer Grenzsituation im Alter.* Heidelberg: Akademische Verlagsgesellschaft.

Kruse, A. (2005). Lebensqualität demenzkranker Menschen. *Zeitschrift für medizinische Ethik, 51*(1), 41–57.

Kumar, R. (2008). Permissible killing and the irrelevance of being human. *The Journal of Ethics, 12*(1), 57–80.

Landesverband der Alzheimer Gesellschaften NRW e. V. (Hrsg.) (2020). *Demenz.* (Online: https://alzheimer-nrw.de/demenz/, abgerufen am 16. 10. 2020).

Lanius, F. (2010). *Menschenwürde und pflegerische Verantwortung. Zum ethischen Eigengewicht pflegebedürftiger Menschen im Spannungsfeld von moralischem Standpunkt und moralischem Status.* Pflegewissenschaft und Pflegebildung, Bd. 6. Göttingen/Osnabrück: V&R unipress, Universitätsverlag Osnabrück, Vandenhoeck & Ruprecht.

Leist, A. (2005). *Ethik der Beziehungen. Versuche über eine postkantianische Moralphilosophie.* Deutsche Zeitschrift für Philosophie, Bd. 10. Berlin: Akademie Verlag.

Lenz, K. & Nestmann, F. (Hrsg.) (2009). *Handbuch Persönliche Beziehungen.* Weinheim: Juventa.

Levin, J. (1988). Must reasons be rational? *Philosophy of Science 55*(2), 199–217.

Lévinas, E. (2005). *Humanismus des anderen Menschen.* Hamburg: Meiner.

Locke, J. ([1690] 1975). *An essay concerning human understanding.* P. H. Nidditch (ed.). Oxford: Clarendon Press.

Mackenzie, C. (2008). Relational autonomy, normative authority and perfectionism. *Journal of Social Philosophy, 39*(4), 512–533.

Mahon, J. E. ([2008] 2015). The definition of lying and deception. In E. N. Zalta (ed.) *The Stanford Encyclopedia of Philosophy.* (Online: https://plato.stanford.edu/entries/lying-definition/, abgerufen am 02. 11. 2019).

Manne, K. (2014). *Non-Machiavellian manipulation and the opacity of motive.* In C. Coons & M. Weber (eds.) *Manipulation. Theory and practice.* 221–245. New York: Oxford University Press.

Matthews, E. (2006). *Dementia and the identity of the person.* In J. C. Hughes, S. J. Louw & S. R. Sabat (eds.) *Dementia: mind, meaning, and the person.* 163–177. New York: Oxford Universtiy Press.

Maywald, J. (2007). *Das Kindeswohl als zentraler Bezugspunkt in der Kinder- und Jugendhilfe.* In J. Maywald & R. Eichholz (Hrsg.) *Kindeswohl und Kinderrechte. Orientierungen und Impulse aus der UN-Kinderrechtskonvention.* 7–34. Hannover (AEFT-Sonderveröffentlichungen, 9).

McMahan, J. (2002). *The ethics of killing: problems at the margins of life.* Oxford: Oxford University Press.

Misselhorn, C., Pompe, U. & Stapleton, M. (2013). Ethical considerations regarding the use of social robots in the fourth age. *The Journal of Gerontopsychology and Geriatric Psychiatry, 26*(2), 121–133.

Misselhorn, C. (2009). Empathy with inanimate objects and the uncanny valley. *Minds and Machines: Journal for Artificial Intelligence, Philosophy and Cognitive Science, 19*(3), 345–359.

Morton, I. (2002). *Die Würde wahren. Personzentrierte Ansätze in der Betreuung von Menschen mit Demenz.* Stuttgart: Klett-Cotta.

Müller-Hergl, C. (2000). *Demenz zwischen Angst und Wohlbefinden: Positive Personenarbeit und das Verfahren des Dementia Care Mapping.* In P. Tackenberg & A. Abt-Zegelin (Hrsg.) *Demenz und Pflege. Eine interdisziplinäre Betrachtung.* 248–261. Frankfurt, Main: Mabuse.

Niebuhr, M./Alzheimer Gesellschaft Bochum e. V. (2010). *Interviews mit Demenzkranken: Wünsche, Bedürfnisse und Erwartungen aus Sicht der Betroffenen. Eine qualitative Untersuchung zur subjektiven Lebensqualität von Demenzkranken.* Köln: Kuratorium Deutsche Altershilfe.

Noggle, R. (2018). The ethics of manipulation. In E. N. Zalta (ed.) *The Stanford Encyclopedia of Philosophy.* (Online: https://plato.stanford.edu/archives/sum2018/entries/ethics-manipulation/, abgerufen am 04.10.2018).

Noggle, R. (1996). Manipulative actions: a conceptual and moral analysis. *American Philosophical Quarterly, 33*(1), 43–55.

Nolan, M. R., Davies, S., Brown, J., Keady, J. & Nolan, J. (2004). Beyond ›person-centred‹ care: a new vision for gerontological nursing. *Journal of Clinical Nursing, 13*(3), 45–53.

Nussbaum, M. & Sen, A. (eds.) (1993). *The quality of life.* Oxford: Clarendon Press.

O'Connor, D., Phinney, A., Smith, A., Small, J., Purves, B., Perry, J., Drance, E., Donnelly, M., Chaudhury, H. & Beattie, L. (2007). Personhood in dementia care: developing a research agenda for broadening the vision. *Dementia: The International Journal of Social Research and Practice 6*(1), 121–142.

Offermans, C. (2007). *Warum ich meine demente Mutter belüge.* München: Kunstmann.

O'Neill, O. (1996). *Ending world hunger.* In A. Aiken & H. LaFollette (eds.) *World hunger and morality.* 85–112. New Jersey: Prentice Hall.

Oppenheimer, C. (2006). *I am, thou art: personal identity in dementia.* In J. C. Hughes, S. J. Louw & S. R. Sabat (eds.) *Dementia: mind, meaning, and the person.* 193–204. New York: Oxford Universtiy Press.

Oshana, M. (2003). How much should we value autonomy? *Social Philosophy and Policy, 20* (2), 99–126.

Pillen, A. (2002). Gerechtigkeit und gute Pflege. *Pflege, 15*(4), 163–169.

Pörtner, M. (1999). *Ernstnehmen – Zutrauen – Verstehen. Personzentrierte Haltung im Umgang mit geistig behinderten und pflegebedürftigen Menschen.* Stuttgart: Klett-Cotta.

Post, S. G. (2006). *Respectare: moral respect for the lives of the deeply forgetful.* In J. C. Hughes, S. J. Louw & S. R. Sabat (eds.) *Dementia: mind, meaning, and the person.* 223–234. New York: Oxford Universtiy Press.

Post, S. G. (1995). *The moral challenge of Alzheimer disease.* Baltimore/London: John Hopkins University Press.

Quante, M. (2007). *Person.* Berlin: de Gruyter.

Radden, J. & Fordyce, J. M. (2006). *Into the darkness: losing identity with dementia.* In J. C. Hughes, S. J. Louw & S. R. Sabat (eds.) *Dementia: mind, meaning, and the person.* 71–88. New York: Oxford Universtiy Press.

Reisberg, B., Ferris, S. H., de Leon, M. J. & Crook, T. (1982). The global deterioration scale (GDS) for assessment of primary degenerative dementia. *American Journal of Psychiatry, 139*(9), 1136–1139.

Remmers, H. (2020). *Technical utopias – political illusions? What can we expect from autonomous assistance systems for older people?* In J. Haltaufderheide, J. Hovemann & J.

Vollmann (eds.) *Aging between participation and simulation – ethical dimensions of socially assistive technologies in elderly care.* 201–222. Berlin/Boston: de Gruyter.

Remmers, H. (2018). *Pflegeroboter: Analyse und Bewertung aus Sicht pflegerischen Handelns und ethischer Anforderungen.* In O. Bendel (Hrsg.) *Pflegeroboter.* 161–179. Wiesbaden: Springer Gabler.

Remmers, H. (2017). *Care: existential assets and nonpartisan justice. On several ethical aporiae of care professions.* In T. Foth, D. Holmes, M. Hülsken-Giesler, S. Kreutzer & H. Remmers (eds.) *Critical approaches in nursing theory and nursing research – implications for nursing practice.* 69–90. Pflegewissenschaft und Pflegebildung, Bd. 14. Göttingen/Osnabrück: V&R unipress, Universitätsverlag Osnabrück, Vandenhoeck & Ruprecht.

Riedl, M. A (2017). Kindeswohl zwischen Anspruch und Wirklichkeit. Sozialethische Sondierungen zu Fragen der Anerkennung und zu einer Ethik der Verletzbarkeit. *Sozialethische Arbeitspapiere des Instituts für Christliche Sozialwissenschaften, AP 7,* 1–16. (Online: https://www.uni-muenster.de/imperia/md/content/fb2/c-systematischetheolo gie/christlichesozialwissenschaften/heimbach-steins/ics-arbeitspapiere/ics_ap_nr._7_ kindeswohl.pdf, abgerufen am 18.04.2018).

Riedl, M. A. (2013). Der Begriff des Kindeswohls in theologisch-ethischer Perspektive. Von einer Kindertheologie zur Theologie der Kindheit. *Ethik Journal 1*(2), 1–14. (Online: https://www.ethikjournal.de/fileadmin/user_upload/ethikjournal/Texte_Ausgabe_2_1 0-2013/Riedl__Kindeswohl_in_theologisch-ethischer_Perspektive_EthikJournal_1_20 13_2.pdf, abgerufen am 18.04.2018).

Rogall-Adam, R., Josuks, H., Adam, G. & Schleinitz, G. (2011). *Professionelle Kommunikation in der Pflege und Management. Ein praxisnaher Leitfaden.* Hannover: Schlütersche.

Rohra, H. (2011). *Aus dem Schatten treten. Warum ich mich für unsere Rechte als Demenzbetroffene einsetze.* Frankfurt, Main: Mabuse.

Ross, W. D. ([1930] 2002). *The right and the good.* Oxford: Oxford University Press.

RP Online (Hrsg.) (2011). *Alzheimer. Roboter soll menschliche Zuwendung ersetzen.* (Online: https://rp-online.de/leben/gesundheit/medizin/demenz/roboter-soll-menschliche -zuwendung-ersetzen_aid-13241095, abgerufen am 09.10.2019).

Sabat, S. R. & Harré, R. (1992). The construction and deconstruction of self in Alzheimer's disease. *Ageing and Society, 12*(4), 443–461.

Sachweh, S. (1998). Granny darling's nappies: secondary babytalk in German nursing homes for the aged. *Journal of Applied Communication Research, 26*(1), 52–65.

Saczynski, J. S., Pfeifer, L. A., Masaki, K., Korf, E. S. C., Laurin, D., White, L. & Launer, L. J. (2006). The effect of social engagement on incident dementia: the Honolulu-Asia aging study. *American Journal of Epidemiology, 163*(5), 433–440.

Sailors, P. R. (2001). Autonomy, benevolence, and Alzheimer's disease. *Cambridge Quarterly of Healthcare Ethics, 10*(2), 184–193.

Saito, T., Shibata, T., Wada, K. & Tanie, K. (2003). Relationship between interaction with mental commit robot and change of stress reaction of the elderly. *Proceedings IEEE International Symposium on Computational Intelligence in Robotics and Automation. Computational Intelligence in Robotics and Automation for the New Millennium, 1,* 119–124.

Saß, H., Wittchen, H.-U., Zaudig, M. & Houben, I. (2003). *Diagnostisches und statistisches Manual psychischer Störungen DSM-IV-TR.* Göttingen: Hogrefe.

Saul, J. (2012a). Just go ahead and lie. *Analysis, 72*(1), 3–9.

Saul, J. (2012b). *Lying, misleading, and what is said.* Oxford: Oxford University Press.

Scanlon, T. (1998). *What we owe to each other.* Cambridge, MA: Belknap Press of Harvard University Press.

Scanlon, T. (1993). *Value, desire, and quality of life.* In M. Nussbaum & A. Sen (eds.) *The quality of life.* 185–200. Oxford: Clarendon Press.

Schaber, P. (2012). *Menschenwürde: Grundwissen Philosophie.* Stuttgart: Reclam.

Schaber, P. (2010a). *Instrumentalisierung und Würde.* Paderborn: Mentis.

Schaber, P. (2010b). Unveräußerliche Menschenwürde. *Zeitschrift für Menschenrechte, 1,* 118–129.

Schaber, P. (2008). *Der Anspruch auf Selbstachtung.* In W. Härle, B. Vogel & Konrad-Adenauer-Stiftung e. V. (Hrsg.), *Begründung von Menschenwürde und Menschenrechten.* 188–201. Freiburg: Herder.

Schaber, P. (2007). Achtung vor Personen. *Zeitschrift für philosophische Forschung, 61*(4), 423–438.

Schaber, P. (2004). Menschenwürde und Selbstachtung. Ein Vorschlag zum Verständnis der Menschenwürde. *Studia Philosophica 65,* 93–106.

Schermer, M. (2007). Nothing but the truth? On truth and deception in dementia care. *Bioethics, 21*(1), 13–22.

Schöne-Seifert, B. (2003). *Contra Potentialitätsargument: Probleme einer traditionellen Begründung für embryonalen Lebensschutz.* In G. Damschen & D. Schönecker (Hrsg.) *Der moralische Status menschlicher Embryonen. Pro und contra Spezies-, Kontinuums-, Identitäts- und Potentialitätsargument.* 169–185. Berlin/New York: de Gruyter.

Schuster, K. (2016). Der Einsatz von Therapierobotern bei Demenzbetroffenen. Eine Täuschung? *Preprints and Working Papers of the Centre for Advanced Study in Bioethics.* (Online: https://www.uni-muenster.de/imperia/md/content/kfg-normenbegrue ndung/intern/publikationen/_fellows/87_schuster_-_einsatz_von_therapierobotern.p df, abgerufen am 02.11.2019).

Schützendorf, E. & Wallrafen-Dreisow, H. (2012). *In Ruhe verrückt werden dürfen. Für ein anderes Denken in der Altenpflege.* Frankfurt, Main: Fischer.

Schwitzgebel, E. ([2006] 2015). Belief. In E. N. Zalta (ed.) *The Stanford Encyclopedia of Philosophy.* (Online: http://plato.stanford.edu/archives/sum2015/entries/belief/, abgerufen am 16.07.2015).

Sevenhuijsen, S. (1998). *Citizenship and the ethics of care: feminist considerations on justice, morality and politics.* London: Routledge.

Sharkey, N. & Sharkey, A. (2012a). The eldercare factory. *Gerontology, 58*(3), 282–288.

Sharkey, A. & Sharkey, N. (2012b). Granny and the robots: ethical issues in robot care for the elderly. *Ethics Information Technology, 14*(1), 27–40.

Sharkey, N. & Sharkey, A. (2012c). *The rights and wrongs of robot care.* In P. Lin, K. Abney & G. A. Bekey (eds.) *Robot ethics. The ethical and social implications of robotics.* 267–282. Cambridge, MA: The MIT Press.

Sharkey, A. & Sharkey, N. (2011). Children, the elderly, and interactive robots: anthropomorphism and deception in robot care and companionship. *IEEE Robotics & Automation Magazine, 18*(1), 32–38.

Sharkey, N. & Sharkey, A. (2010). *Living with robots: ethical tradeoffs in eldercare*. In Y. Wilks (ed.) *Close engagements with artificial companions: key psychological, social, ethical and design issues*. 245–256. Amsterdam: John Benjamins.

Singer, P. ([1979] 2011). *Practical ethics*. New York: Cambridge University Press.

Singer, P. (1975). *Animal liberation*. New York: HarperCollins.

Sparrow, R. & Sparrow, L. (2006). In the hands of machines? The future of aged care. *Minds and Machines, 16*(2), 141–161.

Sparrow, R. (2002). The march of the robot dogs. *Ethics and Information Technology, 4*(4), 305–318.

Statistisches Bundesamt (Destatis) (Hrsg.) (2018). *Pflegestatistik. Pflege im Rahmen der Pflegeversicherung. Deutschlandergebnisse 2017*. (Online: https://www.destatis.de/DE/Themen/Gesellschaft-Umwelt/Gesundheit/Pflege/Publikationen/Downloads-Pflege/pflege-deutschlandergebnisse-5224001179004.pdf?__blob=publicationFile, abgerufen am 09.10.2019).

Stoecker, R. (2010). Die Pflicht, dem Menschen seine Würde zu erhalten. *Zeitschrift für Menschenrechte, 4*(1), 98–116.

Stoecker, R. (Hrsg.) (2003). *Menschenwürde – Annäherung an einen Begriff*. Wien: öbv.

Stösser, A., von (2011). Roboter als Lösung für den Pflegenotstand? Ethische Fragen. *Archiv für Wissenschaft und Praxis der sozialen Arbeit, 42*(3), 99–107.

Tamura, T., Yonemitsu, S., Itoh, A., Oikawa, D., Kawakami, A., Higashi, Y., Fujimooto, T. und Nakajima, K. (2004). Is an entertainment robot useful in the care of elderly people with severe *dementia? The Journals of Gerontology Series A: Biological Sciences and Medical Sciences, 59*(1), 83–85.

Taylor, R. (2008). *Alzheimer und Ich. Leben mit Dr. Alzheimer im Kopf*. Bern: Huber.

Thaler, R. & Sunstein, C. (2009). *Nudge: improving decisions about health, wealth and happiness*. New York: Penguin.

Thimm, C. (2000). *Alter – Sprache – Geschlecht. Sprach- und kommunikationswissenschaftliche Perspektiven auf das höhere Lebensalter*. Frankfurt, Main/New York: Campus Verlag.

Trescher, H. (2013). *Kontexte des Lebens. Lebenssituation dementiell erkrankter Menschen im Heim*. Wiesbaden: Springer VS.

Trilling, A., Bruce, E., Hodgson, S. & Schweitzer, P. (2001). *Erinnerungen pflegen. Unterstützung und Entlastung für Pflegende und Menschen mit Demenz*. Hannover: Vincentz Verlag.

Varga, S. & Guignon, C. ([2014] 2020). Authenticity. In E. N. Zalta (ed.) *The Stanford Encyclopedia of Philosophy*. (Online: https://plato.stanford.edu/entries/authenticity/, abgerufen am 22.10.2020).

Wada, K. & Shibata, T. (2007). Living with seal robots – its sociopsychological and physiological influences on the elderly at a care house. *IEEE Transactions on Robotics, 23* (5), 972–980.

Wada, K., Shibata, T., Musha, T. & Kimura, S. (2005). Effects of robot therapy for demented patients evaluated by EEG. *IEEE International Conference on Intelligent Robots and Systems, 1*, 1552–1557.

Wada, K., Shibata, T., Saito, T. & Tanie, K. (2004). Effects of robot-assisted activity for elderly people and nurses at a day service center. *Proceedings IEEE, 92*(11), 1780–1788.

Wada, K., Shibata, T., Saito, T. & Tanie, K. (2003). Effects of robot assisted activity to elderly people who stay at a health service facility for the aged. *IEEE International Conference on Robots and Systems, 3*, 3996–4001.

Wada, K., Shibata, T., Saito, T. & Tanie, K. (2002). Analysis of factors that bring mental effects to elderly people in robot assisted activity. *IEEE International Conference on Intelligent Robots and Systems, 2*, 1152–1157.

Welling, K. (2004). Der person-zentrierte Ansatz von Tom Kitwood – ein bedeutender Bezugsrahmen für die Pflege von Menschen mit Demenz. *Nachdruck aus Unterricht Pflege. 9*(5) (Online: http://www.prodos-verlag.de/pdf/personzentrierung_kitwood_00 70.pdf, abgerufen am 20.02.2018).

Whitehouse, P. J. (2000). Ethical issues in dementia. *Dialogues in Clinical Neuroscience, 2* (2), 162–167.

Widdershoven, G. A. M. & Berghmans, R. L. P. (2006). *Meaning-making in dementia: a hermeneutic perspective.* In J. C. Hughes, S. J. Louw & S. R. Sabat (eds.) *Dementia: mind, meaning, and the person.* 179–191. New York: Oxford Universtiy Press.

Wieland, W. (2003). *Pro Potentialitätsargument: Moralfähigkeit als Grundlage von Würde und Lebensschutz.* In G. Damschen & D. Schönecker (Hrsg.) *Der moralische Status menschlicher Embryonen. Pro und contra Spezies-, Kontinuums-, Identitäts- und Potentialitätsargument.* 149–168. Berlin/New York: de Gruyter.

Wood, A. (2014). *Coercion, manipulation, exploitation.* In C. Coons und M. Weber (eds.) *Manipulation. Theory and practice.* 17–50. New York: Oxford University Press.

Wu, Y.-H., Fassert, C. & Rigaud, A.-S. (2012). Designing robots for the elderly: appearance issue and beyond. *Archives of Gerontology and Geriatrics, 54*(1), 121–126.

Wunder, M. (2008). Demenz und Selbstbestimmung. *Ethik in der Medizin, 20*(1), 17–25.

Zimmerman, M., J. ([2002] 2019). Intrinsic vs. extrinsic value. In E. N. Zalta (ed.) *The Stanford Encyclopedia of Philosophy.* (Online: https://plato.stanford.edu/entries/value -intrinsic-extrinsic/#:~:text=Extrinsic%20Value,-First%20published%20Tue&text=Th e%20intrinsic%20value%20of%20something,a%20variety%20of%20moral%20judgme nts. abgerufen am 22.10.2020).

Zimmermann, C. & Wißmann, P. (2011). *Auf dem Weg mit Alzheimer. Wie sich mit einer Demenz leben lässt.* Frankfurt, Main: Mabuse.

Zunzunegui, M.-V., Alvarado, B. E., Del Ser, T. & Otero, A. (2003). Social networks, social integration, and social engagement determine cognitive decline in community-dwelling Spanish older adults. *Journals of Gerontology Series B: Psychological Sciences and Social Sciences, 58*(2), 93–100.

Zweig, S. ([1939] 2019). *Ungeduld des Herzens.* Frankfurt, Main: Fischer.